Der alte Mensch in der Chirurgie

Herausgegeben von J. Rehn

Der alte Mensch in der Chirurgie

Vorträge und Podiumsgespräche, die
anläßlich der 145. Tagung der Vereinigung
Niederrheinisch-Westfälischer Chirurgen
vom 5. bis 7. Oktober in Bochum
gehalten wurden

Herausgegeben von J. Rehn

Mit 85 Abbildungen und 158 Tabellen

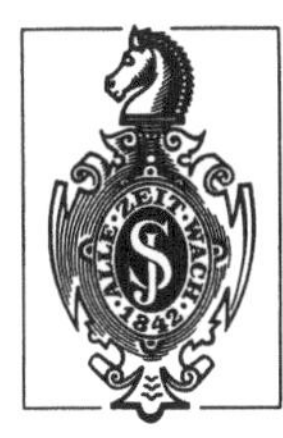

Springer-Verlag
Berlin Heidelberg NewYork 1979

Prof. Dr. Jörg Rehn
Chirurgische Klinik und Poliklinik
der Berufsgenossenschaftlichen Krankenanstalten „Bergmannsheil"
Hunscheidtstraße 1, D-4630 Bochum

ISBN-13: 978-3-540-09400-5   e-ISBN-13: 978-3-642-67315-3
DOI: 10.1007/978-3-642-67315-3

CIP-Kurztitelaufnahme der Deutschen Bibliothek.
Der alte Mensch in der Chirurgie: Vorträge u. Podiumsgespräche,
d. anläßl. d. 145. Tagung d. Vereinigung Niederrhein.-Westfäl.
Chirurgen vom 5. — 7. Oktober im Bochum gehalten wurden/
Tagungsleitung J. Rehn. — Berlin, Heidelberg, New York : Springer,
1979.
NE: Rehn, Jörg [Hrsg.]; Vereinigung Niederrheinisch-Westfälischer
Chirurgen

Satz: Schreibsatz-Service Weihrauch, Würzburg
Druck- und Bindearbeiten: Offsetdruckerei J. Beltz, Hemsbach
2124/3321-543210

Inhaltsverzeichnis

VIII

Verzeichnis der Mitarbeiter

Dr. med K. Albrecht, Abteilung für Allgemeine Chirurgie der Chirurgischen Universitätsklinik und Poliklinik, Klinikum der Gesamthochschule Essen, Hufelandstr. 55, D-4300 Essen

Dr. med. S. Athanasiadis, Chirurgische Klinik und Poliklinik im Klinikum Charlottenburg der Freien Universität Berlin, Spandauer Damm 130, D-1000 Berlin 19

Dr. med. F. Beersiek, Abteilung für Allgemeine Chirurgie der Chirurgischen Universitätsklinik und Poliklinik, Klinikum der Gesamthochschule Essen, Hufelandstr. 55, D-4300 Essen

Prof. Dr. med. H.G. Beger, Chirurgische Klinik und Poliklinik im Klinikum Charlottenburg der Freien Universität Berlin, Spandauer Damm 130, D-1000 Berlin 19

Dr. med. R. Bittner, Chirurgische Klinik und Poliklinik im Klinikum Charlottenburg der Freien Universität Berlin, Spandauer Damm 130, D-1000 Berlin 19

Priv.-Doz., Dr. med. H. Bittscheidt, Chirurgische Abteilung, Universitätsklinik, Knappschafts-Krankenhaus, In der Schornau 23, D-4630 Bochum-Langendreer

Dr. med. R. Bohnsack, Chirurgische Abteilung, Universitätsklinik, Knappschafts-Krankenhaus, In der Schornau 23, D-4630 Bochum-Langendreer

Prof. Dr. med. L. Braun, Kreiskrankenhaus Detmold, Chirurgische Klinik, Röntgenstr. 18, D-4930 Detmold

Prof. Dr. med. H. Brünner, Chirurgische Universitätsklinik, Langenbeckstr. 1, D-6500 Mainz

Dr. med. H. Buchinger-Al Haddad, Chirurgische Klinik im Krankenhaus Siloah, Auestr. 46, D-3000 Hannover

Dr. med. M. v.Bülow, Chirurgische Universitätsklinik, Langenbeckstr. 1, D-6500 Mainz

Prof. Dr. med. H. Bünte, Chirurgische Klinik und Poliklinik der Westf. Wilhelms-Universität, Jungeblodtplatz 1, D-4400 Münster

Dr. med. C. Burri, Department für Chirurgie der Universität Ulm, Postfach 3880, Steinhövelstr. 9, D-7900 Ulm

Priv.-Doz. Dr. med. G. Dostal, Abteilung für Allgemeine Chirurgie der Chirurgischen Universitätsklinik und Poliklinik, Klinikum der Gesamthochschule Essen, Hufelandstr. 55, D-4300 Essen

Dr. med. M. Echterhoff, St. Barbara-Hospital, Chirurgische Abteilung, Barbarastr. 1, D-4390 Gladbeck

Prof. Dr. med. F.W. Eigler, Abteilung für Allgemeine Chirurgie der Chirurgischen Universitätsklinik und Poliklinik, Klinikum der Gesamthochschule Essen, Hufelandstr. 55, D-4300 Essen

Dr. med. J. Eitenmüller, Chirurgische Universitätsklinik Köln-Lindenthal, Abteilung für Unfallchirurgie, Joseph-Stelzmann-Str. 9, D-5000 Köln

Dr. med. G. Florack, Chirurgische Universitätsklinik, Moorenstr. 5, D-4000 Düsseldorf

Dr. med. H. Frackenpohl, Städtische Krankenanstalten, Lutherplatz
40, D-4150 Krefeld
Dr. med. H. Freick, Krankenhaus Bethanien, Chirurgische Abteilung,
Virchowstr. 4, D-4600 Dortmund-Hörde
Dr. med. T. Fritzen, St. Antonius-Hospital, Chirurgische Abteilung,
Peter-Albers-Allee 5, D-4190 Kleve
Dr. med. F. Gerlach, Universitätsklinik Knappschafts-Krankenhaus,
Chirurgische Abteilung, In der Schornau 23, D-4630 Bochum-
Langendreer
Dr. med. H. Goebels, Knappschafts-Krankenhaus Würselen-Barden-
berg, Chirurgische und Unfallchirurgische Abteilung, Dr.-Hans-
Boeckler-Platz 2, D-5102 Würselen-Bardenberg
Dr. med. H. Gögler, Chirurgische Klinik und Poliklinik im Klinikum
Charlottenburg der Freien Universität Berlin, Spandauer Damm
130, D-1000 Berlin 19
Dr. med. G. Görtz, Chirurgische Klinik und Poliklinik im Klinikum
Steglitz der FU Berlin, Hindenburgdamm 30, D-1000 Berlin 45
Dr. med. K. Gräf, Evangelisches Krankenhaus Oberhausen, Chirugi-
sche Abteilung, Virchowstr. 20, D-4200 Oberhausen
Dr. med. M. Hani, Städtische Krankenanstalten Krefeld, Chirurgische
Klinik, Lutherplatz 40, D-4150 Krefeld
Dr. med. J. Hauss, Chirurgische Universitätsklinik, Jungeblodtplatz
1, D-4400 Münster
Dr. med. K.P. Herfurth, Chirurgische Klinik am Ferdinand-Sauer-
bruch-Klinikum, Arrenberger Str. 20–54, D-5600 Wuppertal 1
Prof. Dr. med. G. Hierholzer, Berufsgenossenschaftliche Unfallklinik,
Duisburg-Buchholz, Großenbaumer Allee 250, D-4100 Duisburg 28
Dr. med. W. Hölter, St. Barbara-Hospital, Chirurgische Abteilung,
Barbarastr. 1, D-4390 Gladbeck
Antje Hüter, Schule für Krankengymnastik an der Orthopädischen
Klinik und Poliklinik der Universität Heidelberg, Voss-Str. 2,
D-6900 Heidelberg
Prof. Dr. med. K. Hupe, Städtische Paracelsus-Klinik, Chirurgische
Abteilung, Lipper Weg 11, D-4370 Marl
Dr. med. H.D. Jakubowski, Abteilung für Allgemeine Chirurgie der
Chirurgischen Universitätsklinik und Poliklinik, Klinikum der Ge-
samthochschule Essen, Hufelandstr. 55, D-4300 Essen
Dr. med. G. Jegust, Chirurgische Universitätsklinik Köln-Lindenthal,
Joseph-Stelzmann-Str. 9, D-5000 Köln 41
Prof. Dr. med. K.-A. Jochheim, Rehabilitationszentrum der Universi-
tät, Lindenburger Allee 44, D-5000 Köln 41
Dr. med. K. Josefiak, Städtische Krankenanstalten, Lutherplatz 40,
D-4150 Krefeld
Dr. med. A. Jünemann, Chirurgische Universitätsklinik, Moorenstr.
5, D-4000 Düsseldorf
Dr. med. V. Kindhäuser, Abteilung für Allgemeine Chirurgie der
Chirurgischen Universitätsklinik und Poliklinik, Klinikum der Ge-
samthochschule Essen, Hufelandstr. 55, D-4300 Essen
Dr. med. H. Kivelitz, Chirurgische Universitätsklinik, Moorenstr. 5,
D-4000 Düsseldorf
Dr. med. E. Knüppel, Evangelisches Krankenhaus, Chirurgische Ab-
teilung, Virchowstr. 20, D-4200 Oberhausen
Dr. med. K. Kopp, Berufsgenossenschaftliche Unfallklinik, Pfennigs-
weg 13, D-6700 Ludwigshafen
Prof. Dr. med. J. Kort, Krupp-Krankenanstalten, Chirurgische Ab-
teilung, Wittekindstr. 30, D-4300 Essen

Dr. med. F. Kottmann, Abteilung für Allgemeine Chirurgie der Chirurgischen Universitätsklinik und Poliklinik, Klinikum der Gesamthochschule Essen, Hufelandstr. 55, D-4300 Essen

Prof. Dr. med. W. Kozuschek, Universitätsklinik Knappschafts-Krankenhaus, Chirurgische Abteilung, In der Schornau 23, D-4630 Bochum-Langendreer

Dr. med. E. Kraas, Chirurgische Klinik und Poliklinik im Klinikum Charlottenburg der Freien Universität Berlin, Spandauer Damm 130, D-1000 Berlin 19

Dr. med. G. Kramer, Unfallchirurgische Klinik der Städtischen Kliniken, Münsterstr. 240, D-4600 Dortmund

Prof. Dr. med. F. Kümmerle, Direktor der Chirurgischen Universitätsklinik, Langenbeckstr. 1, D-6500 Mainz

Dr. med. M. Küppers, Städtische Kliniken Dortmund, Chirurgische Klinik, Beurhausstr. 40, D-4600 Dortmund

Dr. med. M. Kutzner, Neurologische Universitäts-Klinik und Poliklinik der Berufsgenossenschaftlichen Krankenanstalten „Bergmannsheil", Hunscheidtstr. 1, D-4630 Bochum

Dr. med. P. van Laak, Städtische Krankenanstalten, Lutherplatz 40, D-4150 Krefeld

Dr. med. R. Labitzke, Abteilung für Allgemeine Chirurgie der Chirurgischen Universitätsklinik und Poliklinik, Klinikum der Gesamthochschule Essen, Hufelandstr. 55, D-4300 Essen

Dr. med. P. Langhans, Chirurgische Universitätsklinik, Jungeblodtplatz 1, D-4400 Münster

Prof. Dr. med. K.A. Lennert, Evangelisches Krankenhaus, Chirurgische Abteilung, Virchowstr. 20, D-4200 Oberhausen

Dr. med. B. Lingemann, Chirurgische Klinik und Poliklinik der Universität Münster, Jungeblodtplatz 1, D-4400 Münster

Dr. med. K. Littmann, Abteilung für Allgemeine Chirurgie der Chirurgischen Universitätsklinik und Poliklinik, Klinikum der Gesamthochschule Essen, Hufelandstr. 55, D-4300 Essen

Prof. Dr. med. J. van de Loo, Direktor der Medizinischen Klinik und Poliklinik der Westfälischen Wilhelms-Universität, Westring 3, D-4400 Münster

Dr. med. E. Luddolph, Berufsgenossenschaftliche Unfallklinik, Duisburg-Buchholz, Großenbaumer Allee 250, D-4100 Duisburg 28

Dr. med. H.R. Mahmud, Chirurgische Universitätsklinik, Moorenstr. 5, D-4000 Düsseldorf

Dr. med. H. Manseck, St.-Josef-Hospital, Chirurgische Abteilung, Mülheimer Str. 83, D-4200 Oberhausen 1

Priv.-Doz. Dr. med. E. Marx, Chirurgische Abteilung des St. Antonius-Hospital, Peter-Albers-Allee 5, D-4190 Kleve

Dr. med. B. Maske, Evangelisches Krankenhaus, Chirurgische Klinik, Virchowstr. 20, D-4200 Oberhausen

Dr. med. M. Mayer, Krankenanstalten Düren, Chirurgische Abteilung, Roonstr. 30, D-5160 Düren

Dr. med. D. Michel, Berufsgenossenschaftliche Unfallklinik, Pfennigsweg 13, D-6700 Ludwigshafen

Dr. med. B. Miocovic, Chirurgische Abteilung des Evangelischen Krankenhauses Oberhausen, Virchowstr. 20, D-4200 Oberhausen

Dr. med. H. Montag, Abteilung für Allgemeine Chirurgie der Chirurgischen Universitätsklinik und Poliklinik, Klinikum der Gesamthochschule Essen, Hufelandstr. 55, D-4300 Essen

Priv.-Doz. Dr. med. D. Moschinski, Chirurgische Universitätsklinik, Moorenstr. 5, D-4000 Düsseldorf

Dr. med. H.P. Müller, Kantonsspital, Buchserstr. 4, CH-5000 Aarau
Prof. Dr. med. G. Muhr, Unfallchirurgische Klinik der Medizinischen
    Hochschule, Karl-Wiechert-Allee 9, D-3000 Hannover 61
Dr. med. J. Narro, Chirurgische Klinik der Ruhruniversität, St.-
    Josef-Hospital, Gudrunstr. 56, D-4630 Bochum
Dr. med. W. Niebel, Abteilung für Allgemeine Chirurgie der Chirurgi-
    schen Universitätsklinik und Poliklinik, Klinikum der Gesamt-
    hochschule Essen, Hufelandstr. 55, D-4300 Essen
Prof. Dr. med. H. Nolte, Städtische Krankenanstalten, Bismarkstr. 6,
    D-4950 Minden
Dr. med. K.H. Nowak, Universitätsklinik Knappschafts-Kranken-
    haus, Chirurgische Abteilung, In der Schornau 23, D-4630 Bo-
    chum-Langendreer
Dr. med. C. Pelzer, Universitätsklinik Knappschafts-Krankenhaus,
    Chirurgische Abteilung, In der Schornau 23, D-4630 Bochum-
    Langendreer
Priv.-Doz. Dr. med. H. Peters, Medizinische Fakultät der RWTH
    Aachen, Abteilung Chirurgie, Goethestr. 27/29, D-5100 Aachen
Prof. Dr. med., Dr. med. dent. H. Pichlmaier, Direktor der I. Chirur-
    gischen Univ.-Klinik, Joseph-Stelzmann-Str. 9, D-5000 Köln 41
Dr. med. J. Purrmann, Chirurgische Universitätsklinik, Moorenstr. 5,
    D-4000 Düsseldorf
Prof. Dr. med. J. Rehn, Chirurgische Universitäts-Klinik und Poli-
    klinik der Berufsgenossenschaftlichen Krankenanstalten ,,Berg-
    mannsheil", Hunscheidtstr. 1, D-4630 Bochum
Prof. Dr. med. K. Reichel, Chirurgische Klinik im Krankenhaus
    Siloah, Auestr. 46, D-3000 Hannover 91
Dr. med. C. Reusch, Krupp-Krankenanstalten, Chirurgische Abtei-
    lung, Wittekindstr. 30, D-4300 Essen
Prof. Dr. med. G. Ritter, Unfallchirurgische Universitätsklinik, Lan-
    genbeckstr. 1, D-6500 Mainz
Dr. med. J. Rivas, Chirurgische Universitätsklinik, Moorenstr. 5
    D-4000 Düsseldorf
Dr. med. V.M. Rötzscher, Chirurgische Universitätsklinik, Mooren-
    str. 5, D-4000 Düsseldorf
Prof. Dr. med. A. Rosenthal, Chirurgische Klinik der Ruhruniversi-
    tät, St.-Josef-Hospital, Gudrunstr. 56, D-4630 Bochum
Dr. med. J. Rudigier, Unfallchirurgische Universitätsklinik, Langen-
    beckstr. 1, D-6500 Mainz
Dr. med. D. Rühland, Chirurgische Klinik und Poliklinik der Univer-
    sität Münster, Jungeblodtplatz 1, D-4400 Münster
Dr. med. A. Rüter, Department für Chirurgie der Universität Ulm,
    Postfach 3880, Steinhövelstr. 9, D-7900 Ulm
Dr. med. P. Rumpf, Chirurgische Universitätsklinik, Moorenstr. 5,
    D-4000 Düsseldorf
Dr. med. E. Schirmer, Städtische Kliniken Dortmund, Chirurgische
    Klinik, Beurhausstr. 40, D-4600 Dortmund
Dr. med. C.A. Schlegtendal, Krupp-Krankenanstalten, Chirurgische
    Abteilung, Wittekindstr. 30, D-4300 Essen
Dr. med. P. Schlichting, Universitätsklinik, Knappschafts-Kranken-
    haus, Chirurgische Abteilung, In der Schornau 23, D-4630 Bo-
    chum-Langendreer
Dr. med. D. Schlosser, Krankenanstalten Düren, Chirurgische Abtei-
    lung, Roonstr. 30, D-5160 Düren
Dr. med. G. Schmidt, Abteilung für Allgemeine Chirurgie der Chirur-
    gischen Universitätsklinik und Poliklinik, Klinikum der Gesamt-
    hochschule Essen, Hufelandstr. 55, D-4300 Essen

Dr. med. H.-D. Schmidt, Chirurgische Universitätsklinik, Langenbeckstr. 1, D-6500 Mainz

Prof. Dr. med. K.P. Schmit-Neuerburg, Direktor der Abteilung für Allgemeine Chirurgie der Chirurgischen Universitätsklinik und Poliklinik, Klinikum der Gesamthochschule Essen, Hufelandstr. 55, D-4300 Essen

Dr. med. A. Schneider, Chirurgische Klinik I, Krankenhaus, Roentgenstr. 18, D-4930 Detmold

Dr. med. K. Schönleben, Chirurgische Universitätsklinik, Jungeblodtplatz 1, D-4400 Münster

E. Schulz, Chirurgische Klinik und Poliklinik im Klinikum Charlottenburg der Freien Universität Berlin, Spandauer Damm 130, D-1000 Berlin 19

Dr. med. Ruth Schwermann, Landesnervenklinik, Griesingerstr. 27/33, D-1000 Berlin-Spandau

Dr. med. R. Sengupta, Chirurgische Klinik am Ferdinand-Sauerbruch-Klinikum, Arrenberger Str. 20–54, D-5600 Wuppertal 1

Dr. med. W. Spithaler, Krankenanstalten Düren, Chirurgische Abteilung, Roonstr. 30, D-5160 Düren

Priv.-Doz. Dr. med. W. Stock, Chirurgische Universitätsklinik Köln-Lindenthal, Joseph-Stelzmann-Str. 9, D-5000 Köln 41

Dr. med. D. Stracke, Chirurgische Klinik der Ruhruniversität, St.-Josefs-Hospital, Gudrunstr. 56, D-4630 Bochum

Prof. Dr. med. H.-J. Streicher, Direktor der Chirurgischen Klinik am Ferdinand-Sauerbruch-Klinikum, Arrenberger Str. 20–54, D-5600 Wuppertal 1

Dr. med. H.-D. Strube, Unfallchirurgische Universitätsklinik, Langenbeckstr. 1, D-6500 Mainz

Prof. Dr. med. F.-J. Stücker, Krankenanstalten Düren, Chirurgische Abteilung, Roonstr. 30, D-5160 Düren

Dr. med. J. Tösmann, Universitätsklinik, Knappschafts-Krankenhaus, Chirurgische Abteilung, In der Schornau 23, D-4630 Bochum-Langendreer

Dr. med. H. Tscherne, Unfallchirurgische Klinik der Medizinischen Hochschule, Karl-Wiechert-Allee 9, D-3000 Hannover 61

Dr. med. B. Ulrich, Chirurgische Universitätsklinik, Moorenstr. 5, D-4000 Düsseldorf

Dr. med. H. Unland-Schlebes, Evangelisches Krankenhaus, Chirurgische Abteilung, Virchowstr. 20, D-4200 Oberhausen

H. Verfürden, St. Barbara-Hospital, Chirurgische Abteilung, Barbarastr. 1, D-4390 Gladbeck

Priv.-Doz. Dr. med. W. Vogel, Knappschafts-Krankenhaus Würselen-Bardenberg, Chirurgische und Unfallchirurgische Abteilung, Dr.-Hans-Boeckler-Platz 2, D-5102 Würselen-Bardenberg

Dr. med. H.G. Wahl, Städtische Krankenanstalten Krefeld, Chirurgische Klinik, Lutherplatz 40, D-4150 Krefeld

Dr. med. P. Wendling, Chirurgische Universitätsklinik, Langenbeckstr. 1, D-6500 Mainz

Priv.-Doz. Dr. med. R. Winkler, Chirurgische Universitätsklinik Hamburg, Martinistr. 52, D-2000 Hamburg 20

Dr. med. H.J. Wüst, Chirurgische Universitätsklinik, Moorenstr. 5, D-4000 Düsseldorf

Dr. med. H. Zühlke, Chirurgische Klinik und Poliklinik im Klinikum Steglitz der FU Berlin, Hindenburgdamm 30, D-1000 Berlin 45

Dr. med. L. Zumfelde, Chirurgische Universitätsklinik, Moorenstr. 5, D-4000 Düsseldorf

Vorwort

Anläßlich der 145. Tagung der Vereinigung Niederrheinisch-Westfälischer Chirurgen in Bochum wurde von mir das Leitthema „Der alte Mensch in der Chirurgie" gewählt. Die Spezialisierung in Fach- und Teilgebiete birgt die Gefahr eines Auseinanderstrebens innerhalb der gesamten Chirurgie in sich. Die gewählte Thematik beweist, daß die zentralen Probleme für alle operativen Disziplinen ähnlich sind und auch bleiben. Hinzu kommt, daß auch die Kollegen anderer Disziplinen, wie z.B. Anaesthesisten, Internisten und Neurologen, wesentlich an der gesamten Therapie beteiligt sind. Die Diagnostik und Behandlung kann in ihrem Ablauf nur im Sinne des Teamwork effektiv sein. Zentraler Mittelpunkt der Thematik waren deshalb die interdisziplinär wesentlichen Besonderheiten des prä-, intra- und postoperativen Verlaufes, wie sie sich aus der biologischen, altersbedingten, allgemeinen und lokalen Gefährdung ergeben.

Der hüftgelenknahe Oberschenkelbruch und die Besonderheiten der Bauchchirurgie des alten Menschen sind zwei Themenkreise, die beispielhaft die spezifischen Fragestellungen dieser Patientengruppe darstellen sollen. Hier sind es vor allem die speziellen Verletzungen und Erkrankungen mit ihrem besonderen Verlauf, die Indikation zu dem zu wählenden Eingriff, die unter den andersgearteten Voraussetzungen abweichende Technik und der postoperative Verlauf, die wesentlicher Inhalt der Thematik sind.

Der „Mangel an Widerstandskraft — die Gefährdung" drückt wörtlich aus, daß der alternde Organismus mit seinem gesamten Organsystem nicht oder nur noch begrenzt in der Lage ist, unvermeidbaren, vor allem allgemeinen Nebenwirkungen des chirurgischen Vorgehens zu begegnen. Blutverlust, Infektion, Narkose, häufige Vorerkrankungen, Bettruhe oder auch nur der Verlust der gewohnten häuslichen Umgebung können sich deletär auswirken, obgleich die eigentliche therapeutische Aufgabe kunstgerecht erfüllt wurde.

Biologischer Abbau, unzureichende Regeneration und die häufig zwangsläufige Unvollkommenheit der chirurgischen Handhabung potenzieren sich in ihren negativen allgemeinen Auswirkungen, seltener am Ort des Eingriffs. Die Chirurgie des alten Menschen muß diesen spezifischen Fragestellungen durch klinische und experimentelle Forschung ähnlich gerecht werden, wie es z.B. in der Kinderchirurgie selbstverständlich ist. Auf diesem Wege sollte diese kleine Monographie einen weiteren Denkanstoß geben. Andererseits finden aber auch unsere diagnostischen und therapeutischen Bemühungen ihre natürliche Grenze: Die Abwehr von Alter und Tod

ist zwar wesentlicher Bestandteil unseres Fortschrittsglaubens.
Die unentwegte Suche nach Krankheits- und damit Todesursachen
im Organischen suggeriert aber, daß der Tod eigentlich allein durch
eine Intensivierung der Therapie hätte vermieden werden können.
Mit dem Verlust traditioneller Werte — was auch immer darunter
zu verstehen ist — muß dem Irrglauben, Medizin könne eines Tages
alles heilen, Alter und Tod, ein Ende gesetzt werden. Der Chirurg
— besser der Arzt — sollte den unvermeidlichen Tod nicht hinauszögern.

Bochum, im Januar 1979   Jörg Rehn

A. Grundsätzliche Probleme der Diagnostik, Gefährdung, Indikation zum operativen Eingreifen, Vor- und Nachbehandlung sowie Rehabilitation

Podiumsgespräch

Leiter: Herr Bünte, Münster

Die Teilnehmer des Podiumsgespräches zum Hauptthema I „*Der alte Mensch in der Chirurgie*" waren sich einig, daß die präoperative Untersuchung und evtl. Mitbehandlung durch den Internisten gerade beim alten Menschen von großer Wichtigkeit ist. In diesem Zusammenhang wurde auch auf eine gute Zusammenarbeit zwischen dem Chirurgen, dem Anaesthesisten und dem Internisten Wert gelegt. Die präoperative Diagnostik und Therapie im Rahmen einer internistischen Konsiliartätigkeit setzt eine große Erfahrung und Verständnis des betreffenden Kollegen für die chirurgische Problematik voraus.

Von allen Teilnehmern des Podiumsgespräches wurde übereinstimmend darauf hingewiesen, daß eine präoperative antibiotische Behandlung auch beim alten Menschen nur unter strenger Indikationsstellung erfolgen sollte. Eine grundsätzliche Antibioticaprophylaxe ist in jedem Fall abzulehnen. Bei entzündlichen Vorerkrankungen muß selbstverständlich ein Antibioticum in ausreichend hoher Dosierung für 4 bis 5 Tage verabreicht werden.

Hinsichtlich der Thromboseprophylaxe waren die Meinungen geteilt, ob die Gabe von Heparin generell oder selektiv erfolgen sollte. Bei einer generellen Heparin-Prophylaxe muß in Kauf genommen werden, daß die Heparin-Gabe bei einer großen Zahl von Patienten unnötig war. Die Diskussionsteilnehmer sahen aber in dieser Frage mehr ein organisatorisches als ein medizinisches Problem, da die Heparin-Gabe in niedrigen Dosen keine Gefahr für den Patienten mit sich bringt. Die vollständige Heparinisierung hat dagegen selbstverständlich ihre Kontraindikationen. Weiterhin wurde darauf hingewiesen, daß jede Frau, die Ovulationshemmer einnimmt, präoperativ heparinisiert werden sollte.

Die abschließende Diskussion über die Hypertonie als Risikofaktor im Hinblick auf eine Operation stellte die große Gefährdung des Patienten durch den Bluthochdruck bei gleichzeitig vorliegenden cerebro-vasculären Störungen in den Vordergrund. Vor allem wurde vor der schnellen präoperativen Senkung hoher Blutdruckwerte beim Hypertoniker gewarnt. Ein gut eingestellter Hypertonus sollte präoperativ nicht medikamentös beeinflußt werden.

Vor der „kontrollierten Blutdrucksenkung" während der Operation — z. B. mit NPN — wird bei alten Menschen ausdrücklich gewarnt. Bezüglich der krankengymnastischen Zusatztherapie und psychologischen Betreuung sind sich die Diskussionsteilnehmer einig, daß diesen bei alten Menschen sehr große Bedeutung zukommt. Die Krankenhausträger werden angehalten, die hierzu erforderlichen Einrichtungen und Personalstellen weiter auszubauen und zu vermehren.

Internistische Maßnahmen vor Operationen alter Menschen

von J. van de Loo

Aus der Medizinischen Universitätsklinik Münster

Dieses Referat kann den umfassenden Themenkreis keinesfalls vollständig behandeln und wird sich daher auf 5 nach den Gesichtspunkten klinischer Häufigkeit und Aktualität ausgewählte Fragenkomplexe konzentrieren: Die chronische Emphysembronchitis, das Altersherz, den Diabetes, peroperative Blutungsneigungen und die venöse Thromboembolie. Diese Fragen werden aus der Sicht eines klinischen Praktikers behandelt, der seine Erfahrung aus jahrelanger internistischer Konsiliartätigkeit in operativen Kliniken ableitet.

I. Emphysembronchitis

Nach pulmonologischen ebenso wie nach anaesthesiologischen Statistiken sind bronchopulmonale Komplikationen in der Alten-Chirurgie am häufigsten. Auch stehen unter den Todesursachen, soweit sie nicht operativ oder durch die Grundkrankheit bedingt sind, bronchopulmonale Ereignisse an erster Stelle. Dabei ist wichtig zu wissen, daß nach einer Untersuchung von Blume u. Mitarb. (1974) an 527 alten Patienten über 65 Jahren, die sich als körperlich gesund bezeichneten, in 2/3 der Fälle objektive Zeichen einer bronchopulmonalen Krankheit gefunden wurden. Im Mittelpunkt unserer Betrachtungen muß die nach Häufigkeit und Folgen wichtigste bronchopulmonale Komplikation des alten Menschen stehen, das ist die chronische Emphysembronchitis (synonym: obstruktives Syndrom, obstruktives Emphysem). Ihre Diagnose ist eine Frage ärztlicher Grunderfahrung und bedarf keiner medizinischen Technologie. Die Anamnese mit Husten und morgendlichem Auswurf, oft mit Anstrengungsdyspnoe, meist aber ohne Atemnotsanfälle, ist charakteristisch. Die physikalischen Zeichen des Emphysems, mit einer Atembreite von weniger als 3 cm und einer auf weniger als 2 cm reduzierten Beweglichkeit der basalen Lungengrenzen bei supersonorem Klopfschall und abgeschwächtem, aber verschärftem Atemgeräusch, sind vorhanden. Der Auskultationsbefund mittel- bis grobblasiger, nichtklingender RGs in beiden Unterfeldern, manchmal mit trockenen Nebengeräuschen kombiniert, beide durch Hustenstoß vorübergehend aufzuheben, führen zur Diagnose. Die Röntgenologie ist gegenüber dem klinischen Untersuchungsbefund wenig ergiebig; eine Lungenfunktionsprüfung dient nicht zur Diagnostik, sondern zur Definition und Quantifikation der begleitenden Lungenfunktionsstörung. Eine besondere Situation liegt allerdings in der Thoraxchirurgie vor: Bei geplanten lungen- und herzchirurgischen Eingriffen an älteren Menschen mit vorbestehender Lungen-, Bronchial- oder Herzerkrankung sowie bei schwerer Übergewichtigkeit ist eine Lungenfunktionsanalyse mit Spirometrie und Blutgasanalyse auch unter Belastung unerläßlich. Eine kürzlich publizierte Untersuchung von Schaefer u. Mitarb. (1978) hat auf die Grenzwerte lungenfunktionsanalytischer Methoden in der Vorbereitung von Thoraxoperationen hingewiesen. Es wird dadurch ein Bereich abgrenzbar, innerhalb dessen mit bronchopulmonalen postoperativen Komplikationen wahrscheinlich nicht zu rechnen ist.

Im Hinblick auf die Tatsache, daß über 2/3 aller Menschen über 65 Jahre ein Lungenemphysem haben und ein großer Teil davon auch ein obstruktives Emphysem, ist argumentiert worden, prä- und postoperative Therapiemaßnahmen einfach generell bei jedem älteren Patienten durchzuführen und entsprechend auf eine weitere Diagnostik zu verzichten. Die produktive und eitrige Emphysembronchitis verlangt aber therapeutische Zusatzmaßnahmen, die eine diagnostische Differenzierung voraussetzen. Die präoperative Therapie bzw. Prophylaxe bei chronischen Bronchitikern (Tabelle 1) besteht in einer

Präoperativ	1. Einübung der Atemgymnastik	
	2. Inhalationstherapie	
	– mit geringem Überdruck	
	– mit Sekretolytica	
	– mit Bronchospasmolytica	
	3. Sekretolyse mit Kaliumjodid o.ä.	
	4. Bei eitrigem Sputum: Antibiotica	
	(Tetracycline, Ampicilline)	
Postoperativ	1. Atemgymnastik mehrmals pro Tag	
	2. Frühaufstehen – wenn möglich	
	3. Inhalationstherapie	
	– mit Überdruck	
	– mit Sekretolytica	
	– mit Bronchospasmolytica	
	4. Bei eitriger Bronchitis: Antibiotica!	

Tabelle 1. Prophylaxe und Therapie der Emphysembronchitis

frühzeitigen Einübung der gymnastischen Übungen für die postoperative Phase sowie in einer mehrfach täglichen Inhalationsbehandlung, die — möglichst am druckgesteuerten Respirator — einen leichten Überdruck von etwa 12 cm Wasser ermöglicht und sowohl Sekretolytica als auch Bronchospasmolytica appliziert. Ein in unserer Klinik bewährtes Inhalationsschema nach Meister (Tabelle 2) geht von 2 mehrfach täglich im Wechsel angewandten Mischungen aus, die 1. ein Beta-Adrenergicum, wie Berotec oder Atrovent, in Kombination mit einem Bronchospasmolyticum und 2. das Beta-Adrenergicum in Kombination mit einem Sekretolyticum, wie Bromexin o.a., enthält. Von der Inhalation mit lokal wirkenden Antibiotica ist man wegen häufiger Schleimhautreizungen sowie wegen Ineffektivität durch dicke Sekrettapeten ganz abgekommen. Als syste-

Lösung 1	10 Tr. Berotec	0,1%
oder	*10 Tr. Atrovent*	*0,025%*
	1 ml Bepanthen	5%
	2 ml Euphyllin	2,4%
Alternativ	NaCl 0,9%	
	Aqua dest.	
Lösung 2	10 Tr. Berotec	0,1%
oder	*10 Tr. Atrovent*	*0,025%*
	3 ml Bisolvon*	
Alternativ	Ozothin	
	Mucolyticum lappe	
	Mistabronco	
	(evtl. Verdünnung 1 : 1 mit Aqua dest.)	

Tabelle 2. Alternative Inhalations-Lösungen (nach Meister)

mische Sekretolyse ist nach Ferlinz und anderen Pulmonologen Kalium jodatum bis
heute unübertroffen. Eitriges oder auch nur reichlich klumpig-schleimiges Sekret ist eine
dringende Indikation für systemische Antibiose, insbesondere mit Tetracyclinen oder
Ampicillinen. Kommt es in der postoperativen Intensivphase zu einer Bronchopneumonie, ist die Kenntnis des Erregers und seines Sensibilitätsverhaltens eine große Hilfe. Es
empfiehlt sich daher, schon vor Therapiebeginn Sputum zur bakteriologischen Untersuchung einzusenden. — In der postoperativen Phase (Tabelle 1) ist die häufig tägliche
Atemgymnastik zusammen mit der Inhalationstherapie die wichtigste Maßnahme. Um das
häufig und regelmäßig, dabei personalsparend zu gewährleisten, haben manche anglo-
amerikanischen Krankenhäuser die Radio-Gymnastin eingeführt, die stündlich per Zim-
merlautsprecher die Patienten zu bestimmten Übungen anhält. Dieses System hat sich
auch bei der physikalischen Thromboembolieprophylaxe bestens bewährt. Von besonderer Wichtigkeit erscheint es, bei eitriger Bronchitis Antibiotica in adäquater Dosierung
zu geben. Unterdosierung ist schlimmer als keine antibiotische Therapie, da sie die Re-
sistenzentwicklung der Keime fördert. Volle Dosierung ist die einzige Gewähr für die
Vermeidung der postoperativen, beim alten Menschen so oft letalen Bronchopneumonie.

II. Altersherz

Daß ein alter Patient, der eine manifeste Herzinsuffizienz des rechten und/oder des linken
Herzens zeigt, der vollen, unter dringender Indikation gegebenenfalls schnellen Vollsätti-
gung mit Digitalis bzw. Strophanthin bedarf, ist nicht zu diskutieren. Unter den Bedingungen der Notfallchirurgie sollte man bei manifest insuffizienten Patienten nicht zögern,
eine schnelle Sättigung herbeizuführen. Das heißt am ersten und zweiten Tag entweder gesamt je 1 mg Digoxin oder Digitoxin oder je 2 x 1/4 mg Strophanthin. Gegenüber dieser
im Grunde klaren Situation ist die Frage der sog. prophylaktischen Digitalisierung bei
nicht manifest herzinsuffizienten Patienten weiterhin offen. Bekanntlich sind die Kardio-
logen durch die vielfältigen, oft schwerwiegenden Bilder der Digitalisintoxikation er-
schreckt worden. Nach wie vor gilt jedoch der Satz von Weisbecker, daß viel mehr Menschen an zu wenig als an zu viel Digitalis versterben. Bei alten Patienten jenseits der 65
Jahre möchte ich eindeutig für eine Glykosidbehandlung plädieren.
  Ein entscheidender Fortschritt für die peroperative Stabilisierung des herzkranken Patienten ist die Möglichkeit, auch schon prophylaktisch eine transvenöse Schrittmacherson-
de zu legen. Es bedarf keiner Frage, daß bei gegebener therapeutischer Indikation (Tabelle 3), das ist beim totalen AV-Block, bei alten Patienten aber auch beim AV-Block II und
bei Sinus-Bradykardien unter 50/min, der Schrittmacher auch vor jeder Notoperation gelegt werden sollte. Zwei der wichtigsten, in den letzten 50 Jahren erarbeiteten prophylaktischen Schrittmacherindikationen sind die EKG-Befunde des linksanterioren Hemiblocks
und bifasciculärer Blockzustände bei verlängerter PQ-Strecke. Diese Befunde sind als War-
nung vor schwerwiegenden Bradykardieepisoden zu verstehen, sie können ohne jede Beschwerden und ohne pathologischen Untersuchungsbefund des Herzens einhergehen. —

Therapeutisch	1. Totaler AV-Block	
	2. Bei alten Pat.: AV-Block II	
	3. Kranker Sinusknoten	
	(Bradykardie < 50/min)	
Prophylaktisch	1. Links-anteriorer Hemiblock	
	2. Bifasciculärer Block	
	bei verlängertem PQ	

Tabelle 3. Indikationen für transvenöse Schrittmacher

Bei alten Patienten mit einer medikamentös behandelten Hypertonie sollte vor jeder präoperativen Änderung der Medikation eine Absprache mit dem Anaesthesiologen erfolgen.
Manche Substanzen, wie z.B. Ganglienblocker, führen während der Narkose zu unange-
nehmen Hypotonien, andere stören offenbar nicht. Im allgemeinen zieht der Anaesthesio-
loge eine leicht hypertone Situation einer normotonen unter antihypertensiver Medikation vor.

III. Diabetes

Für eine richtige prä- und postoperative Diabetesbehandlung muß dem Chirurgen und be-
ratenden Internisten die Art des Diabetes klar sein. Manifeste Diabetiker werden entweder
rein diätetisch behandelt oder aber sie erhalten eine Medikation mit oralen Antidiabetica
oder mit Insulin. Von besonderer Bedeutung, weil leider viel zu häufig, ist die Erkennung
des unter oraler Therapie ungenügend eingestellten Patienten: Adäquate orale Diabetes-
therapie führt den Patienten zur Aglykosurie. Alles andere ist ungenügend. Unter den mit
Insulin behandelten Patienten ist schließlich zwischen jenen zu unterscheiden, die als In-
sulinmangel-Diabetiker primär Insulin bekommen haben und den typischen Altersdiabeti-
kern, die erst nach erschöpfter oraler Behandlung auf Insulin eingestellt wurden. Die Tendenz der letzten Jahre zur Einstellung von Diabetikern bei Operationen und Geburt geht
dahin, möglichst geringe Modifikationen von Medikation und Kalorienzufuhr zu erlauben.
Bei gut mit Diät oder oralen Antidiabetica eingestellten Patienten sollte diese Behandlung
bis zum Tag vor der Operation fortgeführt werden. Am Op-Tag selbst wird das Medika-
ment ausgelassen und parenteral eine reduzierte Kohlenhydratmenge zugeführt. Bei kleinen Operationen sollte schon am nächsten Tag normal weiterbehandelt werden, während
man bei großen Operationen und während der Phase parenteraler Ernährung bei reduzierter Kohlenhydratgabe von etwa 120 g/Tag die Zuckertabletten weiter wegläßt. Der mit
oralen Antidiabetica ungenügend eingestellte Diabetiker kommt immer häufiger vor.
Ich meine, man sollte ihn wie einen Patienten unter Insulin behandeln (Tabelle 4), d.h.

1. *Präoperative* Umstellung auf Alt-Insulin: 3 Injektionen a 12—16 E.s.c.

2. Am *Op-Tag* — und solange parenterale Ernährung —:
   3 Injektionen a 12—16 E.s.c.
   120 g Glucose p. infus./24 Std.

3. Wechsel auf Depot-Insulin so früh wie möglich.   Tages-Dosis: ca. 80% von Alt-Insulin

Tabelle 4. Patient mit oralen Antidiabetica ungenügend eingestellt

schon präoperativ auf mindestens 3 subcutane Injektionen von zunächst 12—16 Einheiten
Altinsulin umstellen. Die Dosis kann später nach den Blutzuckerwerten adaptiert werden.
Am Op-Tag und in der Intensivphase sollte derselben Insulinmenge eine Tagesgabe von
etwa 120 g Glucose per infusionem entsprechen. Da die meisten dieser Patienten nunmehr
dauernd Insulin brauchen, sollte der Wechsel auf Depotinsulin in einer Dosis von etwa
80% des Altinsulins sobald wie möglich erfolgen. Mit Insulin behandelte Diabetiker (Tabelle 5) werden in der Regel am Op-Tag oder am Tag davor auf Altinsulin in einer etwas
erhöhten Tagesdosis mit 3 oder mehr subcutanen Injektionen umgestellt. Am Op-Tag sollten etwa 2/3 dieser „Normdosis" in 2—5 subcutanen Injektionen bei einer Zufuhr von
mindestens 120 g Glucose per infusionem verabfolgt werden. Neuerdings wird empfohlen,
gar nicht mehr auf Altinsulin umzustellen, sondern unter der Gabe von mindestens 150 g

1. *Präoperative* Umstellung auf Alt-Insulin:
    Tagesdosis: ca. 120% von Depot-I.,
    3 oder mehr Injektionen s.c.

2. Am *Op-Tag*: Etwa 2/3 dieser Dosis
    in 3—5 s.c. Injektionen
    Mindestens 120 g Glucose p. Inf.

3. Wechsel auf Depot-Insulin so früh wie möglich.   Tages-Dosis: ca. 80% von Alt-I.

Tabelle 5. Patient unter Behandlung mit Depot-Insulin

Glucose und zusätzlich Lävulose die halbe Tagesdosis des bisher benutzten Depot-Insulins vor der Operation und die andere Hälfte wenige Stunden nach der Operation zu injizieren. Wir haben mit diesem Verfahren bislang keine Erfahrungen.

IV. Hämatologische Komplikationen

Der Grund, auf mögliche hämatologische Komplikationen in der intra- oder postoperativen Phase hinzuweisen, ist einfach die Notwendigkeit der Bestimmung von rotem Blutbild und Thrombocyten vor der Operation. Immer wieder kommt es zu operativ induzierten Blutungen bei schweren, präoperativ nicht-erkannten Thrombocytopenien verschiedenster Ursache (Leukämien, M. Werlhoff, akute Allergien). Auch bei leichten Thrombocytopenien kann darüber hinaus die bei Schmerz indizierte Gabe von thrombocytenaktiven Medikamenten, wie z. B. ASS, zu einer thrombocytopenisch-thrombocytopathisch bedingten Blutung führen. Die präoperative Thrombocytenzählung schützt vor dieser Überraschung. Seit Thrombocyten mehr und mehr mit Automaten anstatt in der Zählkammer gezählt werden, beginnt sich die präoperative Thrombocytenzählung durchzusetzen. Ein weiterer wichtiger Grund präoperativer Thrombocytenzählung ist die spätere Diagnostik einer Verbrauchskoagulopathie. Finden sich bei einer postoperativen Blutungsneigung z. B. 120 000 Thrombocyten, kann das ein schwerer Abfall bei Ausgangswerten von 350 000 oder eine harmlose Schwankung bei Ausgangswerten von 150 000 sein. — Seltener kommt es einmal bei präoperativ übersehener Anämie zu einer intraoperativen coronaren oder cerebralen Insuffizienz; ein Ereignis, das gerade bei alten Menschen schon bei mittelgradigen Anämien um 10 g Hb beobachtet worden ist. Bei alten Menschen sollte eine diagnostizierte Anämie dieser Größenordnung zu möglichst präoperativem Erythrocytenersatz führen.

V. Physikalische Thromboembolieprophylaxe

Die medikamentöse TE-Prophylaxe ist in den letzten Jahren so häufig besprochen und beschrieben worden, daß sie hier nicht wieder im einzelnen diskutiert werden soll. Demgegenüber bedarf die physikalische Thromboembolieprophylaxe jedoch wieder besonderer Beachtung, da sich die Tendenz abzeichnet, im Vertrauen auf die sichere Wirkung einer Heparin-Injektion auf die bewährten Methoden der physikalischen Prophylaxe zu verzichten. Es muß ausdrücklich betont werden, daß jede Art medikamentöser Thromboembolieprophylaxe immer nur Ergänzung, nie aber Ersatz für die physikalischen Methoden sein kann. — In der Tat beruhte die Anwendung physikalischer Methoden bislang weitgehend auf Empirie. Gerade in den letzten Jahren wurden aber zahlreiche überzeugende Untersuchungen zur Objektivierung ihrer Wirksamkeit vorgelegt. So haben z. B. Sabri u. Mitarb.

(1971) nach einem Zufallsverfahren je ein Bein jedes Patienten regelmäßiger aktiver Muskelarbeit mit Hilfe eines sog. „foot-mover" (Roberts) unterzogen, während das jeweils andere Bein als nicht-behandelte Kontrolle diente. Mit Hilfe des Jod-Fibrinogen-Testes zeigten die Kontrollbeine eine signifikant höhere Rate an Fibrinablagerungen (Thrombosekeime) in den Beinvenen. In einer Untersuchung von Holford (1976) wurde die Wirksamkeit elastischer Bettstrümpfe auf die postoperative Thrombogenese wieder mit dem Jod-Fibrinogen-Test geprüft. Allein diese Maßnahme erbrachte schon eine deutlich niedrigere Rate von Thrombosekeimen im Vergleich zu den nicht-behandelten Patienten. Diese und andere Untersuchungen zeigen, wie berechtigt es ist, weiterhin physikalische Maßnahmen als die Grundlage jeder Thromboembolie-Prophylaxe anzusehen. Ein weiterer Gesichtspunkt ist die ebenfalls mit dem Jod-Fibrinogen-Test gewonnene Erkenntnis, daß nicht nur 3/4 aller Thrombosen in den ersten 3 Tagen, sondern vor allem, daß fast die Hälfte aller Thrombosekeime schon am Op-Tag selbst entstehen. Deshalb ist den Maßnahmen am Op-Tag und während der Operation besondere Aufmerksamkeit zu schenken. Das in Tabelle 6 dargelegte Konzept einer kombinierten physikalisch-medikamentösen Thromboembolieprophylaxe ist nur mit der Einschränkung zu verstehen, daß die operative oder traumati-

1. Schon *prä*operativ:	Beinhochlagerung Bett-Kompressionsstrümpfe	**Tabelle 6.** Peroperative Thromboembolieprophylaxe alter Menschen
2. Bei Risiko-Patienten:	niedrig-dosiertes Heparin s.c. beginnend 2 Std präoperativ	
3. *Intra*operativ — wenn irgend möglich:	Beinhochlagerung Bett-Kompressionsstrümpfe	
4. *Post*operativ:	Frühmobilisation Beinhochlagerung Kompressionsstrümpfe Heparin	

sche Situation (Hüftoperationen, Beinfrakturen, Bewußtlosigkeit u. a.) eine individuelle Anpassung und Modifikation der genannten Maßnahmen nötig machen kann. Besonderer Wert wird in diesem Konzept auf die beiden wichtigsten physikalischen Maßnahmen — Kompression durch Bettstrümpfe und Hochlagerung — gelegt, die durchaus schon prä- und insbesondere intraoperativ realisierbar sind. Die Indikation zur zusätzlichen medikamentösen Thromboembolieprophylaxe kann — aus organisatorischen Gründen! — für jeden Patienten oder aber selektiv für Patienten mit besonderen Risiken gestellt werden. Diese Auswahl nach Gefährdungsfaktoren sollte bei der relativen Gefahrlosigkeit dieser Behandlung großzügig erfolgen. Die Erfahrung lehrt, daß man bei einem Patienten über 65 Jahren diese Indikation fast immer stellen kann. Das derzeit bestgeprüfte Verfahren ist die subcutane oder per Dauerinfusion vorgenommene Applikation von niedrigen Heparindosen. Die Kombination mit Substanzen, die den venösen Rückfluß fördern, wie z. B. Dihydroergotamin, erscheint durchaus sinnvoll, wird aber noch weiterer klinischer Prüfung unterzogen.

Das Operationsrisiko bei Abdominaleingriffen im Alter, in Abhängigkeit von der Operationsvorbereitung

von E. Kraas, H.G. Beger, Ruth Schwermann und S. Athanasiadis

Aus der Chirurgischen Klinik und Poliklinik im Klinikum Charlottenburg der Freien Universität Berlin

Durch gezielte präoperative Maßnahmen gilt es, das Operationsrisiko derart zu vermindern, daß jeder notwendige chirurgische Eingriff auch bei Patienten im hohen Alter möglich wird. Eine retrospektive Analyse des eigenen Patientengutes in fünf Jahren sollte dazu einen Beitrag leisten.

I. Patienten und Methodik

Im untersuchten Zeitraum wurden in der Chirurgischen Universitätsklinik im Klinikum Charlottenburg der Freien Universität Berlin 13 589 Patienten operiert. 19% aller Operierten waren über 70 Jahre alt. Im Zusammenhang mit der Fragestellung nach einer Risikoverminderung wurden die Krankengeschichten von 1005 Patienten mit großen operativen Eingriffen katamnestisch ausgewertet. Hierzu wurden für jeden Patienten 75 präoperativ erhobene Daten mit 50 Befunden aus dem intra- und postoperativen Verlauf verglichen. Zur Auswertung diente das SPSS-Computer-Programm.

II. Ergebnisse

Das Alter der Patienten lag zwischen 70 und 97 Jahren, im Durchschnitt bei 75. D. h., die Patienten hatten noch eine Lebenserwartung zwischen 11 und 2 Jahren. 61% der Operierten waren Frauen, 39% Männer.

1. Status und Letalität

Allgemeine klinische Kriterien der in der Studie untersuchten Patienten zeigt Tabelle 7. Auffällig war der hohe Prozentsatz an Patienten in „reduziertem Allgemeinzustand". Neben der die Operation bedingenden Krankheit hatten über die Hälfte der untersuchten Patienten zwei oder mehr Krankheitsdiagnosen.

Patienten mit	n	Letalität %
Gutem AZ	365	6
Reduziertem AZ	554	46
Carcinom	295	21
Diabetes (insulinpflichtig)	120	16
Bewußtseinslage verwirrt/somnolent	29	55
Gesamt		21

Tabelle 7. Status und Letalität von Operationen an 1005 Patienten im Alter über 70 (Chirurg. Klinik der Freien Universität Berlin, Klinikum Charlottenburg)

Diese zusätzlichen Erkrankungen betrafen bei 41% der Patienten das Herz-Kreislauf-System, bei 26% der Patienten die Lunge und bei 22% die Niere.

Bei 33% der Patienten wurde bereits präoperativ eine Anämie diagnostiziert. Weder Carcinom-Patienten noch Patienten mit insulinpflichtigem Diabetes hatten eine überdurchschnittlich hohe Letalität, dagegen war bei bewußtseinsgestörten Patienten die Letalität dreimal höher als im Durchschnitt.

2. Präoperative Organbefunde

Tabelle 8 zeigt einige, für die Prognose wesentliche präoperativ erhobene Befunde und die dazugehörigen Letalitätszahlen. Patienten mit präoperativ nachgewiesenen Herzrhythmus-

Tabelle 8. Präoperative Organbefunde von Patienten im Alter über 70 Jahre

Präoperative		Patienten n	Letalität %	Differenz p <
Herz	ohne patholog. Befund	594	16	0,01
	Rhythmusstörungen	142	33	
Niere	Kreatinin < 1,5 mg %	783	16	0,05
	Kreatinin > 1,5 mg %	64	41	
Hämoglobin	> 10 g %	672	17	0,01
	< 10 g %	219	32	
Lunge	ohne patholog. Befund	750	18	n. s.
	AGW < 50%	120	19	

störungen hatten eine doppelt so hohe Letalität wie Patienten ohne präoperativ pathologischen Herzbefund. Ebenso ergab sich bezüglich der Letalität ein deutlicher Unterschied zwischen der Patientengruppe mit Kreatininwerten über 1,5 mg% und den Patienten mit normalem Kreatininwert. Patienten mit Hämoglobinwerten unter 10 g% hatten eine doppelt so hohe Letalität wie Patienten mit Hämoglobinwerten über 10 g%. Dagegen hatten Patienten, bei denen die präoperative Lungenfunktion eine Einschränkung des Atemgrenzwertes unter 50% erbrachte, eine gleich hohe Letalität wie Patienten ohne präoperativ pathologischen Spirometriebefund.

3. Operationsvorbereitung und Operationszeitpunkt

Auch wenn die Dauer der Operationsvorbereitung nicht unbedingt ihre Qualität garantiert, zeigt Tabelle 9 eine Gegenüberstellung von Operationsvorbereitung in Tagen und Letalität im untersuchten Patientengut. Patienten, die notfallmäßig, d. h. innerhalb der ersten 24 Std. nach Klinikaufnahme operiert wurden, hatten eine mehr als doppelt so hohe

Tabelle 9. Art der Operation, Operationsvorbereitung in Tagen und Letalität von Patienten im Alter über 70 Jahre

Operation	Tage Vorbereitung	Patienten n	Letalität %	
Notfall	bis 1 Tag	157	42	
Dringlich	2– 3	129	30	
Elektiv	4– 5	126	23	
	6– 7	187	14	15
	8–14	408	16	

Letalität wie Patienten mit längerer Operationsvorbereitungszeit. Patienten, die dringlich, d. h. nach zwei bis drei Tagen Operationsvorbereitungszeit operiert werden mußten, hatten noch eine Letalität von 30%. Die niedrigste Letalität hatten Patienten mit 6–7 Tagen Vorbereitung. Eine Vorbereitungszeit, die länger als eine Woche dauert, war nach der vorliegenden Untersuchung ohne zusätzlichen Gewinn.

4. Elektive Operationen, Notfalleingriffe

Tabelle 10 zeigt eine Gegenüberstellung von intra- und postoperativen Komplikationen bei Patienten, die notfallmäßig operiert werden mußten und solchen, die eine Operations-

Tabelle 10. Intra- und postoperative Komplikationen in Abhängigkeit von der Art der Operation (Notfalloperation oder Elektivoperation) bei Patienten im Alter über 70 Jahre

	Notfalloperationen n = 157 = 100%	Elektivoperationen n = 848 = 100%	Differenz p <
Herz: intraoperat.			
Rhythmusstörungen	21 = 13%	78 = 9%	n. S.
RR systol. < 100 mmHg	35 = 22%	128 = 15%	n. S.
Herz: postoperat.			
Herzinsuff./Infarkt	80 = 51%	198 = 23%	0,005
Niere: postoperat.			
Kreatinin > 1,5 mg %	58 = 37%	179 = 21%	0,05
Lunge: postoperat.			
Insuffizienz = maschin. Beatmung	31 = 20%	88 = 11%	0,05
ZNS: postoperat.			
Bewußtseinsstörung	34 = 22%	74 = 9%	0,01
Letalität	64 = 42%	150 = 18%	0,001

vorbereitungszeit von über 24 Std. hatten. Während intraoperative Herzrhythmusstörungen und ein intraoperativer Blutdruckabfall auf Werte unter 100 mm Hg in beiden Patientengruppen bei 10–20% der Operierten auftraten, lagen die postoperativen Komplikationen bei Patienten mit Notfalleingriffen deutlich höher als bei Patienten mit Elektivoperationen. So war die Rate der Patienten mit postoperativer Herzinsuffizienz bzw. einem postoperativen Herzinfarkt bei Notfalloperierten mehr als doppelt so hoch wie bei Elektivoperierten. Nach Notfalleingriffen mußten prozentual doppelt so viel Patienten postoperativ maschinell beatmet werden wie nach Elektivoperationen. Bei 37% der Notfalloperierten lag der postoperative Kreatininspiegel im Serum über 1,5 mg%. Bei den Elektivoperierten war dies nur bei 21% der Fall. Bewußtseinsstörungen traten nach Notfalloperationen in 22% auf, nach Elektivoperationen in 9%.

III. Diskussion

Aus den angeführten Beispielen von präoperativ erhobenen Befunden läßt sich erkennen, daß präoperativ pathologisch veränderte Organfunktionen mit postoperativen Komplikationen und der Letalität korrelieren. Gleichzeitig ist bemerkenswert, daß alle entscheidenden Befunde mit relativ geringem Laboraufwand nachweisbar und durch gezielte präoperative Therapie korrigierbar sind: Herzrhythmusstörungen medikamentös bzw. durch einen Herzschrittmacher; erhöhtes Kreatinin durch Infusionstherapie und erniedrigtes Hämoglobin durch Bluttransfusionen.

Bezüglich der postoperativen Lungenkomplikationen scheint es für die Prognose der alten Patienten wesentlicher zu sein, präoperativ eine intensive Atemgymnastik zu betreiben, als einem eingeschränkten Wert in der Spirometrie übertriebene Wichtigkeit beizumessen. Das präoperative Atemtraining mit volumengesteuerten Geräten sollte beim alten Patienten besonders deshalb geübt werden, weil der ältere Patient oft erst nach einigen Tagen Übung mit dem Gerät umzugehen versteht.

Die Analyse der großen Zahl von 1005 Krankengeschichten von Patienten im Alter über 70 Jahre unterstreicht die Wichtigkeit der präoperativen Diagnostik und Therapie. Es erscheint sinnvoll, beim Patienten im hohen Alter die „Intensivtherapie" präoperativ zu betreiben, um sie postoperativ überflüssig zu machen.

1. Operationsvorbereitung bei Notfalleingriffen

Folgende Maßnahmen sollten auch vor Notfalleingriffen bei Patienten im Alter stets durchgeführt werden:
— Erhebung der Anamnese und Erfragen der bisherigen Medikation.
— Digatilisierung der Patienten im Alter über 70, weil eine latente Herzinsuffizienz nur schwer diagnostizierbar ist.
— Anfertigung eines präoperativen EKG zur Diagnostik von Rhythmusstörungen.
— Durchführung einer arteriellen Blutgasanalyse zur Überprüfung der Lungenfunktion und metabolischen Situation.
— Anlegen eines Cavakatheters zur Kontrolle des zentral-venösen Druckes.
— Thrombose-Prophylaxe (elastische Strümpfe, „low-dose"-Heparinisierung, Dehydroergotamin).

2. Operationsvorbereitung vor Elektivoperationen

Vor Elektivoperationen sollten präoperativ zusätzlich folgende Maßnahmen Beachtung finden:
— Umfassende präoperative Funktionsdiagnostik zur Erkennung von Begleiterkrankungen und Einschätzung aller wesentlichen Organfunktionen.
— Präoperatives Atemtraining mit volumengesteuerten Geräten.
— Intensive präoperative Therapie zum Ausgleich eines Defizits im Blutvolumen, Serum-Eiweiß und der Serum-Elektrolyte.
— Korrektur einer schon präoperativ bestehenden katabolen Stoffwechsellage durch hochcalorische Infusionstherapie und Zufuhr von essentiellen Aminosäuren.
— Vor Darmoperationen sollte 5 Tage eine hypercalorische, voll resorbierbare Diät (Astronautenkost) eingehalten werden.

IV. Schlußfolgerungen

Elektivoperationen im Alter sollten stets erst dann durchgeführt werden:
— wenn das Hämoglobin über 10% liegt,
— das Serum-Kalium höher als 3,5 mVal/l ist,
— das Serum-Eiweiß höher als 6 g% liegt und
— das Serum-Kreatinin weniger als 1,5 mg% beträgt.

Wenn diese gezielten präoperativen Maßnahmen durch sorgfältige postoperative Nachsorge ergänzt werden, ist das Alter über 70 keine Kontraindikation für operative Eingriffe.

Das pulmonal-respiratorische Risiko des alten Patienten nach thorakalen und abdominalen Eingriffen

von L. Zumfelde, J. Rivas und H.J. Wüst

Aus der Chirurgischen Klinik A und B der Universität Düsseldorf und dem Institut für Anaesthesiologie

Chirurgische, anaesthesiologische und intensiv-medizinische Fortschritte erlauben es heute, auch bei älteren Patienten größere operative Eingriffe durchzuführen. Vorausgesetzt werden muß hierzu eine umfassende Abklärung der primär allgemeinen und chirurgischen Operabilität, einschließlich der Beurteilung und Kenntnis des Risikos postoperativer Komplikationen.

Die Bedeutung des speziellen pulmonal-respiratorischen Risikos des über 60 Jahre alten Patienten, bei dem ein thorakaler oder abdominaler Eingriff vorgenommen wird, zeigt unsere Untersuchung anhand von 226 Fällen aus den Jahren 1972–1977. Eingriffe am Herzen und Lungenoperationen wurden ausgeschlossen. Die sämtlich elektiven Eingriffe teilen sich wie folgt auf:

	Anzahl der Eingriffe	Pulmonal-respirat. Komplikationen
Oesophagus	32	22,6%
Aorta abdominalis	91	22,4%
Magen	36	18,1%
Kardia	14	19,5%
Mediastinum	12	15,0%
Colon/Rectum	30	11,8%
Große Bauchdecken-Narbenbrüche	11	14,6%

Tabelle 11. 226 Patienten; älter als 60 Jahre, max. 87 Jahre

Bösartige Prozesse indizierten in der Regel die Operationen an der Speiseröhre, am Magen und Dickdarm.

In dem zugrundeliegenden Krankengut kam es in 18% der Fälle zu postoperativen pulmonal-respiratorischen Komplikationen, die in 4% bereits intraoperativ manifest wurden.

Bei 9,4% unserer Patienten konnten die respiratorischen Komplikationen nicht beherrscht werden, so daß es zu einem letalen vorzeitigen Ende kam. In allen diesen Fällen stand die gestörte Lungenfunktion neben anderen Komplikationen im Vordergrund.

Respiratorische Insuffizienz	73%
Pneumonie	64%
Atelektase	26%
Pneumothorax	19%
Erguß	12%
Empyem	9%

Tabelle 12. Pulmonal-respiratorische Komplikationsrate bei über 60jährigen, *total: 18%*. Im einzelnen imponierend als:

Die Bedeutung des pulmonal-respiratorischen Risikos zur Operabilitätsabklärung hat
bisher nur in kardio- und thoraxchirurgischen Arbeiten einen größeren Niederschlag gefunden. Vergleichszahlen in bezug auf Komplikationsrate und -ursache, unsere Problemstellung betreffend, sind nur beiläufig Zusammenstellungen zu entnehmen, die das einzelne Krankheitsbild und sein operatives Ergebnis betrachten. Die dort festgestellten postoperativen pulmonal-respiratorischen Komplikationen sind insgesamt alle niedriger. Wir
müssen daher bei unseren über 60jährigen Patienten eine höhere Morbidität bezüglich des
o. g. Risikos hervorheben, das in 9,4% der Fälle zu einem letalen Ausgang führte.

Ursache des gesteigerten pulmonal-respiratorischen Risikos beim alten Patienten ist
in erster Linie die verminderte Lungenfunktion und ihre eingeschränkte Belastbarkeit auf
Grund der im Alter gehäuft vorhandenen „chronischen Bronchitis“ mit Ausbildung eines
Lungenemphysems und Cor pulmonale.

Einige epidemiologische Daten hierzu mögen die Problematik verdeutlichen.

Anhand einer Aufstellung der Rentenzugänge bei 14 109 Versicherten der LVA
Rheinland (1972) wegen „Lungenerkrankungen“ (Asthma, chronische Bronchitis, Lungenemphysem) handelte es sich in 58% um 60jährige und ältere, die 50—59jährigen waren
dagegen nur in 37% vertreten.

1968 betrug in England die Mortalität wegen Pneumonie und Bronchitis bei den über
60jährigen 370/100 000 Einwohner/Jahr und bei den 50jährigen 110/100 000 Einwohner/Jahr.

Angesichts des zuvor Gesagten ist zu fragen, wie das speziell pulmonal-respiratorische
Risiko bei unseren älteren Patienten zu verringern ist.

Im Rahmen der präoperativen Vorbereitung ist zunächst neben einer Röntgen-Thoraxaufnahme und kardiologischen Untersuchung eine Lungenfunktionsuntersuchung als obligatorisch zu fordern. Der an unserer Klinik übliche Untersuchungsablauf beginnt mit der
Ruhe-Spirometrie. Befinden sich die statischen Lungenvolumina (Vital-Kapazität, Residual-Volumen, Residual-Volumenanteil an der Totalkapazität) und die dynamischen Volumina (Sekunden-Kapazität, Atemgrenzwert, bronchialer Strömungswiderstand) sowie
Blutgas-Analyse im Normbereich, so kann das pulmonal-respiratorische Risiko als sehr
niedrig angesehen werden. Liegen diese Parameter im Pathologischen, so sollte eine Spiro-
Ergometrie angeschlossen werden, um die Wertigkeit und Kompensation der Ventilationsstörung abzuklären.

Vitalkapazität	< 70%	**Tabelle 13.** Erhöhtes postoperatives pulmonal-respiratorisches Risiko (in Anlehnung an Schaeffer u. Mitarb., 1978) wenn:
Sekunden-Kapazität	< 2 l/s	
Sek.-Kapazität/Vitalkapazität	< 60%	
Residual-Volumen	> 2 l	
Resid.-Vol./Totalkapazität	> 50%	
Atem-Grenzwert	< 75 l/min	
pO_2	< 70 mm Hg	
pCO_2	> 43 mm Hg	
O_2-Aufnahme unter Belastung	< Ruhewert X 3	

Pathologische Befunde nach einer Lungenfunktionsuntersuchung mit festgestelltem
erhöhtem pulmonal-respiratorischen Risiko sollten in jedem Falle zu einer Aufschiebung
des Operationsdatums führen.

Ein Zeitraum von ca. 3 Wochen sollte dann genutzt werden, um durch gezielte medikamentöse Behandlung und intensive atemgymnastische Übungen die Lungensituation zu
verbessern. Eine anschließende Lungenfunktionskontrolle hat den Effekt zu überprüfen.

Neben der genauen Erkenntnis und Beurteilung des präoperativen Lungenstatus vermag die Wahl des Narkoseverfahrens die Häufigkeit postoperativer Lungenkomplikationen mit zu beeinflussen. Eine hierzu an unserer Klinik durchgeführte prospektive Studie an 68 Patienten mit Ersatz der abdominalen Aorta, die nach Zufallszahlen ein Narkoseverfahren zugeteilt bekamen, zeigte nach Periduralanalgesie signifikant weniger pulmonal-respiratorische Komplikationen als nach Neuroleptanaesthesie (Wüst u. Mitarb., 1978). Es sollte daher u. E. auch das Narkoseverfahren auf den Zustand der Lunge des Patienten ausgerichtet sein.

Dagegen konnten wir in unserem Patientengut bezüglich Operationsdauer und Auftreten postoperativer pulmonaler Komplikationen keine signifikante Beziehung feststellen. Eine Beobachtung möchten wir jedoch an dieser Stelle mitteilen. Seitdem der ausschließlich transperitoneale Zugang beim aortofemoralen Bypass wahlweise zugunsten eines extraperitonealen Vorgehens verlassen wurde, sind bei diesen sämtlich über 60jährigen Patienten weniger postoperative Lungenkomplikationen zu verzeichnen.

Die Tatsache, daß die Letalität nach Lungenoperationen durch umfassende diagnostische Abklärung der Risikofaktoren, insbesondere der Lungenfunktion, von 15% bis auf 2,7% gesenkt werden konnte (Linder, 1967; Jüngst, 1975), zeigt die Bedeutung des pulmonalen Risikos für den postoperativen Verlauf. Auch Rothlin und Bühlmann (1972) konnten nachweisen, daß sich das Risiko einer Herzoperation bei präexistenten Ventilationsstörungen besonders erhöht. Bei einer Einschränkung der Vitalkapazität auf weniger als 66% des Sollwertes verdreifache sich das Operationsrisiko.

Wir glauben, daß anhand unserer Untersuchungen das pulmonale respiratorische Risiko nach thorakalen und abdominalen Eingriffen bei älteren Patienten hinreichend verdeutlicht wurde.

Spezielle Probleme der Schrittmacher-Therapie alter Menschen

von K. Josefiak, P. van Laak und H. Frackenpohl

Aus der Chirurgischen Klinik und der Medizinischen Klinik I der Städtischen Krankenanstalten Krefeld

Die permanente Elektrostimulation des Herzens hat in knapp 2 Jahrzehnten erhebliche Fortschritte gemacht und ist bei geringem Operationsrisiko zu einem der wirksamsten modernen Therapie-Verfahren geworden (Himmler u. Mitarb., 1977; Irnich, 1977; Schaudig u. Mitarb., 1977; Sen u. Doenecke, 1978; Reilich u. Ehlers, 1979).

Das Durchschnittsalter dieser Patientengruppe lag zum Zeitpunkt der Erstimplantation in der Bundesrepublik Deutschland bei knapp 70, im eigenen Patientengut bei über 70 Jahren. Somit ist die Schrittmacher-Chirurgie überwiegend zu einem Aufgabengebiet der Chirurgie beim alten Menschen geworden (Tabelle 14). Durch Erweiterung der Indi-

Autor	Gesamtzahl	Prozentanteil
Büchner	400	86,6%
Hager, Seling	240	88 %
Himmler	600	89 %
Kleinert	302	91 %
Schaudig	1600	87,1%
Schulte	795	63 %
eig. Pat.	565	89,3%

Tabelle 14. Anteil der über 60jährigen Patienten in verschiedenen Schrittmacherkollektiven

kationen zur Behandlung bradykarder und tachykarder Herzrhythmusstörungen (Tabelle 15) und durch ständige Verbesserung der Schrittmachersysteme, hat die Zahl der durchgeführten Implantationen stetig zugenommen (Fischer u. Mitarb., 1977; Funke u. Neumann, 1978; Irnich, 1977; Schaudig u. Mitarb., 1977; Reilich u. Ehlers, 1979).

41 %	AV-Leitungsstörungen
30 %	Sinusknoten-Syndrom
18 %	Bradyarrhythmie u. Digitalisbedürftigkeit
8,5%	bifasciculäre Blockbilder
2 %	hypersensitives Carotissinus-Syndrom

Tabelle 15. Indikationen (Städt. Krankenanstalten Krefeld, 1971–1978)

Eine Kontraindikation zur Implantation eines permanenten Impulsgebers bei gegebener kardiologischer Indikation stellt unseres Erachtens heute nur noch ein nicht mehr therapierbares und rasch zum Tode führendes Grundleiden dar.

Zur Erzielung guter Therapie-Erfolge hat sich uns die enge Kooperation zwischen kardiologisch versiertem Internisten und dem implantierenden Chirurgen bewährt. Für das Ärzteteam ist die genaue Kenntnis der heutigen technischen Möglichkeiten, die Beherrschung der standardisierten hochaseptischen Operations-Technik mit entsprechenden intraoperativen Kontrollmessungen und eine sorgfältige Überwachung des Patienten

15

(nicht nur des Schrittmachers!) erforderlich. Nur so lassen sich die bekannten Komplikationen möglichst reduzieren, die in unserem Krankengut bei insgesamt 11% liegen.

Der Patient hat einen Anspruch auf die bestmöglichste Auswahl und Überwachung
seines Stimulationssystems (Schaudig u. Mitarb., 1977). Der R-zackeninhibierte unipo-
lare ventrikelstimulierende Demand-Schrittmacher mit kleinköpfiger Elektrode ist mit
über 90% das am häufigsten verwendete System (Sen u. Doenecke, 1978).

In der Regel wird die praktisch gefahrlose und in jedem Lebensalter in Lokalanaesthesie durchführbare pervenöse Elektrostimulation über die Vena cephalica zur Anwendung
kommen. Myokardiale Elektrodenfixation führen wir mit der Medtronic-Korkenzieher-
Elektrode nur dann durch, wenn eine pervenöse Placierung 2mal nicht erfolgreich war.
(In unserem Krankengut in bisher 10 Fällen = 1,8%).

Optimal unter medizinischen und ökonomischen Gesichtspunkten wird der Schrittmacher bezeichnet, der in seiner zu erwartenden Funktionszeit der abgeschätzten Lebenserwartung des Patienten entspricht (Siddons, 1976; Himmler u. Mitarb., 1977; Irnich,
1977). Bei etwa 80% aller Patienten bei der Schrittmacherauswahl mögen die von Irnich
(1977) ausgearbeiteten Daten eine Entscheidungshilfe sein — wird diese Forderung durch
die heute zur Verfügung stehenden langlebigen Lithium-Schrittmacher zu erfüllen sein.
Da selbst der billigste konventionelle Schrittmacher, wird ein Wechsel erforderlich, teurer
ist als ein langlebiger Lithium-Schrittmacher (Siddons, 1976; Schaudig u. Mitarb., 1977),
verzichten wir inzwischen auf die Implantation konventioneller Geräte. Wir scheuen uns
allerdings nicht vor einer Wiederverwendung von gassterilisierten Schrittmachern, wenn
die entsprechend verkürzte Funktionsdauer der mutmaßlichen Lebensdauer eines unserer
Patienten entspricht.

Neben der permanenten Elektrostimulation stellt sich unseres Erachtens gerade
beim alten, chirurgisch kranken Patienten häufig die Indikation zur passageren Elektrostimulation des Herzens.

Diese kann der definitiven Implantation vorausgehen, u.a. um dilatierte Herzen präoperativ unter Digitalis-Therapie zu tonisieren und weiter, um durch Ausnutzung der
allmählichen Frequenzanpassung ein sog. Durchgangssyndrom zu vermeiden. Darüber
hinaus wird die passagere Stimulation erforderlich bei eindringlichen Notfalloperationen und gleichzeitig bestehenden kardiologischen Indikationen, wie einer extremen
Sinusbradykardie, einem AV-Block 2.–3. Grades oder anamnestischen Synkopen,
die wahrscheinlich kardial bedingt sind.

Ferner sehen wir eine Indikation zur passageren Stimulation alter chirurgischer
Patienten bei relativ dringlichen Operationen, z.B. Osteosynthesen, wenn eine bestehende relative Schrittmacherindikation präoperativ nicht durch entsprechende Untersuchungen — wie Langzeit- und His-Bündel-EKG abgeklärt werden kann, wie beispielsweise bei bifasciculären Blockbildern mit und ohne AV-Blockierung, bei einer Sinus-
Bradykardie unter 50 Schlägen/min und einer Sinusarrhythemie und AV-Blockierun-
gen vom Typ Mobitz I und II.

Besteht bei Patienten mit relativer oder gar absoluter Schrittmacherindikation
eine zweifelhafte Prognose, begnügen wir uns ebenfalls zunächst mit einer passageren
Elektrode, beispielsweise bei Carcinom-Patienten, bei denen vorher nicht festzulegen
ist, ob operativ eine Sanierung möglich ist, bei großen Eingriffen mit einer extrem hohen
Letalitätsquote und bei schlechtem Allgemeinzustand des Patienten durch andere Begleiterkrankungen.

Die folgende Auflistung (Tabelle 16 u. 17) verdeutlicht kardiologische und chirurgische Grundkrankheiten bei 8 hochbetagten Patienten, die unter passagerem Schritt-
macherschutz einen komplikationslosen intra- und postoperativen Verlauf zeigten.

Durch die ständige Zunahme der Implantationsfrequenz ist konsekutiv die Zahl
der Patienten, die als Schrittmacherträger sich selbst einem operativen Eingriff aus

16

Tabelle 16

Name	m/w	Alter	Operationsindikation Operationsverfahren	kardiologische Situation
H. A.	w	87	Med. SH-Fraktur TEP	Sinusbradyarrhythmie intermitt. AV-Block II.°
W. H.	w	77	Med. SH-Fraktur TEP	Sinusknoten-Syndrom, LAH anamnestische MAS
W. B.	w	84	Med. SH-Fraktur TEP	LAH u. RSB, AV-Block I.° supraventriculäre ES
H. G.	w	78	Med. SH-Fraktur TEP	bifasciculärer Block (LAH u. RSB), AV-Block I.°

Tabelle 17

Name	m/w	Alter	Operationsindikation Operationsverfahren	kardiologische Situation
F. F.	w	81	progrediente Gangrän Ablatio femoris	bifasciculärer Block (LAH u. RSB), AV-Block I.°
B. W.	m	72	blutendes Ulcus ventr. 2/3 Resekt. (Bi.I)	SA-Blockierungen, Ersatz- systolen, alter VW Inf.
V. K.	m	76	subtrochant. OS-Fraktur 9-Loch-Condylenplatte	Absolute Arrythmie und Vorhofflimmern
J. F.	w	82	Med. SH-Fraktur TEP	Sinusknoten-Syndrom supraventriculäre ES

anderer Ursache unterziehen müssen, immer größer geworden (Schwilden u. Mitarb., 1974; Bisping u. Irnich, 1976; Sen u. Doenecke, 1978; Reilich u. Ehlers, 1979). Es sollte keines besonderen Hinweises mehr bedürfen, daß auch bei alten Menschen der implantierte Schrittmacher keinesfalls als Kontraindikation für einen erforderlichen chirurgischen Eingriff angesehen werden darf. Zu beachten sind Vorsichtsmaßnahmen, wie kontinuierliche EKG-Überwachung, Verzicht auf langandauernde Elektro-Koagulation und die exakte Steuerung eines eventuell intraoperativen Volumenverlustes, da der ventrikelstimulierte Schrittmacher-Patient eine Hypovolämie nicht durch die Erhöhung der Herzfrequenz zu kompensieren vermag.

Die cerebro-vasculäre Insuffizienz

von M. Kutzner

Aus der Neurologischen Universitätsklinik und Poliklinik der Berufsgenossenschaftlichen Krankenanstalten „Bergmannsheil" Bochum

Sieht man als Neurologe die vielschichtige Thematik der cerebro-vasculären Insuffizienz des alten Menschen in ihrer Relevanz für den Chirurgen an, so steht zu Beginn die Frage nach den pathologischen und pathophysiologischen Gegebenheiten (Tabelle 18).

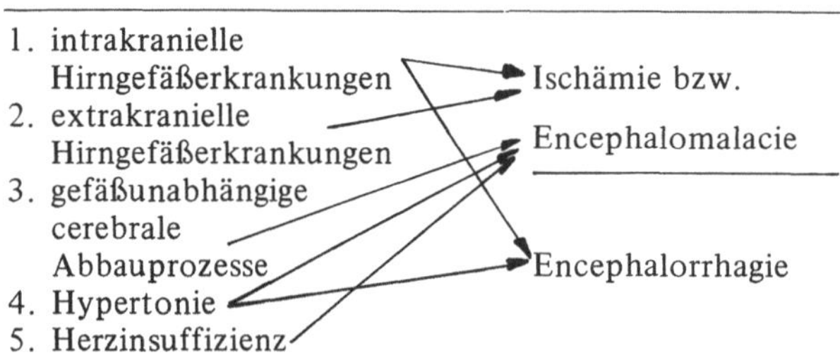

Tabelle 18. Die wichtigsten pathologischen und pathophysiologischen Gegebenheiten der cerebro-vasculären Insuffizienz im Alter

Unter den Erkrankungen der hirnversorgenden Blutgefäße sind beim alten Menschen die arteriosklerotischen stenosierenden Gefäßveränderungen und Verschlußkrankheiten am häufigsten. Weitere thrombotische entzündliche und embolisch bedingte Gefäßveränderungen kommen hinzu. Am häufigsten ist intrakraniell die A. cerebri media, extrakraniell die A. carotis interna betroffen. Unter den intrakraniellen Gegebenheiten sind ferner die Gefäßdysplasien zu nennen, in Gestalt der Aneurysmen und die Angiome, die erst im Alter klinische Symptome verursachen. Extrakranielle stenosierende Gefäßprozesse können auch Ursache für Hirnembolien sein, z.B. wandständige Thromben oder ulceröse atheromatöse Plaques. Vorwiegend bewegungsabhängige Behinderungen des Blutstroms kommen bei abnormen Gefäßschlingenbildungen und im Bereich der Vertebralarterien bei gefäßbeengenden HWS-Veränderungen vor. Bei Strombahnbehinderungen stehen den Hirngefäßen extra- und intrakraniell Kollateralkreisläufe zur Verfügung, die eine Umgehung gleichseitig und auch zur Gegenseite ermöglichen. Dadurch kommen auch Anzapfsyndrome zustande, die zu überraschend lokalisierten Ausfallerscheinungen in gesunden Hirngefäßgebieten führen können.

Die wichtigsten Allgemeinfaktoren stellen die Hypertonie und die Herzinsuffizienz dar. Andere Faktoren kommen hinzu, wie z.B. Diabetes mellitus und Gerinnungsstörungen, auch ist mit einer Multimorbidität zu rechnen. All diese Störungen können neben der Verursachung eigenständiger Symptome auch hirngefährdende lokale Schwachstellen demaskieren. So kann beispielsweise ein Hypertonus zu einer hypertensiven Encephalopathie führen, aber auch zu einer Blutung aus einem schon lange bestehenden Hirngefäß-Aneurysma oder auch durch spontanes oder iatrogenes Unterschreiten eines kritischen Grenzwertes zu hirnischämischen Symptomen, die ihrerseits durch vorbestehende Hirngefäß-Stenosen geprägt werden. Der Hypertonus wird im Schrifttum mit einer Vielzahl der cerebro-vasculären Insulte — Regli und Berger nennen 80% — in Zusammenhang gebracht. Bezüglich der herzbedingten Störungen ist neben den klassischen Insuffizienzzeichen auch auf die Rolle des kranken Herzens als Emboliequelle hinzuweisen.

Die Alterungsvorgänge des Hirns äußern sich in einer Atrophie. Der Wassergehalt nimmt ab, die chemische Zusammensetzung ändert sich, z.B. der Gehalt an Phosphor, Stickstoff, Schwefel und Nucleinsäuren (Noetzel, 1968). Auf die Mangelzustände an biogenen Aminen im Alter, insbesondere Dopamin, hat auch Delank (1974) hingewiesen. Auch ist von einer Veränderung der Sauerstoff- und Glucoseutilisation auszugehen. Diese Veränderungen sind wegbereitend für eine cerebrale Insuffizienz, die man bei der Betrachtung der cerebro-vasculären Aspekte berücksichtigen muß.

Die wichtigsten klinischen Erscheinungsformen der cerebro-vasculären Insuffizienz sind in Tabelle 19 ausgeführt. Es handelt sich zum einen um Hemiplegie-Syndrome in

<table>
<tr><td>

1. Hemiplegie-Syndrome
2. Hirnstamm-Syndrome
3. Aphasien bzw. andere neuro-
psychologische Störungen
4. Sehstörungen
5. psychiatrische Störungen

</td><td>

Tabelle 19. Die wichtigsten klinischen Störbilder der cerebro-vasculären Insuffizienz im Alter

</td></tr>
</table>

Form von Halbseitenstörungen mit Lähmungen, Sensibilitätsstörungen und Einschluß der gleichseitigen Gesichtshälfte. Sie sind meist Ausdruck von Druchblutungsstörungen der gegenüberliegenden Großhirnhemisphäre. Vorwiegend Hemisphären-Syndrome stellen auch die Gruppe der Aphasien und der anderen neuro-psychologischen Störungen dar, wie Apraxie, Agnosie und Akalkulie. Hirnstammsyndrome äußern sich zumeist in herdseitigen Hirnnervenausfällen und kontralateralen Halbseitenstörungen, ferner auch in vegetativen Erscheinungen, Schwindel, Nystagmus, auch in synkopalen Bewußtlosigkeiten. Sie sind der vertebro-basilären Strombahn zuzuordnen. Sehstörungen werden sowohl bei Carotis- als auch bei vertebro-basilären Insuffizienzerscheinungen gefunden. Es kommt dabei zumeist zu Gesichtsfeldausfällen, corticaler Blindheit oder Amaurosis fugax. Als psychiatrische Störungen treten hirnorganisch bedingte psychische Syndrome akuter (reversibler) oder chronischer (irreversibler) Art auf. Sie können das Krankheitsbild des cerebro-vasculär gestörten Patienten in diskreter Ausprägung begleiten, aber sich auch dramatisch zum klinischen Hauptaspekt entwickeln und den Chirurgen mit der Notwendigkeit einer Psychopharmako-Therapie konfrontieren. Die Störungen kommen sowohl als hirnlokaler Ausdruck von Durchblutungsstörungen einzelner Hirngefäßgebiete vor, als auch bei diffuser cerebraler Mangeldurchblutung, bei letzterer manchmal auch als alleiniges klinisch faßbares Symptom. Bei den akuten (reversiblen) Formen steht zumeist eine Bewußtseinsstörung im Vordergrund. Diese äußert sich sowohl quantitativ, im Sinne einer Abnahme (Benommenheit — Schläfrigkeit — Bewußtlosigkeit), als auch qualitativ-produktiv; es treten dann Verwirrtheit, delirante Bilder oder Dämmerzustände auf. Kennzeichen der Bewußtseinstrübung sind Störungen der Orientierung, Aufmerksamkeit, Auffassung und Merkfähigkeit sowie eine Schwerbesinnlichkeit. Für das Zustandsbild selbst besteht nach seiner Rückbildung eine völlige oder partielle Amnesie. Die Verwirrtheit ist durch Inkohärenz des Gedankenganges typisiert, das Delir durch psychomotorische Unruhe mit Halluzinationen, wahnähnlichen Erlebnissen und Realitätsverkennung, die Dämmerzustände durch Bewußtseinseinengung und nur scheinbar besonnenem Verhalten. Die reversiblen organischen Psychosyndrome, die nicht von Bewußtseinstrübungen begleitet werden, äußern sich in Durchgangssyndromen (Wieck, 1974). Sie sind sehr vielgestaltig. Bei schwerer Ausprägung sind vorwiegend amnestische, bei leichterer Ausprägung eher affektive oder aspontane Bilder anzutreffen. Die chronischen (irreversiblen) Formen der organischen Psychosyndrome werden charakterisiert durch das chronische pseudoneurasthenische Syndrom („Hirnleistungsschwäche"), die sog. organische Persönlichkeitsveränderung oder die Demenz. Epileptische Anfälle sind als Erscheinungsform der cerebro-vasculären Insuffizienz eher selten.

Die zeitlichen Verlaufstypen der cerebro-vasculären Insuffizienz (Tabelle 20) sind vom insultartigen Auftreten der Symptome in der Art des Schlaganfalls und seiner Vor-

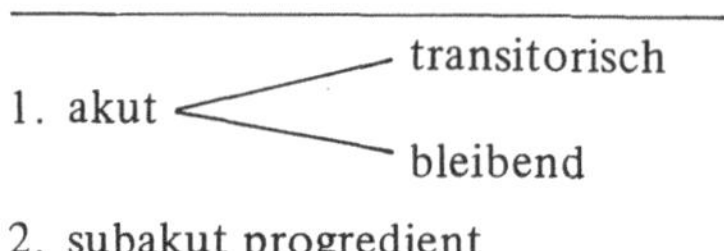

Tabelle 20. Zeitlicher Verlauf der Symptomatik der cerebro-vasculären Insuffizienz im Alter

boten gekennzeichnet. Bei etwa 60% handelt es sich um hirnischämische Episoden und Infarkte, bei etwa 30% um intrakranielle Blutungen (Dorndorf, 1975). Auf die chronisch-persistierende Mangeldurchblutung des Hirns soll hier nicht eingegangen werden.

Die akut auftretenden Störungen können sich bei der rein transitorischen Verlaufsform innerhalb von Sekunden bis Tagen vollständig zurückbilden. Man spricht auch vom „Schlägle". Sie kommen meist bei Verschlußkrankheiten der Hirnarterien und sonstigen hirnischämischen Zustandsbildern vor. Sie können solitär, episodisch oder serienweise gehäuft auftreten. Die spurenlose cerebrale Gesundung nach diesen Attacken darf nicht dazu verleiten, die Suche nach ihrer Herkunft und insbesondere nach den oben dargelegten zugrundeliegenden Krankheitsgegebenheiten zu unterlassen. Die Prognose der Patienten mit transitorisch-ischämischen Attacken ist nach Heyden (1978) der von Carcinomträgern gleichzusetzen; die Bedeutung der extracerebralen Krankheitsfaktoren geht auch daraus hervor, daß 50% der Patienten mit transitorisch-ischämischen Attacken später an einem Herzinfarkt sterben. Abzugrenzen von den transitorischen Störungen sind die Verlaufsformen, die sich nur unvollständig oder überhaupt nicht zurückbilden und neurologische Restsymptome hinterlassen. Eine weitere Form setzt meist eher subakut und anfangs weniger dramatisch ein und ist von einer progredienten Verschlechterung und Ausweitung der neurologischen Ausfallserscheinungen gekennzeichnet, mit schubförmigen oder undulierendem Verlauf. Hier liegen oft rezidivierende Thrombembolien oder ein Versagen von Kollateral-Kreisläufen vor; die Symptomatik ist dann jeweils dem betroffenen Gefäßgebiet zugeordnet. Kommen sie durch Hirnblutungen, Hirnvenen- oder Sinusthrombosen zustande, steht meist das Bild einer intrakraniellen Raumforderung im Vordergrund, was letztlich eine Unterscheidung von anderen Hirnprozessen, z.B. Hirntumoren oder Subduralhämatomen, erschwert.

Diagnosestellung durch:	Anamnese
	Gefäßgeräusche
	RR-Messung bds.
	Augenhintergrund
	Neurostatus
	manifeste Herz-insuffizienz
Prophylaktische Therapie:	nur gezielt!

Tabelle 21. Präoperative Erfordernisse bei latenter cerebro-vasculärer Insuffizienz im Alter

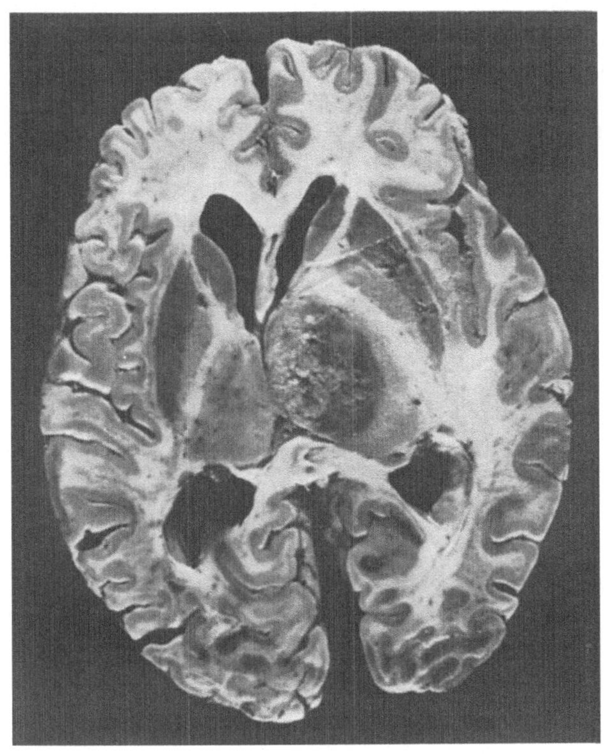

Abb. 1. Fallbeispiel. Makroskopisches Hirnschnittbild. Nekrotisierendes zerfallendes Astrocytom paramedian rechts in Höhe des 3. Ventrikels

Die Bedeutung der cerebro-vasculären Insuffizienz als Krankheitsfaktor beim alten Menschen ergibt sich auch daraus, daß 3 von 4 Sterbefällen infolge cerebraler Gefäßkrankheiten Menschen im Alter von 70 Jahren und mehr betreffen (Dorndorf, 1975).

Die präoperativen Erfordernisse bei Vorliegen einer latenten cerebro-vasculären Insuffizienz im Senium sind in Tabelle 21 zusammengefaßt. Besonders wichtig ist die Erhebung der Anamnese. Vorausgegangene Symptome einer cerebro-vasculären Insuffizienz sind dem Patienten selbst und seinen Angehörigen oft eindrucksvoll erinnerlich. Des weiteren sollten die Angehörigen nach Verhaltensänderungen befragt werden. Bei der klinischen Untersuchung sollte insbesondere auf Geräusche der hirnversorgenden Arterien geachtet werden, ferner auf eine Hypertonie, Blutdruck- und Pulsdifferenzen an den Armen. Auch nach Symptomen einer manifesten Herzinsuffizienz sollte gefahndet werden. Ferner sind eine Augenhintergrund-Untersuchung und eine orientierende Erhebung des Neurostatus erforderlich. Als weiterführende zusatzdiagnostische Untersuchungen kommen bei Verdachtsmomenten auf das Vorliegen einer cerebro-vasculären Insuffizienz z.B. die Doppler-Sonographie und Ophthalmodynamographie in Betracht. Die Ableitung eines EEG ist in diesem Stadium der Untersuchungen noch nicht angebracht. Erst beim Vorliegen von konkreten Hinweisen auf eine cerebro-vasculäre Insuffizienz empfiehlt sich eine neurologische Mituntersuchung mit EEG und auch weiteren Untersuchungen, wie z.B. Hirnszintigramm, Angiographie, cranialer Computertomographie usw.

Eine prophylaktische Therapie kann nur gezielt erfolgen, der jeweiligen Form der cerebro-vasculären Insuffizienz entsprechend.

Abschließend möchte ich von einem Krankheitsfall unserer Klinik berichten: Ein 81jähriger Patient, gesund und im Vollbesitz seiner Kräfte, bekommt von seinen Angehörigen zur Goldenen Hochzeit eine Paris-Reise geschenkt. Er verlebt dort gemeinsam mit seiner Frau einige herrliche und wohltuend anstrengende Tage und kehrt wohlbehalten per Auto zurück. Am nächsten Morgen wacht er mit einer Halbseitenschwäche li. auf und wird zur stationären Behandlung gebracht. Die Lähmung komplettiert sich langsam zunehmend unter Hinzutreten eines hirnorganischen Psychosyndroms und einer rasch progredienten Verschlechterung des Gesamtzustandes. 14 Tage nach der Aufnahme verstirbt der Patient. Die im Pathologischen Institut unserer Kliniken[1] durchgeführte Obduktion bestätigte die bereits intra vitam kontrastdiagnostisch gestellte Diagnose (Abb. 1): Hirntumor paramedian re. in Höhe des 3. Ventrikels; histologisch handelte es sich um ein nekrotisierendes zerfallendes Astrocytom.

Dieses Fallbeispiel mag die klinische Erfahrung verdeutlichen, daß bei weitem nicht jede Schlaganfall-Symptomatik cerebro-vasculär bedingt ist und daß erst durch gezielten Einsatz von diagnostischem Rüstzeug die verursachenden Faktoren zu erfassen sind.

---

[1] Für die freundliche Überlassung der Befunde und der Abbildung bin ich Herrn Prof. Dr. G. Könn, Direktor des Pathologischen Institutes der Universitätskliniken „Bergmannsheil", Bochum, sehr zu Dank verpflichtet

Probleme der Narkose bzw. Schmerzausschaltung und Intensivpflege beim Alterspatienten

von H. Nolte

Aus dem Institut für Anaesthesiologie des Zweckverbandes Stadt- und Kreiskrankenhaus Minden/Westf.

Der Prozeß des Alters führt zu anatomischen und funktionellen Veränderungen der verschiedensten Organsysteme. Hierführ ist nicht das Alter allein verantwortlich, sondern auch die Konstitution und die äußeren Einflüsse. Es ist schwierig zu definieren, ab wann man von Alterspatienten sprechen soll. Aus praktischen Gründen wird von 60 oder 70 Jahren an vom geriatrischen Patienten gesprochen.

Die folgenden Ausführungen basieren auf den Erfahrungen von 65 000 Anaesthesien bei Patienten aller Altersgruppen. In einer Gruppe von 850 Patienten der Allgemein- und Unfallchirurgie waren 22% über 70, 36,5% über 60 und 45,5% über 50 Jahre alt.

I. Präanaesthesiologische Phase

Die anaesthesiologische Beurteilung des Patienten richtet sich primär nach einigen allgemeinen Prinzipien, die für Patienten aller Alterklassen Geltung haben. Die Beurteilung des Patienten durch den Operateur und Anaesthesisten zeigt häufig, daß Operabilität nicht unbedingt mit Anaesthesiefähigkeit und umgekehrt gleichzusetzen ist.

Genau wie die Indikation zur Operation sollte die Beurteilung der Anaesthesiefähigkeit nach der individuellen Ausgangssituation unterschiedlich eng gestellt werden. So besteht gar keine Diskussion darüber, daß bei „vitaler Indikation" zum operativen Eingriff Wünsche und Bedenken des Anaesthesisten zurückzutreten haben. Bei „akuten" Operationen, die meist noch etwas Zeit bis zum operativen Eingriff lassen, sollte die Anaesthesiefähigkeit schon enger gestellt werden, um dringend erforderliche Korrekturmaßnahmen durchführen zu können. Das gilt um so mehr bei „selektiven Operationen", die unter Umständen einen Aufschub von mehreren Tagen zulassen. Ganz besonders eng ist die Anaesthesiefähigkeit dann zu stellen, wenn bei „diagnostischen Eingriffen", die keinen therapeutischen Effekt für den Patienten bedeuten, Korrekturmaßnahmen zur Senkung des Risikos erforderlich sind.

Die Anaesthesiefähigkeit ist in Abhängigkeit von der Prognose für den Patienten zu stellen: Intra- und postoperative Komplikationen können dadurch entstehen, daß präoperativ erkannte Nebenerkrankungen unbehandelt geblieben sind. Auch anaesthesiebedingte Komplikationen und Gefahren, wie die falsche Auswahl des Anaesthesieverfahrens, können prognostisch für den Patienten ungünstig sein.

Die Anaesthesiefähigkeit hängt ab vom Allgemeinzustand des Patienten und der speziellen Befunderhebung, die die Risikogruppe ergeben. Auch Art und Dauer des operativen Eingriffs haben unter Umständen Einfluß auf die Anaesthesiefähigkeit.

Die Einteilung der Patienten in Anaesthesierisikogruppen hat sich mehr und mehr durchgesetzt. Die beste Gruppeneinteilung ist die der American Society of Anesthesiologists. Hier werden 5 Gruppen unterschieden, die sich von normalen Patienten ohne Störungen des Allgemeinbefindens (Gruppe I), über leichte Störungen (Gruppe II) und schwere und schwerste Störungen (Gruppe III und IV) bis hin zu Gruppe V, den mori-

bunden Patienten erstrecken. Diese Einteilung erlaubt es, ein sog. Routineprogramm an
präanaesthesiologischen Untersuchungen aufzustellen. Bei uns hat es sich bewährt, daß
bei der Gruppe I präanaesthesiologisch Hämoglobin und Hämatokrit, Urin auf Eiweiß und
Zucker, eine Röntgenaufnahme des Thorax und bei Patienten über 40 Jahren ein Extremi-
täten-EKG untersucht bzw. angefertigt werden. Je nach höherer Risikogruppe ist dann in
zunehmendem Maße eine weitere Diagnostik und Korrektur erforderlich.

Unter den altersbedingten Veränderungen stehen die cardialen Störungen deutlich
im Vordergrund. Manifeste Herzinsuffizienzen, Tachyarrhythmien, Coronarinfarkte,
die weniger als 1/2–1 Jahr zurückliegen und der AV-Block III. Grades bedürfen unbedingt einer präoperativen Therapie. Die latente Herzinsuffizienz oder die Hypertonie
stellen für uns keine Indikation zur präoperativen Therapie dar, sie sollte jedoch postoperativ eingeleitet werden. Schnelle, nicht absolut notwendige und unzureichende
Digitalisierung führen während der Anaesthesie zu möglichen Komplikationen. Bei
Patienten über 50 Jahren, die keine cardiale Störungen aufwiesen, jedoch wegen ihres
Alters präoperativ digitalisiert wurden, haben wir intraoperativ häufiger Rhythmusstörungen feststellen können als bei einer Vergleichsgruppe, die kein Digitalis erhalten hatte.

An pulmonalen Veränderungen stehen das Asthma bronchiale und die chronisch-
spastische Emphysembronchitis im Vordergrund. Hier sollte eine suffiziente Inhalations-
und Physiotherapie präoperativ eingeleitet und postoperativ fortgesetzt werden.

Die häufigen Stoffwechselstörungen im hohen Lebensalter, wie Diabetis mellitus,
Hyperthyreosen, Leber- und Nierenerkrankungen und auch die sekundäre Nebennieren-
insuffizienz, müssen krankheitsbezogen präoperativ therapiert werden. Besonders bei
Diabetes mellitus, Hyperthyreose und möglicher Nebennierenrindeninsuffizienz
nach Cortisontherapie ist eine präoperative Therapie immer angezeigt.

Störungen im Säure-Basenhaushalt kommen besonders beim Alterspatienten als
chronische Veränderungen vor. Ihre Korrektur ist von äußerster Wichtigkeit, da durch
die künstliche Beatmung während der Anaesthesie erheblich in diese Regulationsmecha-
nismus des Organismus eingegriffen wird. Die hier eng verknüpften Störungen des
Elektrolyt- und Wasserhaushaltes erlauben meist einen schnellen Ersatz bzw. Ausgleich
in der präoperativen Phase.

Daß die erwähnten Störungen nicht nur isoliert, sondern auch kombiniert beim gleichen Patienten vorkommen, zeigte sich bei 347 über 70jährigen Patienten nach Hüftgelenksersatz. Es wurden in 63,2% kardiale, 56% pulmonale, 31% metabolische und 14%
andere Störungen festgestellt. Die kardial-pulmonalen Störungen stehen hier an der
Spitze der altersbedingten Erkrankungen.

Wie mit zunehmendem Alter eine Einordnung der Patienten in zu hohe Risikogruppen
vermeidbar ist, zeigten 297 über 60jährige Patienten. Wir fanden in ca. 75% der Fälle die
Risikogruppe II und in ca. 20% die Risikogruppe III und 5% gehörten in die Risikogruppe
I bzw. IV. Dies läßt erkennen, daß bei entsprechender Vorbehandlung das Risiko auch
für den Alterspatienten in verantwortbaren Bereichen zu halten ist.

Ein besonderes Problem bedeutet die Anaesthesie des älteren Patienten bei Notfällen. Aus Zeitgründen kommt es oft nur zu mangelhafter präoperativer Beurteilung
des Patienten. Die Veränderungen der Homöostase und die geringe Zeit, die für therapeutische Maßnahmen zur Verfügung steht, und die personelle Qualifikation (jüngere,
diensthabende Kollegen), sind oft unbeeinflußbar. Da der Faktor Zeit hier eine entscheidende Rolle spielt, sollte man den Patienten prophylaktisch („auf Verdacht") präanaesthesiologisch beurteilen. Außerdem sollte das Risiko etwas höher angesetzt werden, als
es der Patient bei der Untersuchung bietet. Therapeutische Maßnahmen sollten umgehend
eingeleitet werden, und bis zur endgültigen Entscheidung über die Operation muß die
Kooperation zwischen Operateur und Anaesthesisten noch intensiver sein als üblich.

II. Das Anaesthesieverfahren

Für die Auswahl des Anaesthesieverfahrens sollten 4 Grundsätze in der Reihenfolge ihrer
Wichtigkeit berücksichtigt werden:

1. Dem Patienten muß die größtmögliche Sicherheit garantiert sein.
2. Der Operateur sollte die für den Eingriff bestmöglichen Operationsbedingungen erhalten.
3. Das Anaesthesieverfahren sollte für den Patienten so angenehm sein, wie es Sicherheit
   und Operation zulassen.
4. Erst an letzter Stelle stehen Überlegungen wie Aufwendigkeit des Anaesthesieverfahrens oder spezielle Wünsche des Anaesthesisten.

Dazu muß bedacht werden, daß Operation und Anaesthesie sowohl intra- als auch postoperativ die Lungenfunktion beeinflussen können. Negative Einflüsse auf den Kreislauf
sind von der Operation und Anaesthesie meist in der intraoperativen Phase zu erwarten,
können aber auch in der postoperativen Periode nachwirken.

Es finden sich Indikation sowohl für die Allgemein- als auch für die Regionalanaesthesie. Die *Indikation zur Allgemeinanaesthesie* stellt sich bei nicht-kooperativen Patienten,
bei Operationen in den Körperhöhlen, bei größeren Eingriffen am Schädel und bei speziellen Indikationen (z.B. Hypothermie).

Als *Kontraindikationen zur Allgemeinanaesthesie* kann man nur den diagnostischen
Eingriff bei nicht ausreichend therapierter Störung der Herz-Kreislauf- und Lungenfunktion betrachten. Als *relative Kontraindikation* ist der elektive Eingriff mit mangelhafter, präoperativer Vorbereitung anzusehen. Außerdem gilt als relative Kontraindikation besonders für den Alterspatienten eine Operation an der Körperperipherie, besonders
den Extremitäten, die in Regionalanaesthesie weit sicherer durchzuführen ist. Auch eine
floride Lungentuberkulose gilt als relativ kontraindiziert.

Die *Indikationen zur Regionalanaesthesie* sind, wenn der operative Eingriff es erlaubt,
bei cardiovasculären und pulmonalen Störungen, bei vollem Magen und erforderlicher
Mitarbeit des Patienten gegeben. Darüber hinaus müssen Massenkatastrophen als echte
Indikation zur Regionalanaesthesie betrachtet werden, da mit geringerem Personal und
Sachaufwand wesentlich mehr Patienten zu versorgen sind.

Als *spezielle Indikationen* für den Alterspatienten gelten Eingriffe an den Extremitäten, im unteren Abdomen, im Urogenitalbereich und bei Weichteiloperationen.

Die *absoluten Kontraindikationen zur Regionalanaesthesie* sind Allergien gegen das
Lokalanaestheticum, unbehandelte hypovolämische Schockzustände, Patienten unter
Antikoagulantientherapie und Verletzungen und Infektion im vorgesehenen Injektions-
gebiet. Als *relative Kontraindikationen* können delirante Patienten, Patienten unter
Alkoholeinfluß und Politraumata, bei denen zu große Mengen von Lokalanaesthetica er-
forderlich wären, betrachtet werden.

Mit diesen Indikationen und Kontraindikationen wird bei uns besonders in der Alterschirurgie vorgegangen: Bei 537 über 60jährigen Patienten in der Urologie fiel in 80,8% die
Entscheidung für ein regionales und nur in 19,2% für ein generelles Anaesthesieverfahren.
Mit höherem Lebensalter nimmt der Prozentsatz der Regionalanaesthesie immer mehr zu.
Daß das Anaesthesieverfahren einen deutlichen Einfluß auf die postoperative Morbidität und Mortalität darstellt, können wir an 1433 Patienten mit Totalendoprothese nachweisen. Es zeigte sich, daß die Gesamtmortalität nach Allgemeinanaesthesie (bei 474 Patienten) 3,8% und nach Regionalanaesthesien (bei 936 Patienten) nur 2% betrug. Wenn
man aber die Patienten über 70 Jahre gesondert betrachtet, kann festgestellt werden, daß
nach Allgemeinanaesthesien die postoperative Mortalität auf 26,3% und nach Regionalanaesthesien auf 17,8% ansteigt.

Es besteht für uns überhaupt keine Frage, welches Anaesthesieverfahren für den Alterspatienten das günstigste darstellt. Wann immer die Operationstopographie es zuläßt, sollte der Alterspatient mit einem Regionalanaesthesieverfahren versorgt werden. Welcher Technik innerhalb der *Allgemeinanaesthesie* der Vorzug zu geben ist, ist kontrovers. Wir selbst sind Anhänger der Inhalationsanaesthesie. Jedoch müssen wir zugeben, daß mit zunehmendem Alter und zunehmender Risikogruppe wir bei der Anwendung von Opiat- (Fentanyl, Morphin, Dolantin) und Lachgas-Sauerstoff-Curare-Anaesthesien auch wenig intra- und postoperative Komplikationen gesehen haben.

III. Die postoperative Phase

Für die *postoperative Schmerzbehandlung* gelten die gleichen Grundsätze wie für die Wahl des Anaesthesieverfahrens. Auch hier bringen die Möglichkeiten der selektiven Nervenblockade oder der kontinuierlichen, segmentalen Periduralanaesthesie erhebliche Vorteile gegenüber der Verabreichung von Analgetica oder Opiaten. Wenngleich die Verfahren der Regionalanaesthesie in der postoperativen Phase aufwendig und personalintensiv sind, so bedeuten sie besonders für den älteren Patienten doch erhebliche Vorteile. Nach Oberbaucheingriffen konnten wir feststellen, daß im Vergleich zur Gabe von 2 Opiaten die Intercostalblockade deutlich bessere Werte für die Vitalkapazität und den Sauerstoffpartialdruck erbrachte. Erst am 3. postoperativen Tag ist für beide Methoden kein wesentlicher Unterschied mehr festzustellen. Auch das Auftreten postoperativer, pulmonaler Komplikationen ist nach Regionalanaesthesien deutlich geringer als bei konventioneller Schmerztherapie.

Auf die *Intensivtherapie* des Alterspatienten in der postoperativen Periode einzugehen, würde den Rahmen dieser Ausführungen sprengen. Es sollen nur einige wesentliche organisatorische Grundregeln ins Gedächtnis gerufen werden. Trotz adäquater Operation und Anaesthesie liegt das Problem, besonders für den älteren Patienten, in der postoperativen Überwachung und Routinetherapie. Da beide aufwendig und von qualifiziertem Personal abhängig sind, sollte der Patient am Operationstag für wenigstens 2–4 Std postoperativ im Aufwachraum betreut werden. Anschließend, je nach Art des Eingriffs und Zustandes, wird er auf die operative Wachstation verlegt. Eine automatische Übernahme der meisten Patienten auf die Intensivtherapie ist dann nicht erforderlich. Überall da, wo suffiziente Aufwachräume und Wachstationen nicht betrieben werden oder nicht zur Verfügung stehen, ist das Auftreten postoperativer Komplikationen deutlich höher. Der vorgeschaltete Filter von Aufwachraum und Wachstation bedeutet nicht nur dem Patienten die physisch wie psychisch traumatisierende Intensivtherapie zu ersparen, sondern sie bedeutet auch eine erhebliche Einsparung an Personal- und Sachkosten.

Literatur beim Verfasser

Pathophysiologische Gesichtspunkte bei der postoperativen Infusionstherapie im Greisenalter

von V. Kindhäuser, G. Schmidt und F. Beersiek

Aus der Abteilung für Allgemeine Chirurgie der Chirurgischen Universitätsklinik und Poliklinik, Klinikum der Gesamthochschule Essen

Während es beim Säugling selbstverständlich ist, daß der postoperative Infusionsplan den altersspezifischen Gegebenheiten angepaßt wird, besteht für das Greisenalter häufig die Tendenz, das postoperative Infusionsschema des mittleren Lebensalters zu übernehmen. Im hohen Lebensalter wird jedoch das stabile Gleichgewicht der Homöostase im Wasser- und Elektrolythaushalt durch eine Summation verschiedener Faktoren eingeschränkt (Tabelle 22).

Prä- und postoperative Nahrungskarenz Postoperativer Aldosteronismus Krankheits- und operationsspezifische Wasser- und Elektrolytverluste Altersphysiologie der Organe Multimorbidität im hohen Lebensalter	**Tabelle 22.** Einflüsse auf den postoperativen Wasser- und Elektrolythaushalt im Greisenalter

Während im mittleren Lebensalter die Wasser- und Elektrolytverluste durch die prä- und postoperative Nahrungskarenz sowie die besonderen Wasser- und Elektrolytverluste durch die operationsbedürftige Grunderkrankung und die Operation selbst als Grundlage für eine bedarfsgerechte Bilanzierung des Wasser- und Elektrolythaushaltes dienen, müssen im hohen Lebensalter die Einflüsse durch die Altersphysiologie der Organe und die Multimorbidität mitberücksichtigt werden.

Insbesondere die verminderte funktionelle Kapazität der Nieren belastet die Kompensationsbreite im Wasser- und Elektrolythaushalt des Greises. Nicht nur die Exkretionsfunktion für Elektrolyte, sondern auch die Konservierungsleistung für Wasser wird im hohen Lebensalter vermindert. Die Konzentrationsfähigkeit fällt mit zunehmendem Alter ab. Andererseits erfolgt bei Wasserbelastung im Greisenalter die Harnproduktion langsamer (Nadvornikova, 1968; Dietze, 1970). Die eingeschränkte Filtrationsleistung der Nieren von 85jährigen verglichen mit der Filtrationsleitung von 20jährigen zeigte sehr anschaulich eine Untersuchung von Gessler (1973), der nachwies, daß eine Stickstoffbelastung von 15 bis 20 g/Tag, also kein außergewöhnlicher endogener Stickstoffanfall in der postoperativen katabolen Phase, bereits die volle Kompensationsfähigkeit der Altersniere ausschöpft bzw. überschreitet.

Eine weitere Einschränkung der Kompensationsfähigkeit des Wasser- und Elektrolythaushaltes erfährt der Organismus durch die Multimorbidität im hohen Lebensalter. Betroffen sind insbesondere solche Organe, die wie Niere und Lunge die entscheidende Rolle für die Aufrechterhaltung der Homöostase spielen. Eine Durchsicht der Krankenblattunterlagen von 100 Patienten unserer Klinik in konsekutiver Reihenfolge nach dem Aufnahmedatum aus den Jahren 1976 und 1977, die zum Zeitpunkt der Operation älter waren als 70 Jahre, ergab bezüglich der Multimorbidität die in Tabelle 23 wiedergegebene

Kompensierte Herzinsuffizienz	48%
Chron. Emphysembronchitis	47%
Fortgeschrittene Arteriosklerose	27%
Diabetes mellitus	26%
Hypertonie	21%
Harnwegsinfekt	9%

Tabelle 23. Übersicht der häufigsten Erkrankungen neben der operationsbedürftigen Grunderkrankung bei 100 über 70jährigen Patienten (Zeitraum 1976–1977)

Reihenfolge. Nur bei 5% der Patienten war neben der operationsbedürftigen Erkrankung keine Zweiterkrankung diagnostiziert worden. Jeder 3. Patient wurde zusätzlich wegen zwei weiterer Diagnosen behandelt, und jeder 4. Patient wies drei und mehr zusätzliche Diagnosen auf.

Wir sind schließlich der Frage nachgegangen, inwieweit der postoperative Aldosteronismus in der Infusionstherapie im hohen Lebensalter berücksichtigt werden muß. Wir haben deshalb bei einer Gruppe von 9 Patienten mit einem Lebensalter von 65 und mehr Jahren (Durchschnittsalter 72 Jahre) unter standardisierter Infusionstherapie die Urinmenge sowie die Konzentration der Elektrolyte Natrium und Kalium im Urin gemessen. Als Kontrollgruppe dienten 7 Patienten im mittleren Lebensalter zwischen 28 und 42 Jahren (Durchschnittsalter 35 Jahre). Es fiel auf, daß die Natriumretention in den ersten 2 postoperativen Tagen bei den Patienten im hohen Lebensalter geringer ist als bei der Kontrollgruppe. Dagegen lagen die Kaliumverluste bei den Patienten im hohen Lebensalter wiederum an den ersten beiden postoperativen Tagen niedriger als bei der Kontrollgruppe. Die Bestimmung der Harnvolumina ergab schließlich, daß an den ersten beiden postoperativen Tagen die Urinmenge bei den Patienten im hohen Lebensalter zunächst sogar höher lag als präoperativ, während sie bei der Kontrollgruppe an den ersten beiden

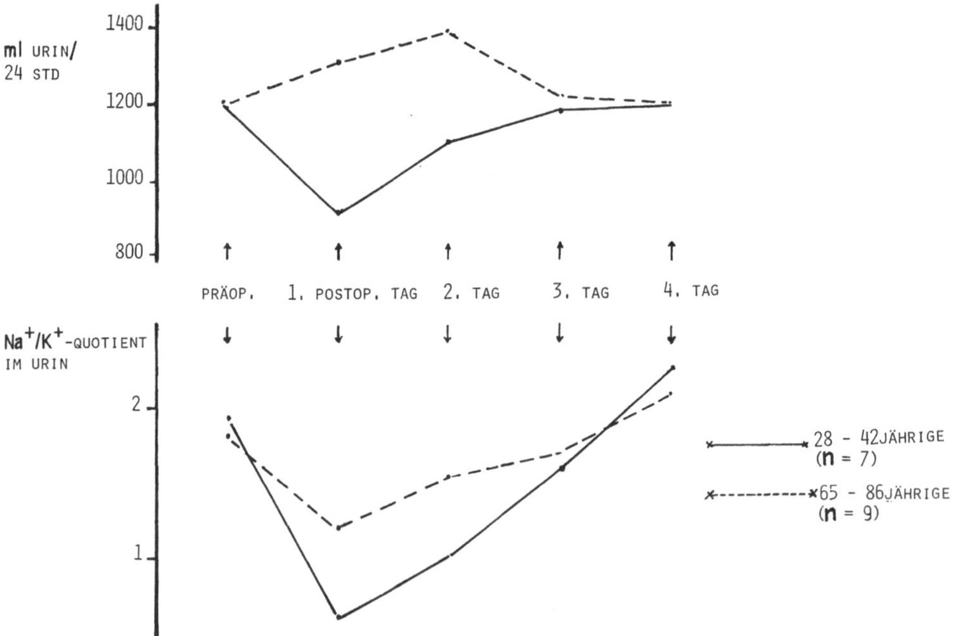

Abb. 2. Urinausscheidung und NA$^+$/K$^+$-Quotient der ersten 4 postop. Tage bei Patienten im mittleren und hohen Lebensalter nach mittelschweren operativen Eingriffen

postoperativen Tagen zunächst zurückging. Der Natrium-Kalium-Quotient fiel an den
ersten postoperativen Tagen bei der Gruppe der Patienten im hohen Lebensalter nicht
unter den Wert 1 (Abb. 2). Während also die Kontrollgruppe die typischen Phänomene
des postoperativen Aldosteronismus zeigte, mit vermehrter Kaliumausschüttung, Natriumretention und Wasserretention, war diese Trias bei den Patienten im hohen Lebensalter
bezüglich der Elektrolytkonzentration nur relativ diskret nachzuweisen, während die
Urinausscheidung an den ersten beiden Tagen sogar den präoperativen Wert leicht über-
traf.

Grundsätzliches zur Indikation des operativen Eingriffs beim alten Menschen

von F. W. Eigler

Aus der Abteilung für Allgemeine Chirurgie der Chirurgischen Universitätsklinik und Poliklinik, Klinikum der Gesamthochschule Essen

Bestimmende Gesichtspunkte für die Operationsindikation beim alten Menschen sind:
1. Verminderte Funktionsreserven
2. Multimorbidität
3. Atypische Symptomatik
4. Verminderte psychische Anpassungsfähigkeit
5. Soziale Isolierung.

Diese Faktoren haben bei jedem einzelnen sehr wechselndes Gewicht. Das Abwägen der Risiken führt nicht selten zu unterschiedlichen Altersgrenzen bei verschiedenen Operationsverfahren, wenn auch ein völliger Ausschluß rein aus Altersgründen bei akuten Indikationen praktisch kaum und bei relativen immer seltener vorkommt.

Ehe die verschiedenen Gesichtspunkte analysiert werden, scheint es sinnvoll, zunächst die Frage zu stellen, was die Medizin ganz allgemein im Hinblick auf das Alter erreichen kann. Mit anderen Worten, wie alt könnte der Mensch werden, wenn es gelänge, ihn von Krankheiten freizuhalten oder zu befreien, ohne das Leben um seiner selbst willen zu verlängern, entsprechend dem Wahlspruch der amerikanischen-gerontologischen Gesellschaft "To add life to years, not just years to life," (Vischer, 1955).

Futurologische Aspekte von Altersgrenzen, die sogar über 150 Jahre hinausgehen, (Proske, 1972), seien hier nicht weiter verfolgt. Natürlich wird in unserem Kulturkreis der Hinweis in der Bibel zitiert, wo es im Vers 10 des 90. Psalms heißt, daß das Leben „70 Jahre und wenns hoch kommt 80 Jahre währt". Schopenhauer hat dem — wie auch einem ähnlichen Hinweis bei Herodot — widersprochen mit einer relativ einfachen Argumentation: „Denn wenn die natürliche Lebensdauer 70—80 Jahre wäre, so müßten die Leute zwischen 70 und 80 Jahren vor Alter sterben. Dies ist aber gar nicht der Fall: sie sterben wie die Jüngeren an Krankheiten; die Krankheit aber ist wesentlich eine Abnormität, also ist das nicht das natürliche Ende. Erst zwischen 90 und 100 Jahren sterben die Menschen, dann aber in der Regel vor Alter ohne Krankheit, ohne Todeskampf, ohne Röcheln, ohne Zuckung, bisweilen ohne zu erblassen, was" — man beachte die Definition! — „Euthanasie heißt." Zuvor meint er, daß dies gar nicht Sterben sei, „sondern nur zu leben aufhören."

Fragt man sich nach den biologischen Bedingungen für eine solche Auffassung, so läßt sich recht grob, und ohne in eine Fachdiskussion etwa der Pathologie einzutreten, zeigen, daß eben die Funktionsreserven verschiedener Organsysteme in Abhängigkeit vom Alter abnehmen (Abb. 3). Z.B. läßt sich für die Nierenfunktion anhand der Glomerulusfiltration eine Halbierung der Werte im Vergleich zwischen dem 20. und 80. Lebensjahr nachweisen (Davies u. Schock, 1950). Die verzögerte Wundheilung im Alter ist dem Chirurgen besonders geläufig (Dohrmann u. Hoeppener, 1972).

Selbstverständlich sind die verschiedenen Organsysteme bei verschiedenen Menschen in ihrer Einschränkung unterschiedlich ausgeprägt. Deshalb ist in Abb. 3 eine gewisse Streubreite enthalten und für den „natürlichen" Tod in Schopenhauers Sinn ein Bereich zwischen 90 und 110 Jahren angenommen. Zur Rechtfertigung sei angefügt, daß tatsäch-

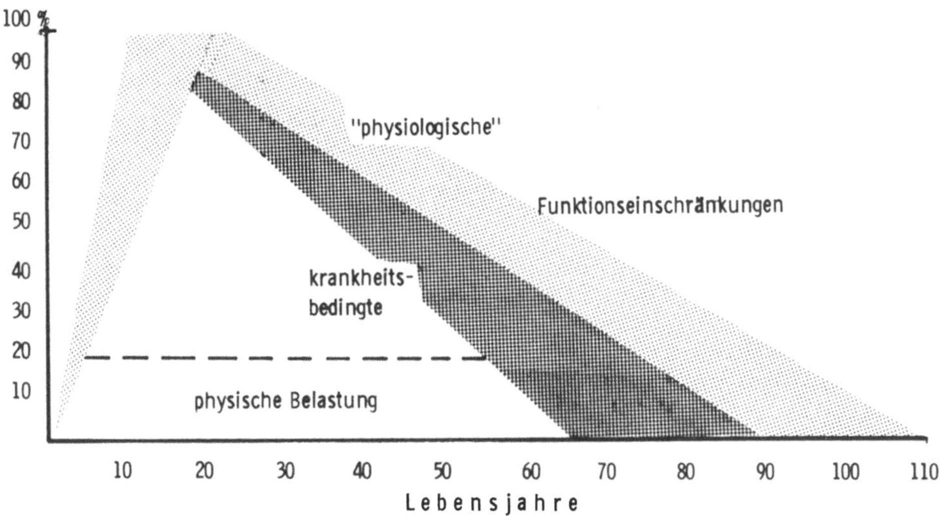

Abb. 3. Alters- und krankheitsabhängiges Verhalten der biologischen Reserven. Der fein-
punktierte Bereich soll Ausbildung und Abnahme der Funktionsreserven andeuten. Sterben wäre dann zwischen dem 90. und 110. Lebensjahr ein Aufbrauch der Organreserven.
Krankheitsbedingt (dicke Punktierung) wird dieser Bereich im Sinne einer Lebenszeitver-
kürzung verändert. Physische Belastungen, wie etwa schwere Operationen, haben ebenfalls einen lebenszeitverkürzenden Einfluß, was mit der Anhebung der Grundlinie (ge-
strichelte Linie) angedeutet werden soll

lich immer häufiger dieser Bereich erreicht wird. Ein Überschreiten dagegen ist ausgesprochen selten. Die Abbildung soll in diesem Altersbereich verdeutlichen, daß der
Aufbrauch der Organreserven mit dem Alter zum „Aufhören des Lebens" führt.

Wenn man sich nicht auf die These einläßt, daß Altern selbst Krankheit sei, so ist die
Erklärung dafür ein vorzeitiger Verbrauch der Reserven durch Residuen früherer Krankheiten oder latenter Leiden.

Für unser Thema wichtig ist die physische Belastung durch eine Operation, die die
Grundlinie in unterschiedlichem Ausmaß nach oben verschiebt und zu einer zusätzlichen Verkürzung der Lebenszeit führt. Auf der anderen Seite wird man bei fehlen-
den zusätzlichen Krankheiten und Krankheitsresiduen die Operationsindikation für die
meisten Operationen entsprechend den Prinzipien bei jüngeren Menschen stellen dürfen.

Die *Multimorbidität* gehört zwar nicht prinzipiell zum Alter, wird aber mit zunehmendem Alter immer häufiger beobachtet (Kindhäuser u. Mitarb., 1978) und muß gerade
deshalb besonders beachtet werden, weil die Symptomatik verschiedener Krankheiten
sich gegenseitig überlagern kann und deshalb im Alter der diagnostische Grundsatz,
alles auf einen Nenner bringen zu wollen, mindestens mit Vorsicht zu befolgen ist.

Die Multimorbidität beeinflußt die Indikationsstellung bei *akuten Situationen*
nur insofern, als die verbleibende Zeit bis zum Eingriff zum möglichst weitgehenden
Ausgleich von Entgleisungen genutzt werden muß. Eine Zeitverzögerung (Tabelle 24)
sollte allerdings gerade beim alten Menschen vermieden werden.

Bei elektiven Eingriffen wirkt sich die Multimorbidität in einer scheinbaren Herab-
setzung der Altersgrenze aus. Ein Beispiel dafür ist der renovaskuläre Hochdruck bei
dem eben der Hochdruck selbst mit der Zeit zu entsprechenden arteriosklerotischen
Veränderungen nicht zuletzt in den Coronargefäßen führt, so daß die Letalitätsrate aus
den Zusatzerkrankungen und nicht primär aus lokal schwieriger Situation abzuleiten ist.

Indikation	Hinweise	**Tabelle 24.** Operationsindikation beim alten Menschen
akute	besonders schnell, Vorbereitungszeit nutzen!	
relative	Klärung von Begleiterkrankungen, intensive Vorbehandlung	
Grundsätzlich:	Vermeidung von Defektheilungen	

Das führt dazu, daß die Operationsindikation beim renovasculären Hochdruck jenseits des 50. Lebensjahres nur mit Einschränkung gestellt wird (Jakubowski u. Mitarb., 1978).

Eine ähnliche Situation finden wir bei der Nierentransplantation. So haben wir unter bisher 213 Transplantationen nur 7 Patienten über 50 Jahre transplantiert. Auch hier ist das Alter an sich nicht der Grund für einen Ausschluß, sondern die mit dem chronischen Nierenversagen und der nur teilweisen Rehabilitation durch die Dialyse verbundenen Zusatzerkrankungen. Im Einzelfall kann deshalb die Indikation zur Transplantation durchaus auch bei älteren Patienten gestellt werden.

Beide Patientengruppen sind zugleich ein Hinweis darauf, daß das Alter im Hinblick auf die Operationsindikation ein relativer Begriff ist und im Grunde die größere Wahrscheinlichkeit einer Multimorbidität beinhaltet.

Eine andere Ursache für eine höhere Letalität im Alter als bei jüngeren Patienten läßt sich am Beispiel der akuten Appendicitis nachweisen. Wie Littmann und Albrecht zusammengestellt haben, fand sich in Übereinstimmung mit der Literatur auch bei uns ein höherer Prozentsatz der im fortgeschrittenen, also perforierten Stadium mit lokaler oder sogar allgemeiner Peritonitis operierten Kranken. Die Letalität steigt dann vor allen Dingen wegen der Schwere der Grundkrankheit ganz erheblich an. Die Ursache für die Verschiebung zu den schwereren Stadien ist sicher zum Teil in einem blanderen Verlauf zu sehen, bei einer an sich für das Alter nicht mehr typischen Krankheit. So wird die akute Appendicitis in ihrer Symptomatik offenbar zunächst vom Patienten selbst nicht ernst genug genommen. Aufgrund der Verkennung kommt es zur verspäteten Einweisung. Eine Klärung der Verhältnisse im deutschsprachigen Raum im Vergleich etwa zum angelsächsischen, wo die Letalitätsquote sehr viel geringer zu sein scheint als bei uns, steht allerdings noch immer aus (Pichlmayr u. Mitarb., 1973).

Für die Operationsindikation ergibt sich selbstverständlich bei der akuten Appendicitis keine Einschränkung, vielmehr muß bei eindeutiger Symptomatik möglichst früh operiert werden.

Es besteht kein Zweifel, daß verminderte Funktionsreserven und Krankheitsresiduen zum besonders schweren Verlauf und zur höheren Letalität gerade dann beitragen, wenn komplizierte Erkrankungen vorliegen. Dies läßt sich an den Beispielen der Erkrankungen aus dem Gallen- und Dickdarmbereich aufzeigen (Abb. 4): Während die einfache Cholecystektomie weitgehend gefahrlos durchzuführen ist — bei dem einen Todesfall in unserem Krankengut handelte es sich bereits um eine lokale Komplikation, nämlich ein Gallenblasenempyem — sind erweiterte Eingriffe mit einer ungleich höheren Letalität belastet (Kottmann u. Dostal, 1978). Bei der Dickdarmchirurgie findet sich dasselbe Phänomen dann, wenn im Notfall operiert werden muß (Bersiek u. Mitarb., 1978).

Da sich in diesen Bedingungen in den letzten 15 Jahren trotz verbesserter Intensivtherapie wenig geändert hat (Grädel u. Nissen, 1963), muß für die Indikationsstellung der Schluß gezogen werden, daß sehr wohl zur Vermeidung künftiger Komplikationen auch beim älteren Menschen die Indikation zur elektiven Operation in bestimmten Bereichen großzügig gestellt werden muß: Der Leistenbruch sollte ggfls. auch heute in Lokalanaesthesie und beim sehr alten Menschen wegen der erhöhten Rezidivgefahr un-

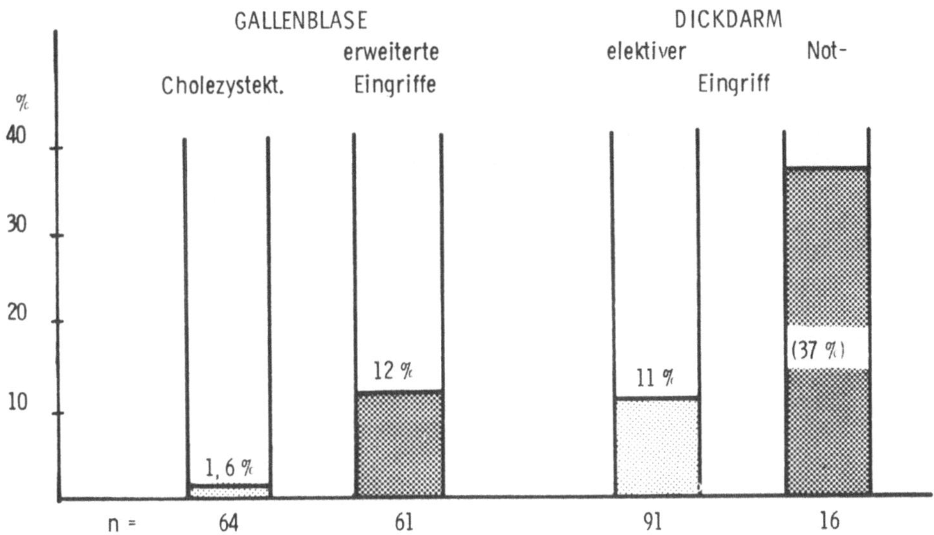

Abb. 4. Letalität bei über 65jährigen in Abhängigkeit vom Stadium der Grundkrankheit. Die Werte sind dem eigenen Krankengut (1971 bzw. 1974–1978, Abt. Allg. Chirurgie Essen) entnommen. Während der einfache Eingriff der Cholecystektomie nur einmal nach einer bestehenden Komplikation eines Gallenblasenempyems zum Tode führte, sind erweiterte Eingriffe mit einer höheren Letalität belastet. Bei den Dickdarmoperationen besteht im Falle elektiver Eingriffe ein sehr viel geringeres Risiko als beim Noteingriff

ter Resektion von Hoden und Samenstrang versorgt werden. Bei Cholelithiasis sollte die Gallenblase zur Vermeidung von Gallengangskomplikationen ebenfalls nach entsprechender Vorbereitung entfernt werden und selbst in der Dickdarmchirurgie muß bei entzündlichen Erkrankungen, insbesondere der Diverticulitis, im Hinblick auf die Perforationsgefahr ein frühes Operationskonzept entwickelt werden.

Bei der Operationsindikationsstellung im Alter sind die somatischen Gegebenheiten besonders genau zu analysieren und einzukalkulieren. Darüber hinaus, und das ist ein nicht leicht lösbares Problem, ist gerade beim alten Menschen die psychische Situation von besonderer Bedeutung: Lassen sich schon beim jüngeren Patienten psychische Faktoren in ihrem Einfluß auf den Krankheitsverlauf nicht leugnen, so kann beim alten Menschen die psychische Einstellung geradezu bestimmend werden. Leider ist die psychische Reaktion auf größere Eingriffe nicht immer vorhersehbar und wird nicht selten auch von der somatischen Situation, also insbesondere dem Elektrolyt- und Flüssigkeitshaushalt, aber auch Schmerz- und Schlafmittel schneller beeinflußt als beim jüngeren Menschen.

Davon unabhängig ist die allgemeine Lebenseinstellung wichtig: Der auch innerlich müde alte Mensch wird sich nur schwer, wenn überhaupt, erholen, während der aktive die Situation wesentlich erleichtert. Für den Patienten, aber auch für den die Indikation stellenden Arzt erhebt sich vor eingreifenderen Operationen besonders dringlich die Frage des Wozu, d.h. der isolierte Patient ohne Zukunftsperspektive wird sich zwar den Vorstellungen einer notwendigen Operation oft nicht verschließen, die inneren Kräfte des Durchstehens aber dann doch nicht aufbringen.

Die besondere psychische Situation, die mögliche soziale Isolierung und die verminderte Anpassungsfähigkeit des alten Menschen muß immer dann berücksichtigt werden, wenn gegeneinander Funktionserhaltung unter Risiko oder Sicherheit aber Defektheilung abgewogen werden müssen (Tabelle 24).

Während bei palliativen Maßnahmen in der Carcinomchirurgie die weitgehende Erhaltung der körperlichen Integrität, also Vermeidung von Ernährungsfisteln und Anus praeter, ohnehin oberstes Gebot ist, muß die Indikationsstellung bei möglicher Radikalität im Alter oft von den strengen Prinzipien der Carcinomchirurgie abweichen: Erhaltung bzw. Wiederherstellung einer weitgehend normalen Körperfunktion ist gerade beim Greis in Abhängigkeit von seiner sozialen Umgebung vordringliche Aufgabe, so etwa mit Hilfe lokaler Excisionen beim Rectumcarcinom im Vergleich zum Anus praeter.

Als Grundsatz der Indikationsstellung beim alten Menschen muß gelten, daß das beste Operationsverfahren immer das ist, das dem Patienten ein Weiterleben mit den geringsten zusätzlichen Erschwernissen ermöglicht. Dieses Prinzip kann andererseits auch die Indikation zu ausgeweiteteren Operationen bedeuten, wie wir es bei einem 85jährigen Patienten mit einem Carcinom der linken Colonflexur erlebten, dessen Symptomatik mit monatlichen septischen Fieberschüben als Harnwegsinfekt mißdeutet wurde.

Bei der dringlichen Operation wegen eines sich anbahnenden Ileus fand sich dann ein Konglomerattumor von hinterer Colonflexur, Pankreasschwanz und Nierenkapsel, offenbar durch gedeckte Perforation des Carcinoms. Die Resektion des Konglomerattumors unter Mitnahme von Milz, Pankreasschwanz und vorderer Nierenkapsel mit Wiederherstellung der Kontinuität unter dem Schutz eines Transversumafters wurde gut überstanden. 3 Wochen später konnte bei der Revision eines Prankeassekretverhaltes gleichzeitig der Anus praeter zurückverlegt werden. Der Patient ist 1 1/2 Jahre nach diesem Eingriff ohne Zeichen eines Rezidivs wohlauf. Die Palliativmaßnahme einer Umgehungsanastomose zur Behebung des Ileus hätte hier die septische Situation nicht geändert und sicher nicht die Wiederherstellung der ursprünglichen Leistungsfähigkeit des Patienten bewirkt.

In diesem Zusammenhang ist auch darauf hinzuweisen, daß oft der scheinbar größte Eingriff der weniger belastende ist. So kann ein rekonstruktiver Gefäßeingriff im Vergleich zur Amputation eines ischämischen Beines nicht nur der oft besser rehabilitierende, sondern auch der risikoärmere Eingriff sein. Ganz sicher gilt das für die rechtzeitig durchgeführte Embolektomie. Aus der Unfallchirurgie wird ja das überzeugendste Beispiel für die positiven Resultate raschen aktiven Handelns, die operative Versorgung der Schenkelhalsfraktur, als gesondertes Thema in diesem Buch behandelt.

Je eingreifender die indizierte Operation oder je schwerwiegender bestehende Begleiterkrankungen sind, desto dringlicher muß bei Stellung der Operationsindikation die Indikation zur postoperativen Wachstationsbehandlung mitgestellt werden. Gerade hierauf sollten Patienten und Angehörige hingewiesen werden. Denn mit der Operationsindikation muß beim alten Menschen wie bei jedem anderen Patienten Vorsorge wegen möglicher Komplikationen getroffen werden. Anders als beim jüngeren Kranken wird man allerdings beim Hinzutreten mehrere Organinsuffizienzen die Bemühungen angesichts der dann aussichtslosen Prognose vermindern und die Gesichtspunkte menschlicher Fürsorge in den Vordergrund stellen. Der Grat aber zwischen zu frühem Aufgeben mit Hinweis auf das Alter und zu langem Hinauszögern des sicheren Endes ist oft schmal. Beneidenswert, wer immer die richtige Entscheidung weiß!

Stellt die Wach- oder Intensivstation für den alten Menschen schon das äußerste Extrem unheimlicher, weil völlig unbekannter Umgebung dar, so ist bei seiner mangelnden Anpassungsfähigkeit allein schon der Krankenhausaufenthalt eine schwer zu bewältigende Umstellung.

Die Situation des alten Menschen wird dabei oft mit der des Kindes verglichen, eben im Hinblick auf die Hilflosigkeit einer fremden Umgebung gegenüber. Ein gravierender

Unterschied im Krankenhaus besteht aber zweifellos darin, daß das Kind allgemein mehr
Einfühlungsvermögen und Verständnis erwarten darf, weil die Behandelnden alle das
Kindheitsstadium selbst durchlaufen haben, während der alte Mensch gerade die Erfahrung seines Alters seiner Umgebung voraus hat — mit einer meist sehr individuell gepräg-
ten Lebensgeschichte.

Erschwert wird die Situation durch die Veränderung des Pflegeberufs vom mehr cari-
tativen zum naturwissenschaftlich medizinischen, begleitet von fortwährender Arbeits-,
zeitverkürzung. Der dadurch bedingte häufige Wechsel muß vom alten Menschen als
Ausdruck der Unverbindlichkeit und Unpersönlichkeit empfunden werden.

Betrachten wir die Indikationsstellung zur Operation unter dem Ziel, dem alten
Menschen die Zeit bis zu seinem Ende möglichst frei von krankheitsbedingten Funk-
tionseinschränkungen zu verbringen, so muß man auf Änderung der Situation drängen.
Ein Weg wäre, die stärkere Einbeziehung der Angehörigen nach dem Vorbild der Kinderkliniken, die seit längerem von diesem Prinzip offenbar mit Erfolg Gebrauch machen.
Beim alleinstehenden Kranken sollte man sowohl den Mitpatienten wie Betreuungsorgani-
sationen zur Beschäftigungstherapie ermutigen.

Wenn die Medizin das eingangs skizzierte Ziel eines „natürlichen" Todes für den
Menschen erreicht, liegt noch viel beim einzelnen, einiges bei der Gesellschaft und wenig
beim Arzt, so daß der natürliche Tod dann nicht zum „Verenden", sondern zum Vollen-
den wird; denn, wie Voltaire sagt

„Wer nicht den Geist des Alters hat, dem wird das Alter zur Last."
(„Qui n'a pas l'esprit de son âge, de son âge a tout le malheur")

(nach Schopenhauer).

Allgemeine Faktoren, die das Operationsrisiko im Alter erhöhen

von H. Bünte

Aus der Chirurgischen Klinik mit Poliklinik der Westfälischen Wilhelms-Universität Münster, Abt. Allgemeinchirurgie

Die besonderen Probleme in der Alterschirurgie leiten sich ab aus den physiologischen Altersveränderungen und komitierenden Erkrankungen. Wir beschränken uns hier auf die Darstellung der normalen Alterungsprozesse, deren Kenntnis für den Chirurgen von Bedeutung sind. Mit oder ohne komitierende Erkrankungen nimmt die Letalität im Alter zu (Abb. 5).

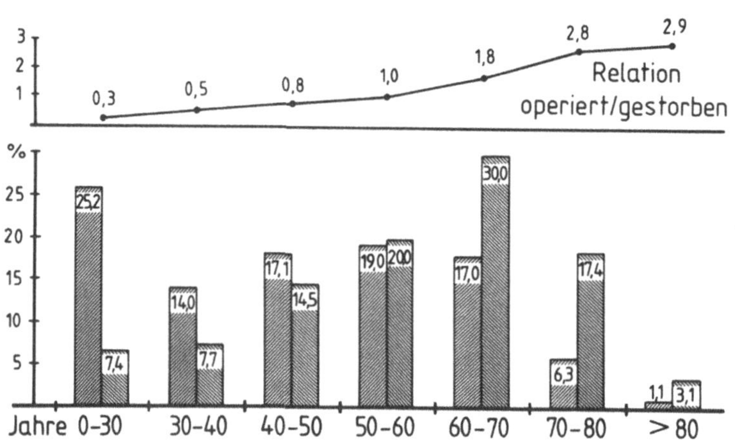

Abb. 5

Vergleicht man die prozentuale Altersverteilung der Todesfälle (rechte Säulen) mit der Operationsfrequenz in den einzelnen Lebensabschnitten (linke Säulen), so steigt die Relation (im Bild oben) vom Faktor 0,3 in der Gruppe der Jugendlichen bis zum Faktor 2,9 in der Gruppe der über 80jährigen an. Dies bedeutet eine annähernd 10mal höhere Letalität in dieser Gruppe. Schlüsselt man diese Sammelstatistik von 3745 Operationen unserer Klinik des Jahres 1977 der Allgemein- und Unfallchirurgie (wobei multitraumatisierte Patienten ebenso ausgenommen wurden wie Patienten der Neuro- und Herzchirurgie) auf nach Art der Operation, so zeigt sich, daß die Letalitätszunahme im Alter durchaus nicht nur zu Lasten von großen Eingriffen in den Körperhöhlen geht. Jenseits des 70. Lebensjahres gingen bei unseren Todesfällen in 30% der Fälle Eingriffe in der Körperperipherie voraus (Abb. 6).

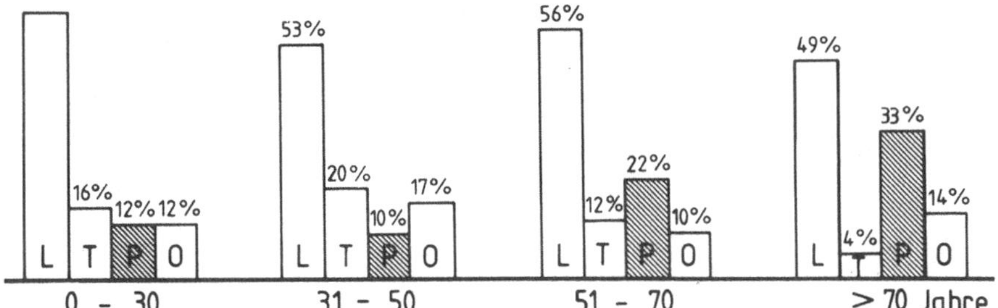

Abb. 6. Vorausgegangene Operationsart bei den Verstorbenen verschiedener Altersklassen. L = Laparotomie, T = Thorakotomie, P = peripherer Eingriff, O = ohne Operation

Wenn man von den manifesten Begleiterkrankungen absieht, so liegen den Todesursachen vor allem eingeschränkte Organreserven, die verminderte Aktivität des Stoffwechsels und häufig eine eingeschränkte cerebrale Leistungsfähigkeit, die den „Alten" zu einem schwierigen, wenig kooperativen Patienten machen, zugrunde. Die Analyse der Todesursachen zeigt, daß an der Spitze der tödlichen Komplikationen das Herzversagen, gefolgt von infektiösen Komplikationen, einschließlich der Pneumonie, der Lungenembolie und der cerebralen Dekompensation liegen.

Der Vergleich der lokalen postoperativen Komplikationen mit den kardiopulmonalen zeigt eine relative Zunahme der letzteren im höheren Lebensalter (Abb. 7).

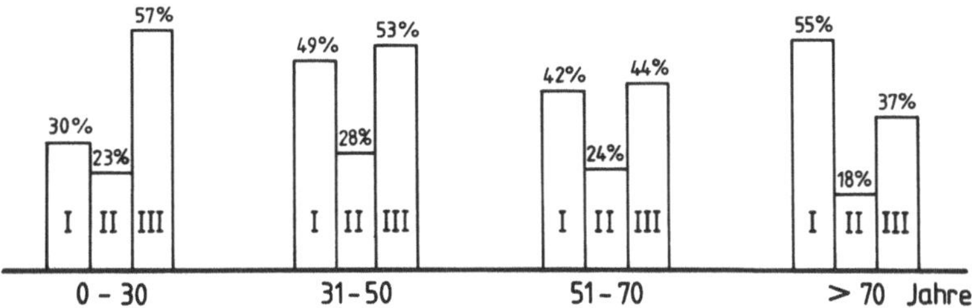

Abb. 7. Vergleich der kardiopulmonalen und lokalen postoperativen Komplikationen in verschiedenen Altersklassen

Die wichtigsten allgemeinen Faktoren, die das Risiko einer Operation im Alter bestimmen und die erhöhte Sterblichkeit erklären, möchten wir hier aufzeichnen:

a) Faktoren des Herzens und des Blutkreislaufes. Das Altersherz hat gegen einen erhöhten peripheren Widerstand zu arbeiten, die Wandelastizität der großen Gefäße ist vermindert, die coronare Durchblutung herabgesetzt, das Myokard degenerativ verändert. Die Folgen sind Einschränkungen der Leistungsbreite des Herzens (Abb. 8).

Um dem postoperativen Herzversagen vorzubeugen, versuchen wir:
1. das Operationstrauma möglichst klein zu halten,
2. eine Leistungssteigerung des Herzens durch Digitalisierung evtl. Schrittmacherimplantation zu erreichen,

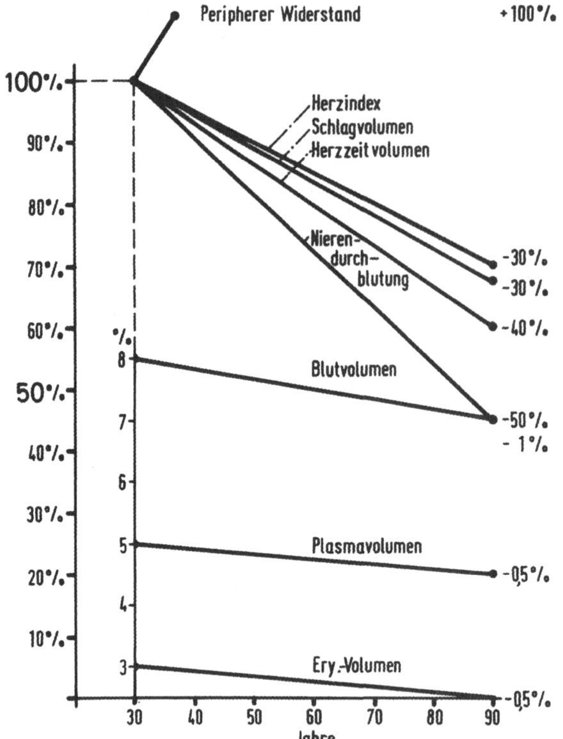

Abb. 8. Altersveränderungen des Herzens und peripheren Kreislaufes

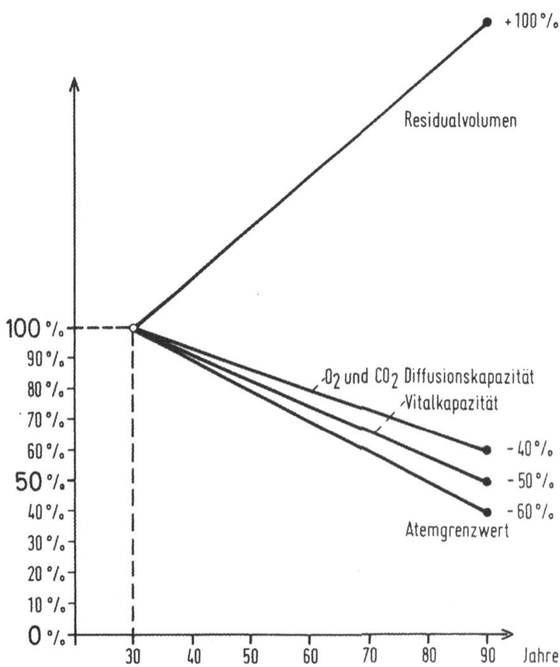

Abb. 9. Altersveränderungen der Lunge

38

3. eine optimalen Gasaustausch sicherzustellen,
4. Stoffwechselstörungen unverzüglich zu korrigieren,
5. die Kreislaufvolumina durch exakte Bilanzen weder unnötig zu vergrößern noch zu verkleinern.

b) Die Altersveränderungen der *Lunge* bestehen vor allem in dem Verlust an Elastizität, dem Altersemphysem, der Zunahme der Rigidität der kollagenen Fasern, des peripheren Gefäßwiderstandes und der Wandstarre des Thorax. Bei gleicher Totalkapazität steigt das Residualvolumen, nehmen Diffusionskapazität, Vitalkapazität und Atemgrenzwert ab (Abb. 9).

Um tödliche postoperative Lungenkomplikationen zu vermeiden, bedarf der Greis
1. einer besonders intensiven krankengymnastischen Nachsorge,
2. einer intensiven Überwachung der Ventilation und Vermeidung von Atelektasen,
3. maschineller Unterstützung der Atmung,
4. Infektionsprophylaxe,
5. Anpassung der Atemluftzusammensetzung an die Blutgaskonzentrationen.

c) Auch die *Niere* unterliegt mit zunehmendem Alter einer Einschränkung ihrer Funktionsreserven. Die allgemeinen Leistungsreserven sind deutlich eingeschränkt, Ammoniakproduktion, Konzentrationsvermögen, tubuläre Reabsorption sind eingeschränkt. Es besteht eine insgesamt erhöhte Neigung zur Entwicklung eines akuten Nierenversagens (Abb. 10).

Um ein postoperatives Nierenversagen zu vermeiden, versucht man:
1. besonders gewebeschonend zu operieren, um die Abbauprodukte gering zu halten,
2. die Volumensubstitution den eingeschränkten Reserven anzupassen; der alte Mensch braucht mehr Flüssigkeit für die Harnproduktion,
3. Stoffwechselstörungen aggressiv zu therapieren — notfalls durch Hämodialyse — um dem Nierenparenchym ein optimales inneres Milieu zu erhalten,
4. den Kreislauf über alle Phasen der prä-, intra- und postoperativen Zeit sorgsam konstant zu erhalten und hypotene Phasen peinlichst zu vermeiden.

d) Auf die Altersveränderungen der *Leber* mit allen Konsequenzen für die postoperativ gesteigerten Umsetzungen und des endokrinen Systems mit Auswirkungen auf Stoff-

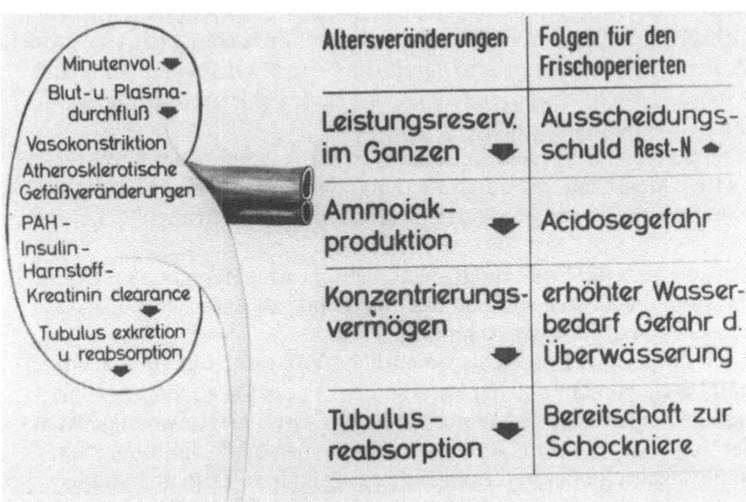

Abb. 10. Altersveränderungen der Niere

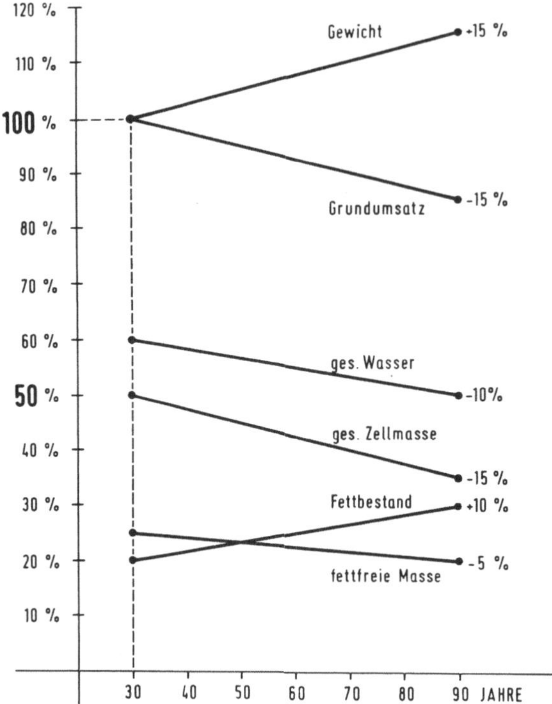

Abb. 11. Veränderungen der Körperzusammensetzung im Alter

wechsel, Kreislauf und Wundheilung möchten wir hier nicht eingehen, da sie ohne manifeste Erkrankungen seltener unmittelbare Todesursachen darstellen.

e) Wir möchten aber noch auf den *„sog. Allgemeinzustand"*, den man klinisch erfassen kann, und die veränderten Größen der *Zell- und Flüssigkeitsvolumina* eingehen:

Der alternde Mensch ändert seine körperliche Zusammensetzung (Abb. 11).

Der Ruhe-Nüchtern-Umsatz ist vermindert, dementsprechend das Körpergewicht bei gleicher Nahrungsaufnahme häufig zu hoch, der Fettbestand durchschnittlich 10% größer, die Zellmasse, das Protein, die Muskulatur und damit das Gesamtwasservolumen reduziert. Bei adipösen Greisen besteht die besondere Gefahr einer Fehleinschätzung des Wasserhaushaltes und der Hyperhydrierung.

Wichtig für die Einschätzung des Operationsrisikos ist die Anamnese der körperlichen Leistungsfähigkeit. Ältere Menschen, die durch Aktivität den Bestand der Muskulatur weitgehend erhalten haben, tragen ein geringeres Operationsrisiko als Stubenhocker oder Bettlägerige.

Von großer Bedeutung sind die Ernährungsgewohnheiten. Alte Menschen ernähren sich häufig eiweißarm, weil die Kosten zu hoch oder die Zähne zu schlecht sind. Latenter Proteinmangel setzt das Operationsrisiko hinauf.

Schließlich sei noch die geistige Frische als wesentliche Voraussetzung für alle Operationen erwähnt, deren Erfolg von der aktiven Mitarbeit des Patienten abhängen. Viele postoperative Pneumonien entstehen, weil der uneinsichtige Greis die notwendige Atemgymnastik nicht oder ungenügend macht. An diesen allgemeinen Risikofaktoren kann man medikamentös, physikalisch oder psychologisch wenig ändern. Deshalb kann die vielgeäußerte Meinung: „Es gibt keine Altersgrenzen mehr in der Chirurgie", nur cum grano salis gelten.

40

Richtig ist, daß dann, wenn alte Menschen *von erfahrenen Ärzten vorbereitet, vom besten Operateur des Hauses operiert,* auf einer *gut funktionierenden Intensivstation* postoperativ überwacht und mit Hilfe vieler *Laboratoriumsanalysen* im Gleichgewicht gehalten und schließlich nach glücklichem Verlauf möglichst *rasch in die gewohnte häusliche Umgebung* zurückgebracht werden, heute auch in extrem hohen Altersklassen Operationen mit vertretbarem Risiko durchgeführt werden können.

Prä- und postoperative klinische Störungen bei Patienten jenseits des 75. Lebensjahres in der Chirurgie und Unfallchirurgie

von G. Kramer

Aus der Unfall-Chirurgischen Klinik der Städt. Kliniken Dortmund

Das erhöhte Op.-Risiko sehr alter Menschen objektivierbar zu machen, um danach einen individuellen Behandlungsplan festzulegen, war Gegenstand unserer Untersuchungen.

Es wurden unausgewählte Krankengeschichten von 115 operierten Patienten jenseits des 75. Lebensjahres analysiert. Von diesen überlebten 80 = 69,6% (Tabelle 25).

Tabelle 25. Behandlungs- bzw. Überlebenszeit operierter Patienten jenseits des 75. Lebensjahres

Operative Versorgung alter Patienten		♂ n = 31	♀ n = 84	Total n = 115
Alter (MW)		79,6	79,5	79,6
Verstorben		16 (51,6%)	19 (22,6%)	35 (30,4%)
Überlebende		15 (48,4%)	65 (77,4%)	80 (69,6%)
Stat. Behandlung	Verstorbene	36,5	23,9	29,7
	Überlebende	69,8	53,3	58,0
Präoperative Behandlung (Tage)	Verstorbene	6,6	8,4	7,6
	Überlebende	6,8	6,3	6,4

Erstaunlich der hohe Anteil weiblicher Patienten. Während die Überlebenden durchschnittlich 58 Tage hospitalisiert waren, betrug die Überlebenszeit der postoperativ Verstorbenen ca. 30 Tage. Da die Dauer der präoperativen Vorbereitung in beiden Gruppen nicht nennenswert differiert, ist zu vermuten, daß ein Teil der Verstorbenen eher schicksalhaft ad exitum kam. Die Kasuistik zeigt, entsprechend dem Charakter unserer Klinik, überwiegend unfallchirurgische Erkrankungen, von denen die Schenkelhalsbrüche mit 73 Fällen den Hauptanteil ausmachen.

Aus der Darstellung der Operationsverfahren ergibt sich die differenzierte Indikationsstellung, was anhand der Zahl der Minimalosteosynthesen und auch der Verpflanzung von Moore-Prothesen, die wir gewissermaßen als Noteingriff bei der Versorgung medialer Schenkelhalsbrüche ansehen, belegbar ist. Diese differenzierte Auswahl des Operationsverfahrens ergibt sich aus der Analyse des präoperativen Zustandes. Sie berücksichtigt neben Eigen- und Fremdanamnese insbesondere auch die psycho-sozialen Umstände vor Eintritt der Erkrankung bzw. Verletzung. Nach diesen Kriterien fanden wir nur 26,1% der Patienten als altersentsprechend normal.

Die wesentlichsten laborchemischen Analysen unmittelbar nach der Aufnahme ergaben überwiegend eine mäßige bis deutliche Anämie, und zwar auch der als vorher gesund angesehenen Patienten. Außerdem bestand bei fast allen ein Eiweißdefizit geringen bis mäßigen Grades. Diese Informationen wurden bei der präoperativen Vorbe-

"

reitung leider nicht immer im gewünschten Maße beachtet. Die kardio-pulmonale Vorbereitung stand bei den meisten Patienten im Vordergrund. Hier zeigt sich m. E. eine deutliche Informationslücke zwischen Internisten und Chirurgen, die dadurch erklärt werden kann, daß der letztere dem ersteren häufig die Vorbereitung der alten Patienten weitgehend allein überläßt und der Internist seinerseits den Umfang des operativen Eingriffes und die damit verbundene Belastung nicht genau einschätzen kann und deswegen wohl die larvierten Mangelzustände nicht gebührend beachtet.

Die Beurteilung des Operationsrisikos wurde auf Grund der gewonnenen Daten vorgenommen. In der Gruppe 1 wurden demzufolge die optimalen heute üblichen Operationsmethoden angewandt. Bei der Gruppe 2 haben wir uns wie bei der Gruppe 1 entschieden, allerdings mit dem Vorbehalt, daß je nach Verlauf variiert werden konnte, d.h. daß z.B. statt einer Totalendoprothese dann eine Mooresche Prothese genommen wurde. Bei der Gruppe 3 wurde zwischen den Chancen der operativen Wiederherstellung und der erhöhten Lebensgefahr abgewogen. Die psycho-sozialen Umstände rechtfertigten eine Entscheidung, ob ein erhöhtes Risiko eingegangen werden sollte oder nicht. Bei der Gruppe 4 schließlich haben wir uns für den kleinsten Eingriff entschieden, mit dem Ziel, eine frühe, wenn auch eingeschränkte Reaktivierung zu ermöglichen. Hier liegt das Feld der Minimalosteosynthesen bzw. der Entlastungseingriffe bei abdominellen Erkrankungen. In der Gruppe 5 wurde operiert, um eine minimale Lebenschance bei vertretbaren Belastungen für den Patienten zu wahren. Betrachten wir zunächst die postoperativen Ergebnisse. Auch hier haben wir 5 Gruppen gebildet (Tabelle 26). Die Beurteilung des Verlaufes richtete sich nach dem Zeitpunkt der Er-

Operative Behandlung alter Patienten				
Postoperativer Zustand			n = 115	100%
1		10 Tagen	27	23,5%
2	Status ante quo	20 Tagen	20	17,4%
3		später als 20 Tage	18	15,7%
4 Bleibende Verschlechterung			15	13,0%
5 Verstorben			35	30,4%

Tabelle 26. Postoperative Behandlungsergebnisse der klinischen und sozialen Umstände

holung bzw. Reaktivierung. Die Erreichung des Status ante quo nach 10 Tagen bedeutete primäre Wundheilung, Normalisierung der wesentlichsten Laborwerte, normale Mobilisierung, wie bei jüngeren Patienten.

Die Gruppe 2 umfaßte Patienten, die unter Berücksichtigung des Alters einen normalen ungestörten Heilverlauf hatten.

Bei der 3. Gruppe waren Störungen erkennbar, wie sekundäre Wundheilungsstörungen ohne tiefergehende Infekte, kardiopulmonale Komplikationen, stärkere Hb- und Eiweißdefizite, Schwierigkeiten bei der Mobilisierung.

Bei der 4. Gruppe war der Zustand nach der Entlassung andauernd schlechter.

Die postoperative Beurteilung auf Grund des präoperativ eingeschätzten Risikos stellt sich wie folgt dar: Es zeigte sich, daß die präoperative Beurteilung der Gruppen 4 und 5 in etwa korrekt war. Den 75 Patienten dieser Gruppen standen 50 Fälle gegenüber, die starben oder eine bleibende Verschlechterung des Status ante quo aufwiesen. Den 18 Patienten der präoperativen Gruppen 1 und 2 standen erfreulicherweise 47 Patienten gegenüber, die einen weitgehend normalen postoperativen Verlauf hatten. Die Gruppe 3 schließlich war wieder in etwa korrekt kalkuliert. Es soll nicht verschwiegen werden, daß in einzelnen Fällen positive und negative Überraschungen nicht ausblieben.

Die laborchemischen Daten zeigen einmal, daß dank einer gezielten Vorbereitung gegenüber dem präoperativen Zustand kaum Unterschiede bestanden. Diese Erkenntnisse gewannen wir, indem wir die Daten der postoperativen Patientengruppen mit den präoperativen Daten verglichen (Tabelle 27 u. 28).

Tabelle 27 u. 28. Prä- und postoperative laborchemische Daten der einzelnen Behandlungsgruppen (s. Text)

Operative Behandlung alter Patienten (n = 115)					
	1	2	3	4	5
Präoperativer Zustand	n = 27	n = 20	n = 18	n = 15	n = 35
Hb (gr %)	13,0	13,6	12,2	13,0	11,6
Leukozyten	8800	9000	9300	10 800	11 400
Path. Veränderungen Diff. Blutbild	4	4	4	4	3
Gesamteiweiß (gr %)	6,4	6,4	6,3	6,4	5,9
Natrium (mval)	141	141	142	144	141
Kalium (mval)	4,2	4,2	4,3	3,9	4,0
PH	7,44	7,43	7,42	7,35	7,44
Basenüberschuß	+ 1,5	+ 1,2	+ 0,9	− 4,8	− 0,6
Standardbikarbonat	25,6	25,8	24,8	20,7	24,3
	1	2	3	4	5
Postoperativer Zustand	n = 27	n = 20	n = 18	n = 15	n = 35
Hb (gr %)	12,4	12,0	12,1	13,3	11,7
Leukozyten	10 400	9400	10 000	12 600	13 400
Path. Veränderungen Diff. Blutbild	0	3	4	6	11
Gesamteiweiß (gr %)	5,7	5,8	6,0	6,3	5,2
Natrium (mval)	141	142	141	143	140
Kalium (mval)	3,9	4,2	4,4	4,2	3,8
PH	7,41	7,47	7,45	7,41	7,44
Basenüberschuß	+ 1,9	+ 0,6	+ 1,3	− 0,6	+ 0,3
Standardbicarbonat	26,1	25,8	25,3	24,0	24,1

Lediglich in der Gruppe 5 unserer Einteilung waren die Defizite etwas deutlicher.

Aufschlußreich ist, daß zwar die Belastung größerer Eingriffe in den Gruppen 1 und 2 ersichtlich wird, dies betrifft praktisch alle untersuchten Parameter, aber andererseits diese Eingriffe auch von sehr alten Menschen gut verkraftet werden können.

Wir sehen ferner, daß weniger belastende Operationen auch bei erhöhtem Risiko durchaus zu verantworten sind.

Dies wird vor allen Dingen aus den Daten der Gruppen 3 und 4 deutlich. Es wird ebenfalls deutlich, daß der größte Unsicherheitsfaktor hinsichtlich der Beurteilung des Risikos die Gruppe 4 betrifft. Während wir mit 17 erwarteten Todesfällen rechneten, waren es tatsächlich 35. Der größte Teil der Verstorbenen gehörte zur präoperativen Gruppe 4, denen wir eine geringfügig bessere Chance des Überlebens eingeräumt haben. Epikritisch betrachtet ergibt sich jedoch keine andere Konsequenz, da mit einer Besserung ohne Operation in kaum einem Fall gerechnet werden konnte. Die Alternative, diese Patienten sofort zu Pflegefällen zu machen, scheint uns nicht gerechtfertigt, weder aus klinischen noch ethischen Gründen.

An Hand der Analyse operativ versorgter Schenkelhalsbrüche, wobei die lateralen mit
Ender-Sorge-Nägeln und die medialen durch Totalendoprothesen oder Moore-Prothesen
behandelt wurden, ergab sich eine weitere gute Vergleichsmöglichkeit eines nahezu gleich-
gearteten Krankengutes. Betrachten wir die prä- und postoperativen Daten dieser beiden
Gruppen (Tabelle 27 u. 28), so zeigen sich hinsichtlich der Ausgangssituation keine faßba-
ren Unterschiede. Die Hb- und Eiweißsituation entspricht etwa der des Gesamtkollektivs.
Auch in der postoperativen Phase finden sich keine merklichen Unterschiede, einschließlich des relativen Abfalls von Hb und Gesamteiweiß. Schließlich bestätigen auch die
klinischen Ergebnisse, daß unter Berücksichtigung der präoperativen Kriterien die Art
des Eingriffes relativ belanglos ist.

Welche Schlußfolgerungen sind zu ziehen? Die Defizitsituation alter Patienten ist
auch bei den vitalen Menschen die Regel, sie sollte bei der präoperativen Vorbereitung
stärker beachtet werden. Gelingt es präoperativ nicht, ausgeglichene Bilanzverhältnisse
zu erzielen, sind aufwendige Operationen zu unterlassen.

Längere präoperative Vorbereitungen haben nach unseren Erfahrungen keinen Gewinn gebracht, sie erschweren nur die postoperative Erholung, denn der Kräfteverfall
bei längerer Bettlägerigkeit ist in der Regel einfach nicht aufzuhalten. Die erhebliche
psychische Belastung bis zur Operation verschlechtert die Ausgangssituation zusätzlich. Die Gründe, warum bei einem Teil der Patienten z.B. die Eiweißbilanz nicht verbessert werden konnte, sind vielfältig und können im Rahmen dieses Vortrages nicht
näher diskutiert werden. Wir müssen sie als klinisches Faktum hinnehmen und in unsere therapeutischen Überlegungen mit einbeziehen. Bei sorgfältiger Disposition kann
eine weitgehend sachgerechte Versorgung vorgenommen werden, die auch sehr alten
Patienten eine reelle Chance auf weitgehende Wiederherstellung und damit auf einen
sinnvollen Lebensabend wiedergeben.

Thromboembolieprophylaxe bei Osteosynthesen und totalem Gelenkersatz nach hüftgelenksnahen Frakturen alter Menschen

von H. Freick und W. Hollmann

Aus der chirurgischen Abteilung des Krankenhauses Bethanien Dortmund-Hörde

Das Schicksal alter Menschen mit hüftgelenksnahen Femurfrakturen wird weit mehr von thrombo-embolischen Komplikationen bestimmt, als von der Verletzung selbst. Nach Untersuchungen von Kakkar (1957), Buttermann u. Mitarb. (1977) bekommt nahezu jeder zweite Patient, der sich einem operativen Eingriff in Hüftgelenksnähe unterziehen muß, eine tiefe Beinvenenthrombose. Zwar bleiben die Thrombosen in der Mehrzahl symptomlos und damit klinisch unerkannt, nicht selten treten sie dann aber durch das fatale Ereignis einer tödlichen Lungenembolie um so nachdrücklicher in Erscheinung. Die Forderung nach einer geeigneten Thrombo-Embolie-Prophylaxe gerade für diesen hochgradig gefährdeten Patientenkreis steht deshalb seit langem und immer wieder neu im Mittelpunkt unserer täglichen Arbeit.

An 765 Patienten (Tabelle 29) im Alter von über 60 Jahren haben wir vom 1. 7. 1969 bis 30. 6. 1978 die Wirksamkeit physikalischer und medikamentöser Maßnahmen zur

Tabelle 29. Thromboembolieprophylaxe bei hüftnahen Operationen (1. 7. 69–30.6. 78)

| | ohne gezielte Prophylaxe | | physikalische Maßnahmen, Kompression, Gymnastik, | | | Dextran · ASS | | Low Dose Heparin | | |
								3 x 5000E	Heparin-Dihydergot 2 x (5000 I.E.Hep. + 0,5 mg DHE)	
	1969 ab 1. 7.	1970	1971	1972	1973	1974	1975	1976	1977	1978 bis 30.6.
Osteosynthesen	13	36	26	27	34	36	23	27	34	19
TEP	–	–	14	55	52	60	76	83	96	54
Insgesamt n =	13	36	40	82	86	96	99	110	130	73
Thrombosen n	4	10	8	5	9	10	8	5	2	1
Thrombosen %	30,7	27,7	20,0	6,9	10,4	10,4	8,08	4,54	1,5	1,36
letale LE n	2	6	5	4	6	7	6	2	1	0
letale LE %	15,35	16,6	12,5	4,8	6,9	7,29	6,06	1,8	0,76	0

Thrombo-Embolieprophylaxe bei Osteosynthesen nach hüftnahen Frakturen und totalem Gelenkersatz überprüft. Über einen solch langen Zeitraum hinweg mußten selbstverständlich einheitliche Kriterien zur Beurteilung der unterschiedlichen Prophylaxemethoden herangezogen werden.

Lungenperfusionsszintigraphie und Radiofibrinogentest, die beide erst in den letzten Jahren zur Verfügung gestanden haben, kamen demzufolge nicht in Frage. Der prophy-

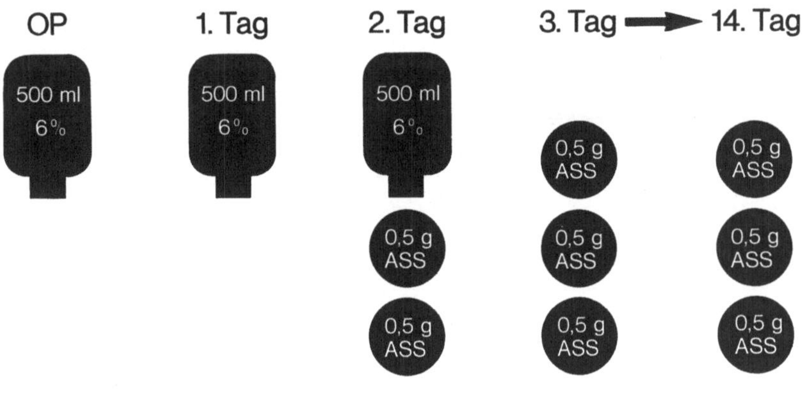

Abb. 12. Thromboembolieprophylaxe mit Dextran-ASS (1. 1. 1974–31. 12. 1975)

laktische Effekt ließ sich daher ausschließlich an klinischen Parametern, d.h. an der Rate manifester Beinvenenthrombosen und letaler Lungenembolien messen.

Ohne jegliche gezielte prophylaktische Maßnahmen erlitten von insgesamt 49 Patienten mit hüftgelenksnahen Frakturen, die in der Zeit vom 1. 8. 1969 bis 31. 12. 1970 operativ versorgt wurden, 14 eine tiefe Beinvenenthrombose. Davon starben wiederum 8 Patienten an einer Lungenembolie. Die Thromboserate lag mit 28,5% erschreckend hoch, die Rate der letalen Lungenembolien war mit 16,3% nicht weniger gravierend.

Von 1971 bis einschließlich 1973 traten unter lediglich physikalischer Prophylaxe, die sich auf Kompressionsverbände, Frühmobilisation und gezielte Krankengymnastik beschränkte, noch 10,57% Thrombosen und 7,21% tödliche Lungenembolien bei insgesamt 208 Patienten auf. Die Kombination Dextran-Acetylsalicylsäure in den Jahren 1974 und 1975 (Abb. 12) brachte einen nur unwesentlichen Rückgang der Thrombose- und Embolierate auf 9,23% bzw. 6,66%. Diese Erfahrungen decken sich mit denen anderer Autoren, die ebenfalls keine wesentlichen Effekte sahen.

Wir führten damals die Prophylaxe neben physikalischen Maßnahmen, die selbstverständlich weiterliefen, nach folgendem Schema durch: Intraoperativ und an den beiden ersten postoperativen Tagen verabreichten wir jeweils 500 ml Dextran 6%ig. Am 2. postoperativen Tag gaben wir 2 Tabletten ASS und ab 3. bis einschließlich 14. postoperativem Tag 3 Tabletten ASS zu 0,5 g.

Erst die konsequente Prophylaxe mit „Low Dose"-Heparin in einer Dosierung von 3 x 5000 IE ließ die Thrombosen im Jahre 1976 auf 4,54% und die tödlichen Lungenembolien auf 1,8% absinken.

Das Kombinationspräparat Heparin-Dihydergot in einer Dosierung von 2 x 5000 IE Heparin-Natrium und 0,5 mg Dihydroergotaminmethansulfonat im Jahre 1977 und bis 30. 6. 1978 brachte bei einer Patientenzahl von 203 nochmals eine Reduzierung auf 1,47% Thrombosen bzw. 0,49% tödliche Lungenembolien (Abb. 13).

Wir beginnen mit der Prophylaxe 1 Std. vor dem geplanten Eingriff und verabreichen dann nicht früher als 6 Std. nach der Operation, ab 1. postoperativem Tag in 12stündigem Rhythmus jeweils weitere 5000 IE Heparin-Dihydergot subcutan. Bewährt haben sich dabei die Zeiten 7 und 19 Uhr, da sie den täglichen Schichtwechsel des Pflegepersonals nicht tangieren. Damit ist eine exakte Einhaltung der Zeiten gewährleistet. In der Regel wird bis zum 8. postoperativen Tag, bei besonders gefährdeten Patienten, die der „high risk"-Gruppe angehören, bis 10. oder 14. Tag die Prophylaxe fortgesetzt, unter-

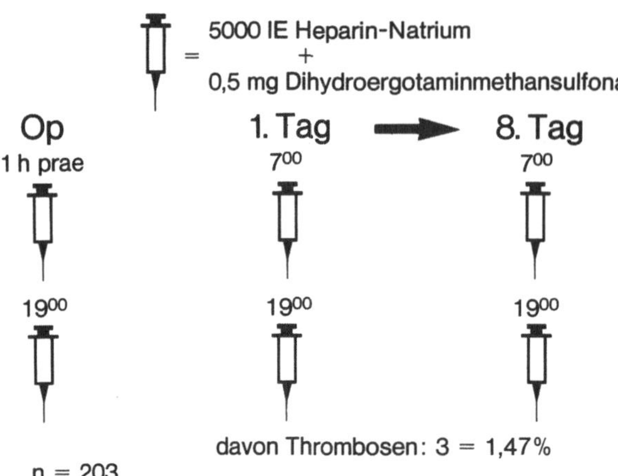

Abb. 13. Thromboembolie-prophylaxe mit Heparin-Dihydergot (1977 und 1. Halbjahr 1978)

stützt durch Kompressionsstrümpfe und, sofern möglich, durch Übungen mit dem Bettfahrrad oder dem Aktivator.

Der intra- und postoperative Blutverlust lag bei Osteosynthesen im Schnitt bei 480 ml, bei Totalprothesen um 1 250 ml und deckt sich in etwa mit den Beobachtungen anderer Autoren.

Um einer lokalen Nachblutung strikt zu begegnen, drainieren wir ausgiebig. Wir plazieren bis zu 6 Redondrains in die einzelnen Etagen und saugen in der Regel bis zum 4. postoperativen Tag ab. Dennoch traten in 7 Fällen lokale Nachblutungen auf, davon 3 in Verbindung mit einer vorausgegangenen Hämodilution (Tabelle 30). Reinterventionen

Tabelle 30. Komplikationen unter Prophylaxe mit Heparin-Dihydergot (n = 203)

	n	%	konservat. Maßnahmen	%	operat. Maßnahmen	%	†
Lokale Blutungen	7	3,44	Drainage > 4 Tage Korrektur d. Gerinnung Transfusionen Antibiotika	3,44	–	0	0
Gastro- intestinale Blutungen	4	1,97	in 3 Fällen Korrektur d. Gerinnung Verweilsonde Transfusion Cimetidin	1,48	1 x B II-Resektion bei callösem Ulc. ventriculi Blut- u. Blutersatz Korrektur d. Gerinnung	0,49	0
spinale od. cerebrale Blutungen	0	0	–	0	–	0	0

waren nicht notwendig. Es genügte Offenhalten der Drainagen, die auch länger belassen wurden, und Korrektur der Gerinnungswerte. Bei 4 Patienten mit vorher unbekanntem Ulcusleiden traten gastrointestinale Blutungen auf, 3 davon konnten konservativ beherrscht werden. Bei einem 72jährigen Patienten mußten wir wegen eines callösen Ulcus ventriculi eine 2/3-Resektion des Magens vornehmen.

Viele unserer Patienten wurden in Spinalanaesthesie operiert, ohne daß sich während oder nach der Applikation Schwierigkeiten ergaben. Obwohl sich im Krankengut auch

48

mehrere 90jährige befanden, beobachteten wir unter der Thrombeomboiieprophylaxe mit Heparin-Dihydergot keine cerebralen Blutungen.

Angesichts des Dilemmas rein klinischer Thrombosediagnostik sind wir uns bewußt, daß sich unter unseren 765 Patienten, die dieser Studie zugrundeliegen, eine sicherlich nicht geringe Dunkelziffer von klinisch nicht-relevanten Thrombosen verbirgt, die sich durch den Radiofibrinogentest hätte aufhellen lassen. Dennoch meinen wir, daß der Effekt der prophylaktischen Maßnahmen im allgemeinen, und hier verweise ich auf die große Anzahl von Abteilungen, denen moderne nuklear-medizinische Möglichkeiten der Thrombosediagnostik nicht zur Verfügung stehen, eben nur an klinisch erfaßbaren Veränderungen beurteilt werden sollte. Nur sie sind für Patienten und Arzt als absolute Orientierungswerte interessant und für die Therapie maßgebend.

Nach unseren bisherigen Erfahrungen ist die Prophylaxe mit „Low-Dose"-Heparin-Dihydergot eine ohne Aufwand praktikable, gut steuerbare und allen anderen von uns durchgeführten Maßnahmen überlegene Möglichkeit, auch bei alten Menschen nach hüftnahen Operationen die Thromboembolierate entscheidend zu reduzieren.

Sozialmedizinische Aspekte in der chirurgischen Nachsorge alter Menschen

von K.-A. Jochheim

Aus dem Rehabilitationszentrum der Universität zu Köln

Der Strukturwandel in unserem Bevölkerungsaufbau und die erfolgreiche Bekämpfung der Infektionskrankheiten hat nicht nur eine erhebliche Veränderung in der Zusammensetzung des Krankengutes einer chirurgischen Abteilung, sondern auch eine Verschiebung in den Altersgruppen zur Folge gehabt. Die Übersicht des Bundesministeriums für Arbeit und Sozialordnung zeigt den prozentualen Anstieg der Bevölkerungsanteile über 65 Jahren seit 1871 (Tabelle 31). Auch in Österreich wird mit 14% der über 65jährigen im Jahre 1980 gerechnet. Mit dem höheren Lebensalter wächst vor allem die Multimorbidität, so

Tabelle 31. Anteil der über 65jährigen an der Gesamtbevölkerung im Zeitablauf

Im Jahre	%
1871	4,7
1900	4,9
1939	7,3
1950	9,3
1968	12,8
1980	14,5

Tabelle 32. Gegenüberstellung des Prozentanteils der über- bzw. unter 60jährigen bei den häufigsten internen Erkrankungen

Krankheit	Männer		Frauen	
	unter 60	über 60	unter 60	über 60
Herzinsuffizienz	22,0	78,0	19,1	80,9
Hypertonie	36,0	64,0	25,6	74,4
Diabetes mellitus	36,5	63,5	26,5	73,5
Harnwegsinfekt	74,3	25,7	40,4	59,6
Arteriosklerose	7,5	92,5	11,4	88,6
Coronarinsuffizienz	45,5	54,5	25,0	75,0
Chron. Lebererkrankungen	54,5	35,5	51,5	48,5
Lungenemphysem	25,2	74,8	17,8	82,2
Pneumonie	41,8	58,2	26,3	73,7
Spondylosis def.	43,8	56,2	37,7	62,3
Carcinome	33,8	66,2	18,4	81,6
Apoplexie	24,5	75,5	8,5	91,5
Myokardinfarkt	32,5	67,5	—	100,0
Varicosis	38,0	62,0	41,8	58,2
Cholelithiasis	46,7	53,3	41,2	58,8
Adipositas	61,8	38,2	57,4	42,6
Struma	26,3	73,7	38,9	61,1
Intoxikationen	91,7	8,3	85,2	14,8

daß auch bei primär der chirurgischen Therapie zugänglichen Erkrankungen und Unfallfolgen stets zusätzliche Organkrankheiten verlaufsbestimmende Komplikationen hervorrufen können (Tabelle 32). Neben den erhöhten medizinischen Risiken sind auch noch eine Reihe vorrangig sozialer Probleme als wesentliche Teilaspekte im Rehabilitationsplan zu berücksichtigen. Es sind dies die Wohnbedingungen, die wirtschaftliche Lage und die familiäre Einbettung. Hier findet sich ein deutlicher Unterschied zwischen Großstadtbevölkerung und Kleinstadt oder ländlichen Strukturen. Eine Hochrechnung des gegenwärtigen Trends für das Jahr 1985 hat Speerschneider (Tabelle 33) vorgenommen. Danach sind

Tabelle 33. 1985 leben in Altenwohnheimen, Altenheimen und Altenpflegeheimen (Speerschneider, 1970)

8 %	der Bevölkerung von Städten über 100 000 Einw.
5,5%	der Bevölkerung von Städten mit Einw. zwischen 20 000 und 100 000
4,5%	der Bevölkerung von Gemeinden mit einer Einwohnerzahl unter 20 000

Heimeinweisungen in der Großstadt fast doppelt so häufig wie auf dem Lande anzutreffen. Schließlich zeigt die Einkommenslage der alten Menschen, wie sie Tabelle 34 darstellt, daß mit dem Tode des Ehepartners häufig auch die wirtschaftliche Basis für den Verbleib im alten Wohnmilieu nicht mehr ausreicht. So können Krankenhauseinweisungen und Ablauf der Rekonvaleszenz von zahlreichen psychologischen und sozioökonomischen Faktoren mitgeprägt werden, die sich auf die Mitarbeit im Rehabilitationsplan aus-

	männl. (in %)	weibl. (in %)	insgesamt (in %)
unter 150	1,2	8,3	5,2
150– 300	6,7	22,6	15,6
300– 600	30,7	46,6	39,6
600– 800	28,1	17,5	20,5
800–1200	21,7	6,1	12,7
1200–1800	7,6	1,4	4,1
1800 u. mehr	4,5	0,5	2,3

Tabelle 34. Nettoeinkommen der älteren Bevölkerung (65 Jahre und älter, 1971) (Statistisches Bundesamt. Die älteren Mitbürger, 1971 S. 52, zitiert in Fülgraff 1975) Mindestrente nach 25 Beitragsjahren (1972): 295 DM

wirken und schließlich auch das erreichbare Rehabilitationsziel bestimmen. Die Weltgesundheitsorganisation hat in ihrem 1976 verabschiedeten Programm über Disability Prevention and Rehabilitation sehr deutlich 3 verschiedene Kategorien voneinander unterschieden, die für den individuellen Rehabilitationsplan von entscheidender Bedeutung sind. Zunächst müssen wir neben der klinischen Diagnose den verbleibenden medizinischen Schaden beschreiben, wenn ein solcher trotz sachgerechter kurativer Maßnahmen entstanden ist. Sodann ist die daraus resultierende funktionelle Beeinträchtigung in bezug auf Beweglichkeit in der Wohnung und im Straßenverkehr, Selbständigkeit im Alltag, ökonomische Unabhängigkeit und Fähigkeit zur Kommunikation und zu partnerschaftlichen Beziehungen in der Familie und im Freundeskreis zu prüfen und gegebenenfalls durch Trainingsprogramme zu verbessern. Schließlich sind in einer dritten Stufe die sozialen Voraussetzungen zu prüfen, die es gestatten, die verbliebenen Fähigkeiten zu nutzen. Nur ausnahmsweise gelingt es heute, bei der Betonung der akuten Diagnostik und Therapie in unseren klinischen Einrichtungen und der kurzen Verweildauer, den gesamten Katalog der angeschnittenen Fragen sorgfältig zu klären und die vorübergehend eingeschränkten Funktionen entsprechend zu üben und gegebenenfalls Kompensationshilfen zu entwickeln. Der ärztliche Dienst verfügt durchweg nicht über das notwendige Angebot an Übungshilfen unter Einschluß von Krankengymnastik, Beschäftigungstherapie, klinisch-psychologischer Übungsprogramme und einer differenzierten Sozialfürsorge, so daß die eigentliche Aufgabe letztlich den Angehörigen und dem Hausarzt überlassen bleibt oder die Einweisung in ein Pflegeheim als scheinbar unvermeidlicher Ausweg angestrebt wird. Der Ausbau von Rehabilitationsabteilungen auch an Akutkrankenhäusern, wie er sich in zahlreichen Ländern bereits bewährt hat, ist auf die Dauer unvermeidlich, insbesondere wenn dabei auch teilstationäre Übungsangebote ermöglicht werden, die beispielsweise in England gerade in der Versorgung der Alten das Akutkrankenhaus entscheidend entlastet haben. Familien, die sich durch eigene Berufstätigkeit häufig nicht in der Lage sahen, das Übungsprogramm für Großvater oder Großmutter selbst durchzuführen, sind durchaus willens, die zunächst morgens und abends erforderlichen pflegerischen Teilaufgaben zu übernehmen, wenn das längerfristige Rehabilitationsprogramm über Tage von der Institution übernommen wird. Ein weiterer entscheidender Schritt in Richtung auf eine Reintegration partiell pflegebedürftiger alter Menschen in die Familie ist die Gewährung eines angemessenen Pflegegeldes, das sowohl im häuslichen Bereich als auch in Pflegeeinrichtungen in Anspruch genommen werden kann. Zur Zeit sind 90% der in Altenpflegeheimen aufgenommenen Patienten auf die Subventionen der Sozialhilfe angewiesen, weil Pflege nur im Krankenhaus als Versicherungsleistung gewährt wird, zu Hause oder im Heim dagegen selbst finanziert werden muß. Gegenwärtig sind von verschiedenen Seiten Pläne vorgelegt, ein solches Pflegegeld in die Leistungen der gesetzlichen Krankenversicherung einzubeziehen und in Übereinstimmung mit guten Erfahrungen im Ausland durch ambulante Pflegedienste die Familie bei der Versorgung alter und behinderter Menschen sachgerecht zu unterstützen.

Die Erfahrungen in den wenigen geriatrischen Einrichtungen der Bundesrepublik hat gezeigt, daß ein erhöhter personeller Einsatz und strukturierte körperliche und sozial-pschologische Übungsprogramme sehr wohl geeignet sind, ältere und behinderte Menschen erneut zu aktivieren und für eine partnerschaftliche Beteiligung am kommunalen Leben bereit zu machen, wenn die Schritte der sozialen Wiedereingliederung nicht zu groß sind und die Belastung der Familie in erträglichen Grenzen gehalten werden kann.

Krankengymnastische Maßnahmen

von Antje Hüter

Aus der staatl. anerk. Schule für Krankengymnastik an der Orthopädischen Klinik und Poliklinik der Universität Heidelberg

Grundsätzliche Probleme der krankengymnastischen Behandlung alter Menschen in der Chirurgie lassen sich gliedern in Gesichtspunkte der
— krankengymnastischen Vorbehandlung
— krankengymnastischen Begleitbehandlung
— krankengymnastischen Nachbehandlung,
wobei diese Dreiteilung nicht scharf abgegrenzt werden kann, sondern fließende Übergänge zeigt.

Unter *krankengymnastischer Vorbehandlung* verstehen wir alle die Maßnahmen, durch welche der Patient unsererseits auf den chirurgischen Eingriff vorbereitet werden kann. Sie erfolgt unter den Gesichtspunkten:
1. Einüben von Techniken zur Atemvertiefung
2. Einüben von Bewegungsabläufen zur venösen Rückstromförderung
3. Erklären der Maßnahmen, die postoperativ notwendig sind.
Zu 1.: Unabhängig von der Art des chirurgischen Eingriffs folgt diesem eine kürzere oder längere Phase der Immobilität des Patienten. In dieser Zeit ist es eine der wichtigsten Aufgaben auch des Krankengymnasten, einer Pneumonie vorzubeugen. Die dazu notwendigen Techniken zur Atemvertiefung und Belüftung der basalen Lungenabschnitte sollten — nach Möglichkeit — schon *vor* der Operation eingeübt werden, damit der Patient vom Tage des Eingriffs an mit ihnen vertraut ist. Pneumonieprophylaxe ist wenig sinnvoll, wenn sie nur einmal täglich für kurze Zeit durchgeführt wird. Der Patient muß die erforderlichen Atemübungen mehrmals am Tag auch selbständig durchführen können. Es ist daher wünschenswert, daß wir vor allem für den älteren Menschen eine entsprechende Vorbereitungszeit zur Verfügung haben, um diesen Lernprozeß erfolgreich in Gang setzen zu können. — Ich weiß, daß dieser Wunsch nicht immer erfüllt werden kann.
Zu 2.: Die für eine präoperative krankengymnastische Behandlung wünschenswerte Zeit dient neben dem Einüben pneumonieprophylaktischer Maßnahmen auch dem Erlernen von Techniken zur Thromboseprophylaxe. Pharmako- und Kompressionstherapie zur Thromboseprophylaxe sollten — soweit möglich — immer durch eine Bewegungstherapie ergänzt werden. Fuß-Tretbewegungen fördern durch die kräftige Muskelkontraktion den venösen Rückstrom. Wie bei der Atemtherapie gilt aber auch hier, daß mit einer zuverlässigen Wirkung nur dann gerechnet werden kann, wenn der Patient mehrmals am Tag sein kleines Übungsprogramm selbständig durchführt.
Zu 3.: Die Aktivierung des Patienten in der postoperativen Phase ist eines der wesentlichen Ziele krankengymnastischer Behandlung. Aktivierung bedeutet aber nicht nur das Mobilisieren senso-motorischer Fertigkeiten, sie sollte ganz bewußt auch den sozio-emotionalen Bereich in der Person des Kranken berücksichtigen. Dazu gehört, daß der Patient sich als handlungsfähiger Partner des Krankengymnasten zu verstehen lernt und mit ihm gemeinsam das Ziel größtmöglicher Selbständigkeit konsequent ansteuert. Solch ein aktives gemeinsames Handeln aber ist nur dann möglich, wenn der Patient mit Art und Absicht der postoperativ notwendigen krankengymnastischen Maßnahmen rechtzeitig ver-

traut gemacht wird. Die frisch und fröhlich hingeworfene Aufforderung: „So, nun wollen wir mal schön üben, damit Sie wieder auf die Beine kommen", mag wohlgemeint sein. Sicherlich trägt sie nur wenig dazu bei, die Anforderungen, die eine krankengymnastische Behandlung hinsichtlich Konzentration, Ausdauer und Geduld an den Patienten stellt, für diesen durchsichtig werden zu lassen. Wenn wir erfolgreiche Mitarbeit vom Patienten erwarten, wenn wir erreichen wollen, daß er *unser* Behandlungsziel auch als *sein* Ziel akzeptiert, dann sollten wir uns schon etwas mehr Zeit nehmen und ihm unser Handeln erklären.

Diese Zeit braucht der Krankengymnast von den verordnenden Ärzten, und zwar schon präoperativ!

Von *krankengymnastischer Begleitbehandlung* sprechen wir vom Zeitpunkt des operativen Eingriffs an bis zum Zeitpunkt der Entlassung des Patienten aus stationärer Behandlung. Sie erfolgt unter den Gesichtspunkten:

1. Pneumonie- und Thromboseprophylaxe
2. Anregen der Kreislauftätigkeit
3. Vermeiden von Inaktivitätsatrophien
4. Erhalten der Gelenkbeweglichkeit
5. Alltagshilfen
6. Wiederherstellen gestörter Funktionen
7. Ausgleichen von Funktionseinbußen.

Zu 1.: Die Techniken zur Atemvertiefung — präoperativ vom Patienten erlernt — werden zunächst unter Anleitung, später vom Patienten selbständig mehrmals am Tag durchgeführt. Gleiches gilt für den Einsatz der Muskelpumpe der Beine zur Thromboseprophylaxe.

Zu 2. bis 4.: Die Aufmerksamkeit des Krankengymnasten darf nicht nur dem operierten Körperabschnitt gelten, sondern soweit Art und Ausmaß des chirurgischen Eingriffes zulassen, soll der Patient vom ersten Behandlungstage an sozusagen „von Kopf bis Fuß" in ein aktives Übungsprogramm einbezogen werden.

Umlagerungen und dynamische Muskeltätigkeit beugen Kreislaufregulationsstörungen vor, verhindern Inaktivitätsatrophien, und wenn das vorhandene Bewegungsausmaß aller Gelenke ausgenutzt wird, lassen sich Kontrakturen vermeiden. Selbstverständlich muß die Dosierung eines solchen Übungsprogrammes sehr sorgfältig den Leistungsmöglichkeiten des alten Menschen angemessen sein.

Zu 5.: Der Tag hat 24 Std. Im günstigsten Fall aber kann jeder Patient allenfalls 30—60 min pro Tag krankengymnastisch behandelt werden, und bei optimaler präoperativer Anleitung gelingt es vielleicht noch, daß er für weitere 30—60 min pro Tag selbständig übt.

Pauschalierende Einschätzungen sind sicher fragwürdig. Dennoch können wir wohl davon ausgehen, daß der ältere Mensch größere Mühe hat, den Krankenhaustag aktiv zu gestalten. Wir müssen ihm deshalb Hilfen geben und ihm ganz alltägliche Bewegungsvorgänge bewußt machen, die seine Passivität auflockern können.

Oft sind es nur kleine Tips, die ihn befähigen, sich selbständig zu drehen, den Nachttisch zu bedienen oder beim Betten und bei der Körperpflege mitzuwirken. Solche Gebrauchsbewegungen werden vom Patienten oft nicht deshalb nicht genutzt, weil er dazu körperlich nicht in der Lage ist, sondern weil er in seiner Vorstellung Krank-Sein mit Passivität und Behandeltwerden verbindet. Leider wird er durch seine Umgebung noch immer viel zu oft in dieser rezeptiven Haltung bestärkt.

Zu 6. und 7.: Frakturen, Gelenkersatz, Amputationen, die hier beispielhaft für viele andere chirurgische Krankheitsbilder stehen sollen, bedürfen einer spezifischen krankengymnastischen Behandlung zur Wiederherstellung der Funktionsfähigkeit oder zum Ausgleich irreversibler Funktionseinbußen. Diese Behandlungsmaßnahmen im einzelnen darzustellen, gehört nicht in den Rahmen einer allgemeinen Übersicht. Ihr Ziel aber ist in jedem

Falle die weitestgehende Unabhängigkeit des Patienten bei der Bewältigung seiner Alltagsaufgaben.

Krankengymnastische Nachbehandlung soll gelten für die Zeit nach der Entlassung des Patienten aus stationärer Behandlung. Wir halten sie für sehr wesentlich vor allem deshalb, weil der Zeitraum der stationären Behandlung in den meisten Fällen kaum ausreicht, die Behandlungserfolge dauerhaft zu sichern. Bei der Nachbehandlung gelten folgende Gesichtspunkte:

1. Stabilisieren der Funktionsgewinne
2. Anleiten zur Eigentätigkeit
3. Anregen zur Teilnahme an Bewegungstrainingsgruppen.

Zu 1. und 2.: Neben der spezifischen krankengymnastischen Behandlung, entsprechend den Erfordernissen des jeweiligen Krankheitsbildes, gilt es in der Nachbehandlungsphase, den Patienten an seine reale häusliche Situation funktionell anzupassen. Die Behandlung während des Krankenhausaufenthaltes kann diese Anpassung nur vorbereiten; die Schwierigkeiten zeigen sich oft erst, wenn der Patient zu Hause das Gelernte selbständig anwenden soll. Werden die Funktionsgewinne nicht ausreichend stabilisiert, so gehen sie ohne fachkundige Anleitung rasch wieder verloren. Damit wird die Alltagsbewältigung zunehmend mühsamer, der Patient resigniert und begibt sich in die Pflegeabhängigkeit, die wir ihm eigentlich ersparen wollten.

Zu 3.: Wenn es dem Krankengymnasten im Verlaufe seiner Behandlung gelungen ist, dem älteren und alten Menschen seine Bewegungsfähigkeiten bewußt zu machen, so sollte es ihm auch gelingen, Freude an der Bewegung zu vermitteln. Freude heißt, daß der alte Mensch nicht nur zur Bewegung kommt, weil der Arzt sie ihm verordnet hat, sondern daß er die Erfahrung macht: Bewegung hilft mir, sie erleichtert mir die täglichen Aufgaben, sie gibt mir ein Gefühl größerer Sicherheit. Wenn wir diese Erfahrung vermitteln können, dann ist die Bereitschaft, auch über die verordnete Behandlung hinaus in Bewegung zu bleiben, größer. Und damit ist die Chance gegeben, daß der Patient sich einer der vielerorts bestehenden Bewegungstrainingsgruppen für alte Menschen anschließt.

Es ist selbstverständlich, daß die Gesichtspunkte der krankengymnastischen Behandlung des alten Menschen in der Chirurgie, so wie sie hier dargestellt sind, kein starres Gerüst sind. Sie müssen verstanden werden als ein flexibles Konzept, das durch jeden einzelnen Patienten die ihm angemessene Variation erfährt. Dabei ist es wichtig, daß der Krankengymnast die möglichen psychischen Merkmale des Alterns kennt, erkennt und berücksichtigt, wobei vor allem zu nennen sind:
— geringere Leistungsmotivation,
— Verlangsamung im Nachvollziehen komplexer Vorgänge (Bewegungsvorgänge),
— Nachlassen der Merkfähigkeit,
— mangelnde Flexibilität im Ein- und Umstellen auf neue Situationen,
— verlangsamtes Lerntempo.

Zu diesen psychischen Merkmalen treten körperliche Folgen des Alterungsprozesses auf, mit denen der Krankengymnast vertraut sein muß, wenn sein Übungsprogramm keine Überforderung darstellen oder gar schädigend wirken soll.
Hier handelt es sich in erster Linie um:
— geringere Dauerleistungsfähigkeit, bezogen auf Herz-Kreislaufleistung,
— geringere statische und dynamische Muskelleistungsfähigkeit,
— Nachlassen der Elastizität von Muskel- und Bindegewebe,
— daraus resultierend ein geringeres Bewegungsausmaß der Gelenke,
— und evtl. osteoporotische Knochenveränderungen mit erhöhter Frakturneigung.

Abschließend sei nochmals darauf hingewiesen, daß krankengymnastische Behandlung ihre Ziele nicht nur im somatischen Bereich suchen sollte. Körperliche Behandlungserfolge bleiben oft aus, weil der Blick auf sie eingeengt ist und vergessen wird, daß Bewegung auch Ausdruck der Person ist und nicht nur das reibungslose Funktionieren von Organsystemen. Die sozio-emotionalen Behandlungsziele zu erreichen, ist sehr viel schwieriger. Sie werden im Umgang mit den Kranken vermittelt und sind nicht als ‚Techniken‘ zu fassen.

Wünschenswert ist, daß der Krankengymnast sich seinem alten Patienten zuwendet in einer Weise, die auf Seiten des Patienten
— Vertrauen in die eigene Leistungsfähigkeit weckt,
— seine Hinwendung zur Umwelt fördert
— und seine Eigenaktivität und Selbständigkeit in allen Lebensbereichen anregt.

Vielleicht läßt sich auf diese Weise dazu beitragen, daß Altern von den Betroffenen (und auch von den noch nicht Betroffenen) nicht nur als „Defizit-Variante“ des Lebens aufgefaßt wird.

Zur Problematik rekonstruktiver Operationen an den Nierenarterien im höheren Lebensalter

von H. D. Jakubowski, H. Montag und F. W. Eigler

Aus der Abteilung für Allgemeine Chirurgie der Chirurgischen Universitätsklinik und Poliklinik, Klinikum der Gesamthochschule Essen

1954 berichteten Freeman u. Mitarb. als erste über eine prompte und anhaltende Blutdrucknormalisierung eines Patienten, bei dem eine linksseitige Nierenarterienstenose operativ beseitigt worden war. Obgleich seitdem die operative Therapie des renovasculären Hochdrucks in vielen Kliniken betrieben wird, ist die Indikation zur Operation bei Patienten jenseits des 40. bis 45. Lebensjahres nach wie vor umstritten (Shapiro u. Mitarb., 1969; Ernst u. Mitarb., 1973; Aldermann u. Schoenbaum, 1975; Dean u. Foster, 1977).

Unter 183 Patienten, die wir seit September 1971 wegen renovasculärem Hochdruck operiert haben, waren 33 älter als 50 Jahre. Bei diesen Patienten sahen wir eine Indikation zur Operation gegeben, wenn eine schwere Hypertonie bestand, die therapieresistent oder durch eine zusätzliche Einschränkung der Nierenfunktion kompliziert war. Wir haben die Krankheitsverläufe dieser Patienten analysiert, vor allem im Hinblick darauf, ob präoperativ Befunde oder Begleiterkrankungen vorlagen, die retrospektiv als Kontraindikation zu einem revascularisierenden Eingriff an den Nierenarterien hätten aufgefaßt werden müssen.

Tabelle 35: Die 33 Patienten, 13 Frauen und 20 Männer, waren im Mittel 55,4 Jahre, der älteste darunter 72 Jahre alt. Bei 17 Patienten lag eine rechtsseitige, bei 10 Patienten

Pat.	n	Alter	Lokalisation		
			rechts	links	bds.
Frauen	13	56,2	8	4	1
Männer	20	54,7	9	6	5
Gesamt	33	55,4	17	10	6

Tabelle 35. Krankengut, Lokalisation der Stenose bei renovasculärem Hochdruck im höheren Alter (Abt. für Allg. Chir., Universitäsklinikum Essen, 1. 9. 1971–30. 9. 1978)

eine linksseitige Stenose vor, 6mal waren beide Nierenarterien betroffen. Ein Bauchaortenaneurysma fand sich zusätzlich in 2 Fällen. 31 Patienten hatten Stenosen arteriosklerotischer Genese, bei 2 Patientinnen bestanden solche aus dem fibrodysplastischen Formenkreis.

Tabelle 36: Das bevorzugte Operationsverfahren war in 21 Fällen die direkte Desobliteration der A. renalis. 9mal wurde das Gefäß nach Stenosenresektion in die Aorta neu

Operationsverfahren	n
Direkte Desobliteration	21
Neuimplantation in die Aorta	9
Saphenainterposition	5
Resektion, End-End-Anastomose	3
Gesamt	38

Tabelle 36. Operationsverfahren bei 33 Pat. mit renovasc. Hochdruck im höheren Alter (Abt. für Allg. Chir., Universitätsklinikum Essen, 1. 9. 1971–30. 9. 1978)

implantiert, 5mal mußte ein Saphena-Interponat verwendet werden. In 3 Fällen ließ sich nach Resektion der Stenose und Mobilisation der Niere eine End-zu-End-Anastomose durchführen. Da doppelseitige Stenosen vorlagen, wurden insgesamt 38 revascularisierende Eingriffe durchgeführt.

Die postoperativen Komplikationen zeigt Tabelle 37: Von den 33 Patienten verstarben im direkten postoperativen Verlauf 5. Diese Letalität von 15% war höher als in der

Komplikation	n
Tod durch Herzinfarkt	4
Tod anderer Ursache	1
Arterielle Thrombose-Revascularisation	1
Arterielle Thrombose-Nephrektomie	1

Tabelle 37. Postoperative Komplikationen bei 33 Pat. mit renovasc. Hochdruck im höheren Alter (Abt. für Allg. Chir., Universitätsklinikum Essen, 1. 9. 1971– 30. 9. 1978)

Gruppe der unter 50jährigen, in der nur 3 von 150 Patienten verstarben (2%). 4 der 5 Patienten verstarben innerhalb der ersten 3 postoperativen Tage an einem Herzinfarkt, 1 Patient am 7. postoperativen Tage an rasch progredientem, nicht beherrschbaren Herz-Kreislauf-Versagen. In diesem Falle war primär eine beiderseitige Revascularisation durchgeführt worden. Postoperativ kam es zur Thrombosierung der rechten Nierenarterie. Da eine erneute Revascularisation nicht möglich war, erfolgte die Nephrektomie. Als Todesursache wurde wegen der terminalen Symptomatik ein Mesenterialverschluß angenommen, der jedoch nicht verifiziert werden konnte, da die Angehörigen des Verstorbenen eine Sektion verweigerten.

Eine weitere postoperative arterielle Thrombose ließ sich bei einem Patienten erfolgreich beseitigen. Bei keinem der 28 überlebenden Patienten haben wir postoperativ ein Nierenversagen beobachtet, das eine Hämodialyse erforderlich gemacht hätte.

Tabelle 38: Die Analyse der Todesfälle ergab bei allen Patienten präoperativ eine Erhöhung der harnpflichtigen Substanzen im Serum, 3mal bestanden kardiale Schädigungs-

Risikofaktoren	28 Überlebende	5 Verstorbene
Nieren-funktionsstörung	8	5
Herzinfarkt	1	1
EKG-Veränderungen	7	3
Doppelseitige Stenosen	3	3

Tabelle 38. Präoperative Risikofaktoren bei 33 Pat. mit renovasc. Hochdruck im höheren Alter (Abt. für Allg. Chir., Universitätsklinikum Essen, 1. 9. 1971–30. 9. 1978)

zeichen im EKG als Hinweis auf eine stenosierende Koronarsklerose, 1 Patient hatte vor 10 Monaten einen Myokardinfarkt erlitten. Bei 3 der 5 verstorbenen Patienten wurden beide Nierenarterien revascularisiert, in einem Falle zusätzlich ein Bauchaortenaneurysma reseziert. Die 28 überlebenden Patienten wiesen eine wesentlich niedrigere Rate an Risikofaktoren auf: 8 hatten eine kompensierte Niereninsuffizienz, 1mal lag ein Zustand nach Herzinfarkt vor, 7mal waren EKG-Veränderungen nachweisbar und 3mal wurde doppelseitig revascularisiert.

Das postoperative Blutdruckverhalten ist in Tabelle 39 dargestellt: 26 von 28 Patienten zeigten eine Normalisierung oder Besserung im direkten postoperativen Verlauf, d.h. der diastolische Blutdruck war im Normbereich ohne oder mit antihypertensiver Thera-

Blutdruck	Direkt pop.	2 J. pop.	4 J. pop.
Normal	10 (36%)	5 (36%)	3 (60%)
Gebessert	16 (57%)	9 (64%)	2 (40%)
Unverändert	2 (7%)	–	–
Gesamt	28 (100%)	14 (100%)	5 (110%)

Tabelle 39. Postoperatives Blutdruckverhalten bei 28 Pat. mit renovasc. Hochdruck im höheren Alter (Abt. für Allg. Chir., Universitätsklinikum Essen, 1. 9. 1971– 30. 9. 1978)

pie. Von 14 Patienten, die 2 Jahre post-operativ nachuntersucht wurden, waren 5 normoton und 9 hatten eine Hypertonie, die medikamentös gut einzustellen war. Von 5 Patienten, deren Operation 4 Jahre zurücklag, hatten 3 einen normalen und 2 einen gebesserten Blutdruck.

Unsere Ergebnisse bestätigen, daß auch jenseits des 50. Lebensjahres die Therapie des renovasculären Hochdrucks gute Ergebnisse erbringen kann (Ernst u. Mitarb., 1973; Dean u. Foster 1977). Wir halten allerdings eine Operationsindikation nur für gegeben bei therapieresistentem Hochdruck und renovasculär bedingter Einschränkung der Nierenfunktion, vor allem, wenn diese eine steigende Tendenz aufweist. Das Vorliegen weiterer Vor- oder Begleiterkrankungen bzw. Befunde, die auf solche hindeuten, wie z.B. Herzrhythmusstörungen, Schädigungszeichen im EKG, Zustand nach Herzinfarkt, stellt u. E. eine relative Kontraindikation zur Operation dar, da bei diesen Patienten mit einer hohen Operationsletalität gerechnet werden muß. In diesen Fällen ist die Indikation in enger Zusammenarbeit von Internisten und Chirurgen nach strengen Kriterien festzulegen. Doppelseitige Stenosen sollten nicht gleichzeitig, sondern im Abstand von Wochen oder wenigen Monaten operativ korrigiert werden (Dean u. Foster, 1977).

Das Schicksal beinamputierter alter Menschen

von K. Gräf und B. Miokovic

Aus der Chirurgischen Abteilung des Evangelischen Krankenhauses Oberhausen/Rhld.

Die Gangrän des Fußes ist eine Komplikation der arteriellen Verschlußkrankheit, die beim alten Menschen oft zur Amputation des Beines zwingt. Unbeweglichkeit, Abhängigkeit von fremder Hilfe und Isolation können die Folgen für ihn sein. Daher muß das Ziel des Eingriffs neben der Beseitigung der Nekrose und des Schmerzes sein, dem Patienten die unabhängige Fortbewegung zu ermöglichen. Unterarmgehstützen und Rollstuhl sind dazu weniger geeignet, vielmehr soll auch der alte Mensch nach einer Beinamputation mit einer Prothese versorgt werden. Dabei kommt er mit einer Unterschenkelprothese viel besser zurecht als mit einer Oberschenkelprothese. Das liegt neben dem Gewichtsproblem einmal daran, daß die Alterskyphose statisch eine leichte Beugung im Kniegelenk erfordert. Zum anderen würde eine Oberschenkelamputation das beim alten Menschen schon normalerweise erschwerte Gehen durch den fast völligen Verlust der musculären und articulären Tiefensensibilität weiter behindern. Wird schließlich später einmal die Amputation am anderen Bein nötig, so kann auch der alte Mensch mit zwei Unterschenkelprothesen noch gehen (Tabelle 40).

Tabelle 40
Veränderte Gehmechanik im Alter
Erhaltung der Tiefensensibilität
Doppelamputation

Vor dem Eingriff sollten Art und Ausmaß der Durchblutungsstörung durch eine Aortographie ermittelt werden. Sind die großen Gefäße durchgängig, wie häufig bei der diabetischen Gangrän, kann durch eine lumbale Sympathektomie versucht werden, die Amputation hinauszuschieben. Sind die Becken- oder Oberschenkelgefäße verschlossen, kann durch eine Bypassoperation unter Umständen der Unterschenkel erhalten werden. Von 1971 bis 1977 mußten wir bei 50 Patienten zwischen 60 und 86 Jahren eine Beinamputation vornehmen. Das Durchschnittsalter betrug 71,5 Jahre. 30 Patienten (= 60%) litten unter einem Diabetes mellitus. 44mal wurde der Oberschenkel einseitig und 3mal beidseitig abgesetzt, nur 3mal konnte der Unterschenkel erhalten werden. Davor ging 11mal eine Gefäßoperation im Oberschenkel- oder Beckenbereich voraus, 3mal eine lumbale Sympathektomie. Bei 5 Patienten wurde zunächst eine Unterschenkelamputation versucht (Tabelle 41). 13 Patienten verstarben nach dem Eingriff, das entspricht einer Mortalität von 26%, die anderen 37 blieben im Durchschnitt noch 42,5 Tage im Krankenhaus. Zum Zeitpunkt der Untersuchung waren weitere 11 Patienten durchschnittlich nach 3,3 Jahren verstorben. Über das Schicksal von 7 Patienten konnten wir keine Auskunft erhalten; es ist anzunehmen, daß auch sie zwischenzeitlich verstorben sind. Von den noch 19 lebenden Patienten kann ein 77jähriger Oberschenkelamputierter wegen schwerer allgemeiner Gefäßsklerose das Bett nicht mehr verlassen, 2 Patienten sind infolge der beidseitigen Oberschenkelamputation auf den Rollstuhl angewiesen. 16 Patienten, 14 Ober-

Voroperationen (n = 19)	Anzahl
Desobliteration	11
Sympathektomie	3
Unterschenkelamputation	5

Amputationen (n = 50)	
Oberschenkel einseitig	44
Oberschenkel beidseitig	3
Unterschenkel einseitig	3

Tabelle 41

und 2 Unterschenkelamputierte, bekamen ursprünglich eine Prothese angepaßt. Im allgemeinen geschah dies nach der Entlassung aus dem Krankenhaus; eine spezielle Gehschulung fand nicht statt. Die 2 Patienten mit Unterschenkelamputation und nur 6 Patienten mit Oberschenkelamputation können mit der Prothese frei gehen. Die restlichen 8 Oberschenkelamputierten, d.h. jeder zweite, müssen sich zu Hause mit Krücken und auf der Straße im Rollstuhl bewegen (Tabelle 42).

Spätergebnisse nach Amputation (n = 19)		Anzahl
bettlägerig	(einseitig oberschenkelamputiert)	1
Rollstuhl	(beidseitig oberschenkelamputiert 2)	10
	(einseitig oberschenkelamputiert 8)	
Prothese	(Oberschenkel 6)	8
	(Unterschenkel 2)	

Tabelle 42

Aufgrund unserer Erfahrungen sind folgende Maßnahmen nach der Amputation im Krankenhaus notwendig:
1. Frühmobilisation in den ersten Tagen. Dies gelingt besser, wenn der Patient bereits vor dem Eingriff das einbeinige Gehen an Krücken oder im Gehwagen geübt hat.
2. gleichzeitige krankengymnastische Stumpfvorbereitungen,
3. möglichst frühe Versorgung des Stumpfes mit der vollwertigen Prothese, indem der Bandagist etwa 2 Wochen nach der Amputation mit ihrer Herstellung beginnt,
4. eine intensive Gehschulung mit der Prothese (Tabelle 43).

Frühmobilisierung
Krankengymnastische Stumpfvorbereitung
Frühe Prothesenversorgung
Gehschulung

Tabelle 43. Postoperative Behandlungsgrundsätze

Wenn dem alten Patienten diese Voraussetzungen durch die eingespielte Zusammenarbeit des Chirurgen, Krankengymnasten und Bandagisten geschaffen werden, kann er trotz Beinamputation das Krankenhaus frei gehfähig verlassen.

Ergebnisse nach Oberschenkelamputationen im hohen Alter

von A. Schneider

Aus der Chirurgischen Klinik des Krankenhauses Detmold

Trotz aller Fortschritte in der rekonstruktiven Gefäßchirurgie steht leider noch oft am Ende des Leidens die Amputation einer oder mehrerer Extremitäten. Dieser Eingriff beeinflußt das weitere Lebensschicksal naturgemäß insbesondere bei älteren Patienten, welche sich der veränderten Situation nur sehr schwer anpassen können und in vielen Fällen ohnehin auf fremde Hilfe angewiesen sind.

Von 1974 bis Anfang 1977 wurden an der Chirurgischen Klinik Detmold bei 60 Patienten 64 Oberschenkelamputationen durchgeführt. Es handelte sich dabei um 39 Männer und 21 Frauen. Das Lebensalter der Patienten schwankte zwischen 44 bis 84 Jahren bei einem mittleren Alter von 71 Jahren. Die größte Gruppe fand sich bei Männern im 7. und 8. Lebensjahrzehnt und bei den weiblichen Patienten zwischen 70 und 80 Jahren.

In 58 Fällen erfolgte die Amputation wegen hochgradiger Durchblutungsstörungen der Beine — teils mit diabetischer Gangrän —, in 3 Fällen wegen Durchblutungsstörungen mit chronischer Osteomyelitis, in 2 Fällen wegen eines Malignoms und in 1 Fall wegen eines großen therapieresistenten Ulcus cruris mit Unterschenkelphlegmone bei einer nach Apoplexie gelähmten Patientin (Tabelle 44).

Bei allen Patienten wurden anamnestisch die Risikofaktoren ermittelt (Tabelle 45).

Indikation	Männer	Frauen	Gesamtzahl
Durchblutungsstörungen der Beine mit Gangrän	41	17	58
Durchblutungsstörungen mit Osteomyelitis	1	2	3
bösartige Tumoren	0	2	2
großes Ulcus cruris mit Unterschenkelphlegmonie	1	0	1
insgesamt	43	21	64

Tabelle 44. Indikationen zur Oberschenkelamputation

Tabelle 45. Risikofaktoren

Risikofaktoren	Männer		Frauen		Gesamt	
	n	%	n	%	n	%
Nicotin	34	87,1	2	9,5	36	60,0
Diabetes mellitus	19	48,7	14	66,6	33	55,0
Hypertonie	9	23,1	8	38,0	17	28,3
Adipositas	7	17,9	7	33,3	14	23,3
path. Herzbefund	28	71,8	14	66,6	42	70,0
Alter über 70 J.	19	48,7	17	81,0	36	60,0

Bei den Männern fanden sich in 87,1%, bei den weiblichen Patienten dagegen nur in 9,5% der Fälle Raucher. Wir sind jedoch der Überzeugung, daß insbesondere die Frauen Nicotinabusus bei der Aufnahmeuntersuchung verheimlichen. 48,7% der Männer und 66,6% der Frauen litten unter Diabetes mellitus.

Eine arterielle Hypertonie ergab sich bei 23,1% der Männer und bei 38,0% der Frauen. Eine Adipositas wurde bei Frauen mit 33,3% nahezu doppelt so häufig wie bei Männern mit 17,9% festgestellt.

Pathologische Herzbefunde waren bei Männern mit 71,8% und Frauen mit 66,6% gleich häufig.

Der Anteil der Patienten über 70 Jahren war bei Frauen mit 81,0% gegenüber 48,7% bei den Männern deutlich höher.

Zum Zeitpunkt der Nachuntersuchung waren insgesamt 29 Patienten (48,3%) verstorben. 12 Patienten (20%) sind innerhalb der ersten 30 postoperativen Tage verstorben. Ihr Lebensalter schwankte zwischen 63 und 83 Jahren, bei einem mittleren Alter von 72 Jahren. Todesursachen waren:
— akutes Herz-Kreislauf-Versagen in 7 Fällen
— Nierenversagen in 3 Fällen
— Myokardinfarkt in 1 Fall
— und Apoplexie in 1 Fall.

17 Patienten (28,3%) sind nach dem 30. postoperativen Tag — in der überwiegenden Mehrzahl nach Entlassung aus stationärer Behandlung — verstorben. Das Sterbealter lag zwischen 56 und 81 Jahren, bei einem mittleren Alter von 70 Jahren. Todesursachen hierbei waren:
— Herz-Kreislauf-Versagen in 9 Fällen
— Apoplexie in 5 Fällen
— und fortschreitende Tumorkachexie in 3 Fällen.

Die Verweildauer im Krankenhaus schwankte zwischen 12 und 131 Tagen und betrug im Durchschnitt 48 Tage. 1 Patient wurde infolge chronischer Eiterung nachamputiert und konnte nach 37 Tagen entlassen werden. 19 von 64 Oberschenkelstümpfen (29,7%) heilten primär und 34 (53,1%) sekundär. 11 Patienten (17,2%) verstarben noch bevor ihre Wunden verheilt waren.

31 Patienten (52%) konnten einige Monate bis 2 1/2 Jahre nach dem Eingriff nachuntersucht werden. Sie wurden unverhofft in ihrer häuslichen Umgebung aufgesucht, um eine exakte Auskunft über Mobilität, aktive Anteilnahme an ihrer Umwelt und soziale Stellung zu erhalten.

15 Männer und 4 Frauen sind mit einer Prothese versorgt worden, bei 2 weiteren Patienten war eine Prothesenversorgung vorgesehen. 6 Männer und 4 Frauen waren nur mit einem Krankenfahrstuhl mobil (Tabelle 46).

	Männer	Frauen	Gesamt	
			n	%
Prothesenversorgung durchgeführt	15	4	19	61,3
Prothesenversorgung vorgesehen	1	1	2	6,4
nur mit Krankenfahrstuhl beweglich	6	4	10	32,3
insgesamt	22	9	31	100,0

Tabelle 46. Rehabilitation bei 31 überlebenden Patienten

Von den 19 Prothesenträgern erreichten 11 eine gute, 6 eine befriedigende und 2 eine schlechte Gehfähigkeit. Auffällig war, daß trotz Angebot nur die Hälfte der Patienten eine sog. Gehschule besucht hatten (Tabelle 47).

| | Männer | Frauen | Gesamt | | nach |
			n	%	Gehschule
gut	9	2	11	57,9	5
mittel	4	2	6	31,5	3
schlecht	2	0	2	10,5	1
insgesamt	15	4	19	100,0	9

Tabelle 47. Mobilität der Prothesenträger

Die Untersuchungsergebnisse führen zu folgenden Forderungen für die Nachbehandlung alter amputierter Patienten:
— Unmittelbar nach der Operation muß neben aktiven und passiven Bewegungsübungen mit der physikalischen Stumpfbehandlung begonnen werden.
— Jeder amputierte Patient ist unabhängig von seinem Lebensalter einer eingehenden psychischen Untersuchung und Kontrolluntersuchungen zu unterziehen. Dabei ist zu beachten, daß sich gerade bei alten Patienten der Allgemeinzustand nach Entlassung aus stationärer Betreuung akut verändern kann. Stets sollte insbesondere bei einem alten Patienten eine rasche Versorgung mit einer Prothese angestrebt werden.
— Jeder mit einer Prothese versorgte Patient bedarf der ambulanten oder stationären Betreuung in einer sog. Gehschule.
— Zusätzliche Allgemeinerkrankungen, wie Hypertonie, Diabetes mellitus und andere bedürfen der sorgfältigen ärztlichen Behandlung.

Frührehabilitation nach gefäßbedingter Beinamputation

von W. Hölter, M. Echterhoff und H. Verfürden

Aus der Chirurgischen Abteilung des St. Barbara-Hospital Gladbeck

Trotz der Erfolge der operativen Behandlung der arteriellen Verschlußkrankheit bleibt entsprechend dem progredienten Verlauf der Grundkrankheit als ultima ratio oft nur die Amputation der unteren Extremität. Da bei den Betroffenen, meist älteren Menschen, eine längere Immobilisierung nach Amputation zu dauernder Bettlägerigkeit führen kann, ist eine möglichst frühzeitige Mobilisation anzustreben. Diese wird durch Anlage einer Behelfsprothese nach abgeschlossener Wundheilung wesentlich erleichtert. Während der Köcher der Behelfsprothese bisher aus Gipsbinden anmodelliert wurde, haben wir das an unserer Klinik entwickelte Polyurethan-Hartschaumverbandsystem unter anderem für die Gestaltung des Prothesen-Köchers nach Beinamputation in allen Höhen herangezogen. Dabei ist die Grundmethode in jedem Falle gleich: Das Polyurethan-2-Komponenten-System wird zur Herstellung des Prothesenschaftes nach intensiver Vermischung in einen vorgefertigten, mit Reißverschluß versehenen Baumwollschlauch eingefüllt und ausgewalzt (Abb. 14). Der kunststoffgefüllte Schlauch wird um den Amputationsstumpf gelegt und durch den Reißverschluß verschlossen (Abb. 15). Durch die hohe Querelastizität des Schlauches und das Aufschäumen des Kunststoffes kommt es zu einer fast idealen, passiven Anmodellierung des Köchers an den Stumpf. In den ersten Minuten kann der Köcher durch Finger- und Händedruck noch zusätzlich aktiv an den Condylen und Patellakanten anmodelliert werden. Nach einer Aushärtungszeit von ca. 20 min erfolgt die weitere Bearbeitung durch den Orthopädietechniker.

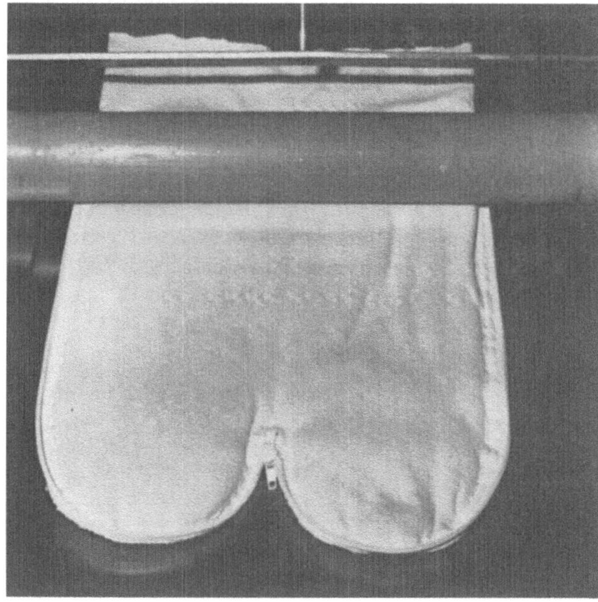

Abb. 14. Auswalzen des mit PU gefüllten Baumwollschlauches

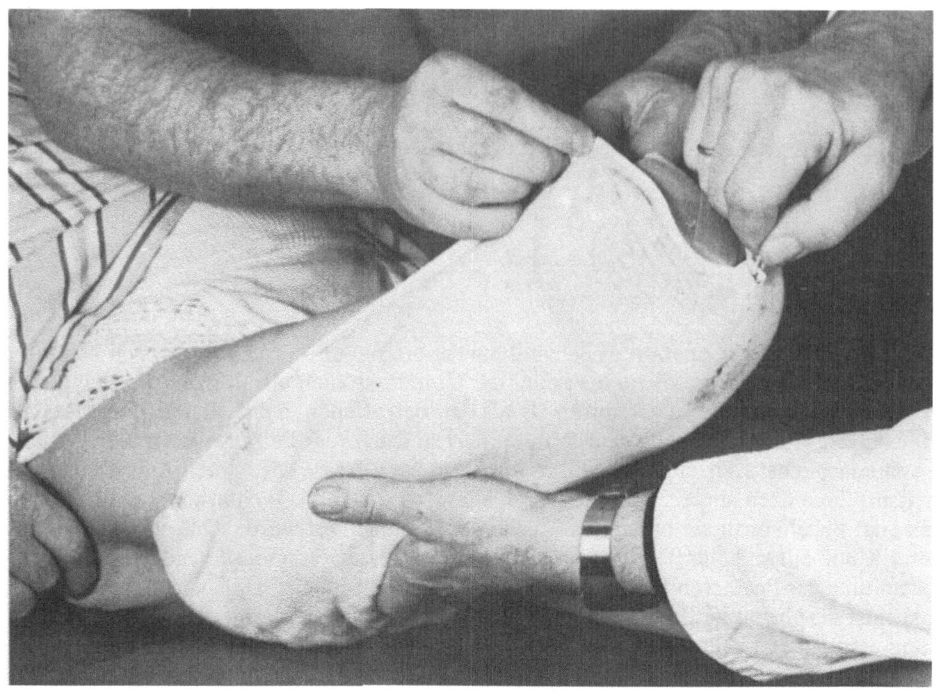

Abb. 15. Anlegen des Baumwollschlauches

Als Besonderheit ist für die Behelfsprothese nach Oberschenkelamputation zur Formung des Tuberaufsitzes eine vorgefertigte Schablone notwendig: über deren obere Kante wird der noch weiche Rand des Hartschaumschaftes bis zur Aushärtung fest angezogen. Hierdurch erhält man einen nach der anatomischen Form gestalteten Sitzrand. Durch Anlegen des Köchers noch auf dem Op.-Tisch wird das postoperative Wundödem vermieden. Der große Vorteil der Methode besteht in der schnellen und sauberen Fertigung, dem geringen Gewicht (ca. 1/3 vom Gipsköcher) und der Möglichkeit, die Prothese jederzeit zur Wundkontrolle leicht abzunehmen (Abb. 16).

Während der Gehschulung mit der kostengünstigen Behelfsprothese läßt sich bereits absehen, ob der Patient für die endgültige, entsprechend teure prothetische Versorgung geeignet ist (Abb. 17).

Besonders möchten wir auf die Vorzüge der Amputation im Kniegelenk gegenüber der herkömmlichen Oberschenkelamputation beim alten Menschen hinweisen: nur geringes Wundtrauma, schnellere Wundheilung, besserer Bodenkontakt sowie längerer Schwunghebel zum Führen der Prothese. Deswegen ist die Exartikulation im Kniegelenk an unserer Klinik zur Standardmethode bei gefäßbedingter Beinamputation geworden.

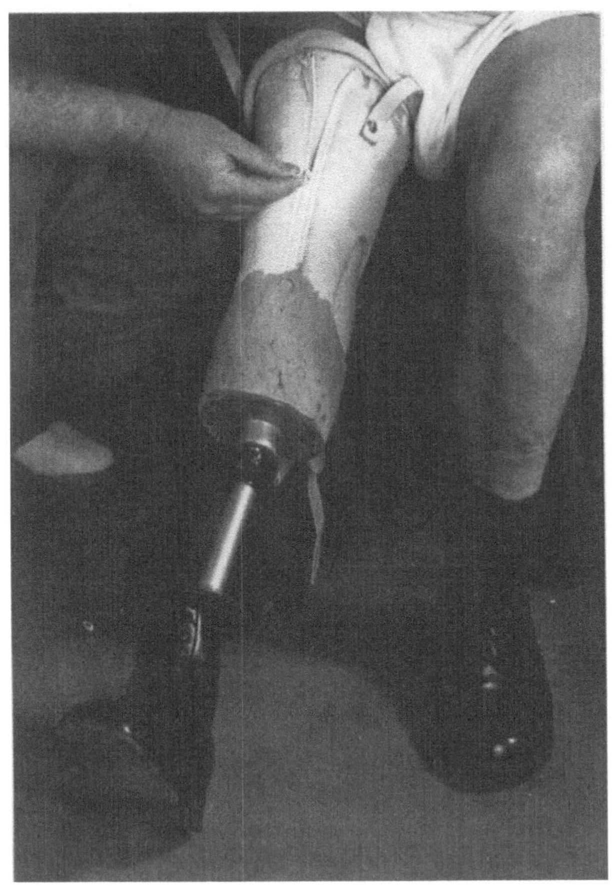

Abb. 16. Anziehen der fertigbearbeiteten
Prothese

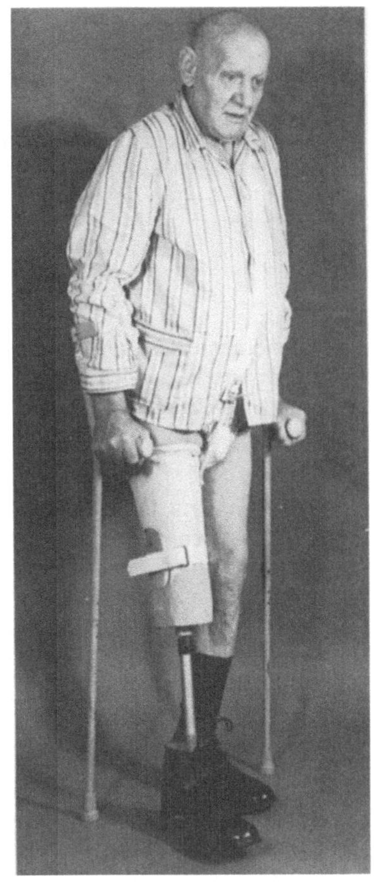

Abb. 17. 74jähriger Patient nach
Kniegelenksexartikulation

Die chirurgische Therapie des Ulcus cruris

von H. Zühlke und G. Görtz

Aus der Chirurgischen Klinik und Poliklinik des Klinikum Steglitz. Abteilung für Unfall-
und Wiederherstellungschirurgie

Unter einem Ulcus versteht man eine persistierende Wunde mit Substanzverlust der Haut
und darunterliegenden Gewebsschichten, wobei die reparativen Vorgänge von den de-
struktiven verdrängt werden. Jedes Ulcus erfordert zunächst eine Klärung der Ätiologie.
Aus der Vielzahl der Ursachen für eine Ulcusentstehung seien die für den alten Menschen
wichtigsten herausgegriffen:

1. Die Ulcusentstehung durch ein Trauma,
2. durch einen infektiösen, allergischen und toxischen Prozeß mit nekrotischer Ein-
   schmelzung des betroffenen Gebietes,
3. durch einen spontanen Gewebsuntergang in Folge gestörter Trophik, sei es durch Ano-
   xämie infolge Störung der arteriellen Blutzufuhr oder Asphyxie infolge Störung des
   venösen Blutabstromes,
4. Gewebsuntergang durch neurotrophische Störung, wie sie bei sympathischen, sensori-
   schen und vasomotorischen Fehlinnervationen vorkommen.

Trotz unterschiedlicher Genese der Geschwüre sind die Grundprinzipien der Behandlung identisch. Die Ziele der Therapie sind
1. Verbesserung der Zirkulation,
2. Beseitigung der Wundinfektion und
3. Verschluß des Hautdefektes.

Die Verbesserung der Zirkulation kann
1. durch eine operative Rekonstruktion der arteriellen Strombahn,
2. durch eine lumbale Ganglionektomie zur Verbesserung der Mikrozirkulation,
3. durch Behandlung der Begleiterkrankung,
4. durch gefäßaktive Substanzen,
5. durch Kreislauf- und Gefäßtraining und bei venösen Ulcera durch elastische Kompressionsverbände erreicht werden.

In unserem Krankengut überwiegen die arteriellen und traumatischen Ulcera. Ulcera
auf dem Boden einer venösen Insuffizienz werden fast immer durch den Dermatologen
behandelt und der Chirurg wird selten in die Therapie mit einbezogen.
Für den Gefäßchirurgen sind Lokalinfektionen ein Alptraum, da Wundheilungsstörungen allzu leicht zu einer Thrombosierung des Gefäßtransplantates oder zu nicht kontrol-
lierbaren Blutungen aus der Gefäßnaht führen können. Auch die Osteosynthese ist nicht
selten durch oberflächlich persistierende Wundinfektionen gefährdet.
Aus diesen Gründen verdient die externe Behandlung des Ulcus cruris als potentielle
Infektionsquelle besondere Aufmerksamkeit. In unserem Krankengut ist das trophisch-ar-
terielle Ulcus zu 80% mit einer Mischflora aus Bacterium coli, Pseudomonas aeruginosa,
Proteus, Staphylococcus aureus und Keimen der Bacteroidis-Gruppe besiedelt. Die Wunden sind häufig mit schmierigen Nekrosen belegt und weisen nur diskrete Granulations-
tendenzen auf. Häufig findet sich in der Umgebung eine floride Entzündung mit erhebli-

chem Ödem. Zur externen Ulcus cruris-Behandlung verwenden wir Polyvinyl-Pyrolidon-Jod mit saugfähigen Mullverbänden, die zweimal täglich erneuert werden. Die Salbe verflüssigt sich nach dem Auftragen und wird in den Verband aufgesaugt, wobei wegen der hydrophilen Eigenschaften das Wundsekret mit in den Verband aufgenommen wird. Schon nach wenigen Tagen beobachtet man ein Abklingen der floriden Entzündungsreaktion. Die PVP-Jod-Salbenbehandlung wird mit einem täglichen Bad mit 10%iger Kochsalzlösung und PVP-Jodlösung-Zusatz ergänzt. Diese hypertone Lösung beschleunigt die Granulation und reinigt den Ulcusgrund.

Bei größeren Defekten mit ausgedehntem Substanzverlust der Haut und sogar der Muskulatur ist eine frühzeitige Entfernung der Nekrosen erforderlich. Unter PVP-Jod-Behandlung kommt es zu einem schnellen spontanen Abheilen kleinerer Defekte. Nach intensiver antiseptischer Vorbereitung des Wundgrundes mit PVP-Jod werden größere Defekte mit Spalthaut und Spalthaut als Meshgraft gedeckt. Das Meshgraft entnehmen wir in einer Dicke von ca. 0,3–0,5 mm am Dermatom, ohne Erfassung der elastischen Fasern, da es bei einer dickeren Entnahme am Transplantat zu einer Kontraktur und an der Narbenstelle zu einem schlechten kosmetischen Ergebnis kommt.

Meshgraft hat den Vorteil, daß auch bei stärkerer Wundsekretion das Sekret durch die Maschen gut abfließen kann. Nach der Nekrosenabtragung ist ein weiteres Abwarten der Wundgranulation zur Meshgraftdeckung nicht notwendig. Das Meshgraft-Transplantat stellt kaum Anforderungen an den Wundgrund und heilt auch ohne Granulation und bei leicht infizierten Wunden gut an. Das Hauttransplantat selbst hat einen guten antiseptischen Einfluß auf die Wundheilung. Die Wundheilungszeiten lassen sich wegen der Verschiedenartigkeit der Ulcera in der Durchblutung, Größe des Defektes und Lokalisation und Schwere der Keimbesiedlung nicht standardisieren.

Zum Abschluß noch ein Beispiel aus der Traumatologie: Die Abb. 18–21 zeigen eine 78jährige Patientin mit einer zweitgradigen offenen Unterschenkelfraktur, bei der das Trauma die chronisch-arterielle Verschlußerkrankung manifestiert und zu einer großen Ulceration geführt hat. Nach Nekrektomie erfolgt die Deckung des Defektes mit Meshgraft. Abb. 21 zeigt dieselbe Patientin zwei Monate später bei einer Kontrolluntersuchung.

Genaue Kenntnisse der Patophysiologie des Ulcus cruris haben zu einer differenzierten Behandlung geführt. Eine genaue differential-diagnostische Abklärung ist zu fordern, bevor eine endgültige Behandlung eingeleitet wird. In jedem Fall muß über die lokale Therapie der Hautläsion hinaus die Grunderkrankung angegangen werden, sofern man eine wirkliche Heilung oder wenigstens Rezidivfreiheit über längere Zeit hinaus anstrebt. Die

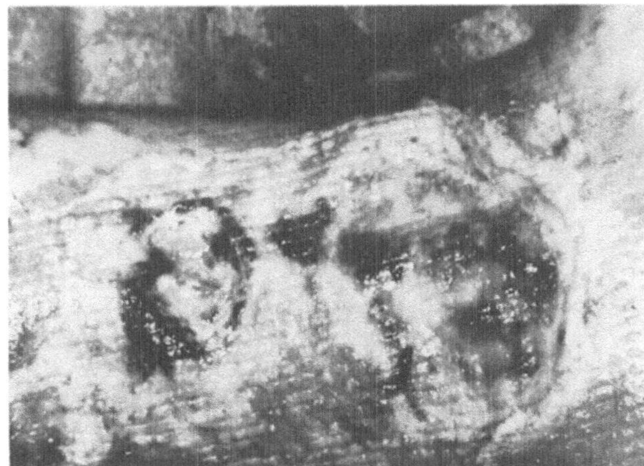

Abb. 18. Chronische Ulceration mit eitrigen nekrotischen Wundbelägen

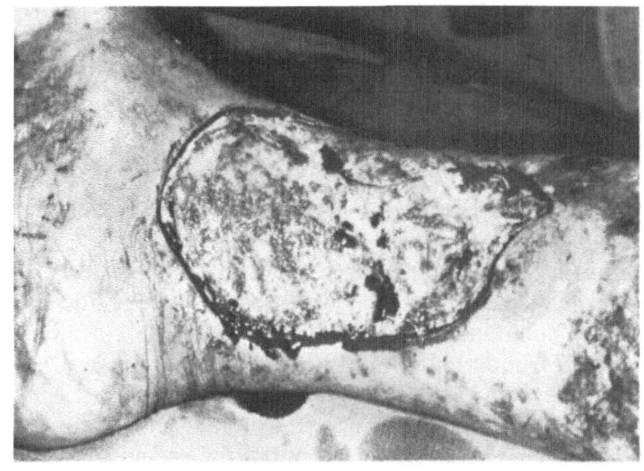

Abb. 19. Excision des Ulcus nach Reinigung mit PVP-Jod-Salbe

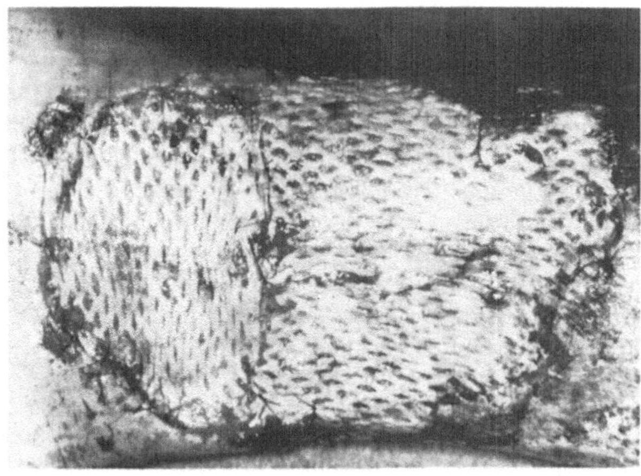

Abb. 20. Plastische Deckung des Ulcus mit Meshgraft

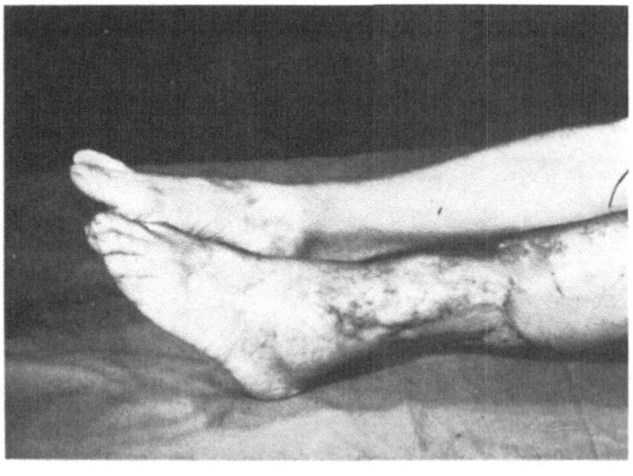

Abb. 21. Abheilung eines ausgedehnten mit Meshgraft gedeckten Ulcus

gezielte externe mikrobicide und granulationsfördernde Behandlung mit Polyvinyl-Pyrolidon-Jod ist zu empfehlen. Kleine Ulcera heilen unter dieser Behandlung ab, größere Defekte sollten auch beim alten Menschen frühzeitig mit Spalthaut oder Meshgraft gedeckt werden.

Literatur zum Abschnitt A

Aldermann, H.M., Schoenbaum E.E.: Detection and treatment of hypertension at the worksite. New Engl. J. Med. *293*, 65 (1975)

Andersen, B., Genster, H., Landberg K.: Geriatric surgery in a community. Acta chir. scand. (Suppl.) 354 (1965)

Baumann, J.U., Ruepp, R.: Die Biomechanik der Beinprothesenversorgung im Alter. Orthopäde *7*, 106 (1978)

Baumgartner, R.: Beinamputationen und Prothesenversorgung bei arteriellen Durchblutungsstörungen. Bücherei der Orthopäden, Bd. 11 Stuttgart: Enke 1973

Beecher, H.K.: Effect of laparotomy on lung volume. J. clin. Invest. *12*, 651 (1933)

Beersiek, F., Niebel, W., Kindhäuser, V.: Problematik der Dickdarmchirurgie im hohen Lebensalter (ds. Buch S. 171)

Bisping, H.-J., Irnich, W.: Beeinflussung von implantierten Herzschrittmachern durch Fernseh- und Rundfunkgeräte. Dtsch. med. Wschr. *101*, 668 (1976)

Blake, R., Lynn, J.: Emergency abdominal surgery in the aged. Br. J. Surg. *63*, 956 (1976)

Blömer, A., et al.: Entwicklung und Anwendung eines neuen Kunststoffstützverbandes aus Polyurethan. Arch. orth. Unfall-Chir. *85*, 1 (1976)

Blume, O.W., Hauss, H., Kuhlmeyer, E., Oberwittler, W.: Abschlußbericht der interdisziplinären Untersuchung über den Gesundheitszustand älterer Menschen, unter besonderer Berücksichtigung ihres sozialen Status und ihrer gesellschaftlichen Kommunikation. MAGS Altenhilfe 2, 49 (1974)

Bodechtel, G.: Zur Klinik der cerebralen Kreislaufstörungen. Verh. dtsch. Ges. Kreisl.-Forsch. *19*, 109 (1953)

Bundesministerium für Arbeit und Sozialordnung: Sozialbericht 1970

Burgess, E.M., et al.: The Management of Lower Extremity Amputees using Immediate Post-surgical Prostheses. Clin. Orthop. *57*, 137 (1968)

Burnett, W., McCaffrey, J.: Surgical procedures in the elderly. Surg. Gynecol. Obstet. *134*, 221 (1972)

Buttermann, G., u. Mitarb.: vorgetragen 5. Rothenburger Gespräch (20./21. 5. 1977)

Davies, D.F., Schock, N.W.: Age Changes in Glomerular Filtration Rate, Effective Renal Plasma Flow and Tubular Excretory Capacity in Adult Males. J. Clin. Invest. *29*, 496 (1950)

Dean, R.H., Foster, J.H.: Surgical management of renovascular hypertension in older patients. Med. Clin. N. Amer. *61*, 643 (1977)

Delank, H.W.: Neurologische Probleme zum Thema Unfall und alter Mensch. Hefte zur Unfallheilkunde *121*, 29 (1974)

De Meester, T.R., van Heertum, R.L., Kavas, J.R., Watson, R.L., Hansen, J.E.: Preoperative evaluation with differential pulmonary function. Ann. thorac. Surg. *18*, 61 (1974)

Dietze, F.: Geriatrische Aspekte des Wasser- und Elektrolythaushaltes. Altersforsch. *22*, 265 (1969)

Dohrmann, R., Hoeppener, H.-J.: Chirurgische Pathophysiologie des hohen Lebensalters. Chirurg *43*, 145 (1972)

Dorndorf, W.: Schlaganfälle. Stuttgart: Thieme 1975

Ernst, C.B., Stanley, J.C., Marshall, F.F., Fry, W.J.: Renal revascularization for arteriosclerotic renovascular hypertension: Progonostic implications of focal renal arterial vs. overt generalized arteriosclerosis. Surgery *73*, 859 (1973)

Ferlinz, R.: Lungen- und Bronchialerkrankungen. Stuttgart: Thieme 1974

Fischer, J.D., Furmann, S., Mehra, R.: Termination of ventricular tachycardie by bursts of rapid ventricularpacing. Cardiac pacing. Proceedings of the Vth. international symposium, p. 194. Amsterdam, Oxford: Excerpta Medica 1977

Freeman, N.E., Leeds, F.H., Elliot, W.G., Roland, S.I.: Thromboendarterectomy for hypertension due to renal artery occlucion. J. Amer. Med. Ass. *156*, 1077 (1954)

Fülgraff, B.: Offene Hilfen für Alte und Pflegebedürftige. In: Handbuch der Sozialmedizin, Bd. III. Stuttgart: Enke 1976

Funke, H.D., Neumann, G.: Implantierbare Schrittmacher zur Behandlung tachycarder Rhythmusstörungen. Rhein. Ärztebl. *9*, 358 (1978)

Gänshirt, H.: Der Hirnkreislauf. Stuttgart: Thieme 1972

Gessler, U.: Akute und chronische Urämie bei chirurgisch Erkrankten. Chirurg *44*, 401 (1973)

Gottstein, V.: Pathogenese und Risikofaktoren der zerebralen Ischämie. Akt. neurol. *4*, 65 (1977)

Grädel, E., Nissen, R.: Alterschirurgie. Fortschr. Med. *7*, 259 (1963)

Gurry, J.F., Ellis-Pegler, R.B.: An elemental diet as preoperative preparation of the colon. Br. J. Surg. *63*, 969 (1976)

Hegemann, G., Bünte, H.: Allgemeine Faktoren, die das Operationsrisiko im Alter erhöhen. 23éme Congrès de la Societé internationale de Chirurgie, Buenos Aires 1969. Imprimerie medicale et scientifique Bruxelles 1969, p. 67

Herrschaft, H.: Differentialdiagnose der zerebralen Durchblutungsstörungen. Diagnostik *8*, 460 (1975)

Heyden, S.: Spontanverlauf zerebraler ischämischer Attacken. Vortrag, gehalten auf der Jahrestagung d. dtsch. Ges. f. Neurologie, Berlin 1978

Himmler, Ch., Wirtzfeld, A., Präuer, H., Seidl, K.H.: Herzschrittmacherchirurgie — auch beim alten Menschen. Dtsch. Ärztebl. *36*, 2163 (1977)

Holford, C.P.: Graded compression for preventing deep venous thrombosis. Br. Med. J. *1976 II*, 969

Hölter, W.: In: Praxis der Neofrakt-Technik. Blömer, A. (Hrsg.). Stuttgart: Thieme 1978

Hölter, W., Verfürden, H.: Prothetische Frühversorgung nach Beinamputation mit einem Polyurethan-Hartschaumverbandsystem. Orth. Techn. *29*, 19 (1978)

Huber, G.: Psychiatrie, Stuttgart, New York: Schattauer 1976

Irnich, W.: Sind konventionelle Schrittmacher mit Quecksilber-oxid-Batterien noch zu rechtfertigen? Dtsch. med. Wschr. *102*, 951 (1977)

Jakubowski, K.D., Montag, H., Eigler, F.W.: Zur Problematik rekonstruktiver Operationen an den Nierenarterien im höheren Lebensalter (ds. Buch S. 57)

Jüngst, S.: Funktionelle Mindestanforderungen vor thoraxchirurgischen Eingriffen und die Möglichkeit ihrer Trainingsbeeinflussung. Kongreßbericht, Wiss. Tagung der Norddt. Gesellschaft für Tuberkulose und Lungenkrankheiten *12*, 118 (1975)

Kakkar, V.V.: Circulation *51*, 8 (1957)

Kindhäuser, V., Schmidt, G., Beersiek, F.: Pathophysiologische Gesichtspunkte bei der postoperativen Infusionstherapie im Greisenalter (ds. Buch S. 27)

Kottman, F., Dostal, G.: Probleme der Gallenchirurgie im höheren Lebensalter (ds. Buch S. 213)

Kretschmer, G., Piza, F.: Die Rolle der Amputation im Behandlungsplan der chronischen arteriellen Verschlußkrankheit der unteren Extremität. Wien. med. Wschr. *123*, 150 (1973)

Linder, F., Vogt-Moykopf J.: Die chirurgische Behandlung des Bronchialkarzinoms. Dtsch. med. Wschr. *92*, 1193 (1967)

Lindner, O.: Geriatrische Rehabilitation als sozialmedizinisches Problem. Geriatrie *1977*, 378

Littmann, K., Albrecht, K.H.: Probleme der Altersappendicitis (ds. Buch S. 161)

Meyer-Rohn, J.: Zur Bakteriologie des Ulcus cruris. Zbl. Phlebologie *2*, 110 (1963)

Nadvornikova, H.: Konzentrations- und Dilutionsfähigkeit der Niere bei Erwachsenen im Alter. Z. Inn. Med. *23*, 810 (1968)

Noetzel, H.: Struktur und Funktion des Nervensystems und seine Erkrankungen. In: Handbuch der Allgemeinen Pathologie. F. Roulet (Hrsg.), Bd. III/3, Teil II, Berlin, Heidelberg, New York: Springer 1968

Pichlmayr, R., Wiegrefe, K., Coburg, A.J.: Indikationsprobleme der Appendicitis (kritische Betrachtung der Statistik). Langenbecks Arch. Chir. *334*, 859 (1973)

Proske, R.: Am Ende unserer Zukunft? Hamburg: Verlag Olde Hansen 1972

Radi, I., Baumgartner, R.: Der nicht rehabilitierte Beinamputierte. Arch. phys. Ther. *21*, 455 (1969)

Ratschow, M.: Angiologie. Stuttgart: Thieme 1959

Regli, F., Berger, J.P.: Richtlinien zur Behandlung akuter ischämischer zerebrovaskulärer Erkrankungen. Akt. neurol. *4*, 77 (1977)

Reilich, H., Ehlers, P.N.: Operative Eingriffe bei Schrittmacherträgern. Pacemaker Digest (im Druck)

Rothlin, M., Bühlmann, A.A.: Aussagekraft der Lungenfunktionsprüfung im Hinblick auf Herzoperationen. Thoraxchirurgie *21*, 205 (1972)

Sabri, S., Roberts, V.C., Cotton, L.T.: Prevention of early postoperative deep vein thrombosis by passive exercise of leg during surgery. Br. Med. J. *1971*, 82

Schaefer, P., Meyer-Erkelenz, J.-D., Effert, S.: Lungenfunktion und Operabilität. Dtsch. med. Wschr. *103*, 123 (1978)

Schaefer, P., Meyer-Erkelenz, J.D., Effert, S.: Lungenfunktion und Operabilität. Dtsch. med. Wschr. *103*, 129 (1978)

Schaudig, A., Beyer, J., Zimmermann, M.: Technik und Ergebnisse der Schrittmachertherapie. Chirurg *48*, 129 (1977)

Schmauss, A.K., Arlt, E.: Morphologische Befunde, postoperative Komplikationen, Letalität und Liegedauer nach Amputationen wegen Durchblutungsstörungen. Z. ärztl. Fortbild. (Jena) *64*, 84 (1970)

Schmitz, R.: Zur Klinik und Therapie von Unterschenkelgeschwüren bei behinderter Gefäßfunktion. Derm. Vschr. *151*, 601 (1965)

Schöntag, H., Schottle, H., Thies, U.: Zur Indikation und Technik der Meshgraft-Transplantation nach Tanner-Vandeput. Chirurg *49*, 54 (1978)

Schopenhauer, A.: Aphorismen zur Lebensweisheit − vom Unterschied der Lebensalter.

Schriftenreihe des Instituts für Sozialpolitik und Sozialreform. Hrsg. Dr. Karl Kummer − Institut Wien, 2/3/1974

Schwilden, E.D., Wedell, J., Djie, S.S.: Zum Problem intrathorakaler Operationen bei Herzschrittmacherpatienten. Thoraxchirurgie *22*, 102 (1974)

Sen, S., Doenecke, P.: Behandlungsprinzip und Elektrokardiogramm bei intakten Schrittmachersystemen. 2. Allg. Med. *54*, 1105 (1978)

Shapiro, A.P., Perez-Stable, E., Scheib, E.T., Bron, K., Moutsos, S.E., Berg, G., Misage, J.R.: Renal artery stenosis and hypertension. Amer. J. Med. *47*, 175 (1969)

Siddons, H.: Pacemakers. The long-term cost. Lancet *1976 I*, 192

Sigg, K.: Varizen, Ulcus cruris und Thrombose. Berlin, Heidelberg, New York: Springer 1976

Stahlgren, L.H.: An analysis of factors which influence mortality following extensive abdominal operations upon geriatric patients. Surg. Gynecol. Obstet. *113*, 283 (1961)

Tan, Djiem-Hoo: Möglichkeiten der geriatrischen Rehabilitation. Inaug. Diss. der Med. Fakultät Köln, 1978

Tanner, J.C., Vandeput, J., Bradley, W.A.: Two years with mesh skin grafting. Am. J. Surg. *111*, 543 (1966)

Uhl, O.: Präoperative Beurteilung der Lungenfunktion und postoperative Prognose bei Thoraxoperationen. Med. Klin. *68*, 243 (1973)

Vischer, A.L.: Das Alter als Schicksal und Erfüllung. Basel: Schwabe 1955

Vollmar, J.: Rekonstruktive Chirurgie der Arterien. 2. Aufl. Stuttgart: Thieme 1975

Vollmar, J., Marquardt, E., Schaffelder, G.: Amputationen bei arteriellen Durchblutungs-
störungen. Chir. Praxis *15,* 183 (1971)
Wieck, H.H.: Zerebrale und periphere Durchblutungsstörungen. Nilans, München,
Lugano: Aesopus-Verlag 1974
Winkler, E.: Die plastische Chirurgie des Ulcus cruris. Zbl. Phleb. *2,* 57 (1963)
Wüst, H.J., Godehart, E., Günther, H., Sandmann, W., Zumfelde, L.: Modifikation der
Wirkung der Periduralanalgesie in der postoperativen Phase durch die intraoperative
Anaestesiemethode. Vortrag Nr. 23, Symposium: Neue Aspekte in der Regionalanae-
sthesie. Düsseldorf, 3.—4. Juni 1978

B. Der hüftgelenknahe Oberschenkelbruch des alten Menschen

Podiumsgespräch

Leiter: Herr Rehn, Bochum

8,7 Mill. Menschen sind in der Bundesrepublik älter als 65 Jahre. In dieser Altersgruppe sind endogene Faktoren oder Erkrankungen teilweise oder ausschließlich Unfallursache in 15 bis 30%. Vor dem Hintergrund interner Erkrankungen (Hypertonie, Herzerkrankungen, Durchblutungsstörungen, pulmonale Erkrankungen und Diabetes mellitus) ist bei der Indikation zur Operation hüftgelenknaher Oberschenkelbrüche vom biologischen Lebensalter bzw. der Lebenserwartung auszugehen. Entscheidend ist die Frühmobilisierung. Je nach Allgemeinzustand sind ein Großteil der Eingriffe als Notfalloperationen aufzufassen. Bei *manifesten* kardio-respiratorischen Insuffizienzen und entgleisten Stoffwechsel- und Elektrolytstörungen ist präoperativ eine mit Internist und Anaesthesist abzusprechende medikamentöse Einstellung und Vorbereitung erforderlich. Der Satz, daß „der alte Patient sich nie in einem besseren Zustand befände als zum Zeitpunkt des Unfalles und der stationären Aufnahme", ist vielfach falsch.

Alte Menschen können die behandelte verletzte Extremität nur bedingt entlasten. Dieser Gesichtspunkt ist bei der Operationsplanung und Durchführung ebenso entscheidend wie für die Analyse von Fehlschlägen der Osteosynthesen.

I. Die mediale Schenkelhalsfraktur

In der Regel stehen nur operative Behandlungsmaßnahmen, entweder mit dem künstlichen Hüftgelenkersatz oder der Osteosynthese zur Verfügung. Nur eingestauchte Abduktionsfrakturen sind keine Operationsindikation und können konservativ behandelt werden, weil sie bis zu einem gewissen Grad belastungsstabil sind. Bei kopferhaltenden Osteosynthesen ist der Verlauf der Bruchlinie (Einteilung nach Pauwels), die Dislokation und folglich die mögliche Zerreißung der ernährenden Kopfgefäße und die Osteoporose zu berücksichtigen. Bei biologisch jüngeren Patienten lohnt sich die Kopfhaltung bei wenig verschobenen Frakturen, wobei zu berücksichtigen ist, daß mit der Rarefizierung trajektorieller Strukturen im Bereich des Schenkelhalses beim älteren Menschen regelrechte Knochendefekte im Bereich des Collum femuri nachzuweisen sind. In diesem Zusammenhang bezweifelt die Expertenrunde, ob eine Osteosynthese mit mehreren Spongiosaschrauben, die sich divergierend im Hüftkopf verzweigen, der Vorbedingung einer zumindest teilbelastbaren Osteosynthese entsprechen, weil die Möglichkeit der Verankerung reduziert ist.

Im Hinblick auf die Frühmobilisierung und Belastbarkeit stellt der totale künstliche Hüftgelenkersatz die sicherste Methode dar. Es herrscht der Eindruck vor, daß der totalprothetische Ersatz mit Einbau auch einer künstlichen Pfanne im Hinblick auf Blutverlust und Verlängerung der Operationszeit keine zusätzliche Belastung bedeutet. Entscheidend ist die Erfahrung des Operateurs mit der jeweilig von ihm anzuwendenden Methode. Der Einsatz einer reinen Kopfstielprothese ohne Pfannenersatz wird allgemein abgelehnt, da es relativ rasch zu einer Schädigung der Knorpelfläche und zu einem lateralen Auswandern des Pfannenlagers kommt. Mit prothetischen Alternativmaßnahmen im Sinne der sog. Duoprothese oder „Monk"-Prothese, welche beide eine total-prothetische, artikulierende Einheit bilden, wurden bisher zu wenige Erfahrungen gesammelt.

II. Pertrochantäre Frakturen

Für die Prognose dieser Frakturen ist der Grad der Frakturierung und die Stabilität und Dislozierung der Fragmente sowie die Abstützung am Adamschen Bogen entscheidend. Weder einteilige Osteosynthesemittel in Form von Winkelplatten, noch die in letzter Zeit propagierten elastischen Rundnagelosteosynthesen nach Ender und Simon-Weidner bieten eine genügende Abstützung bei verlorengegangenem Adamschen Bogen. Zweiteilige Laschennägel bergen den Nachteil der Instabilität am Übergang zwischen dem Schenkelhals- und Schaftanteil. Entscheidend für ein gutes Ergebnis ist die ausreichende Valgisierung des Schenkelhalses und Hüftkopfes. Zwar steht unter den Teilnehmern des Rundtischgespräches die Osteosynthese der pertrochantären Frakturen außer Zweifel, eine direkte Empfehlung für eines der in Frage kommenden Verfahren, insbesondere eine Entscheidung zwischen Winkelplattenosteosynthese und Ender-Nagelung kann nicht gegeben werden. Oberstes Gebot bei derartigen Risikofällen muß es sein, das Verfahren anzuwenden, welches man am besten beherrscht. Für den Ungeübten mag das im Prinzip einfache Verfahren der Ender-Nagelung jedoch ebenfalls technische Schwierigkeiten bringen. Während als wesentlicher Vorteil dieser Methode der geringe Blutverlust angesehen wird, herrscht Einigkeit darüber, daß bei instabilen Frakturen die Ender-Nagelung keine Stabilität verbürgt und Rotationsfehler auftreten, so daß beim sehr alten Menschen mit der Notwendigkeit der Belastbarkeit Einschränkungen bestehen. Mit der Empfehlung, daß der Individualfall auch individuell behandelt werden muß, erscheint es den Teilnehmern dennoch notwendig, über vergleichbare größere Statistiken fundiertere Aussagen zu bekommen. Letztlich wird angeführt, daß neben dem Blutverlust die Operationszeit als eigentlicher Risikofaktor anzusehen ist und daß die verlängerte Repositionszeit bei Rundnagelosteosynthesen das Verfahren wieder relativiert. Bei fehlender medialer Abstützung ist eine primäre Spongiosaplastik am medialen Bruchspalt in Höhe des Adamschen Bogens angezeigt. Dies gilt auch im Falle einer Verbundosteosynthese. Die Verbundosteosynthese hat ihre Indikation darüber hinaus in Verbindung mit instabilen osteoporotischen Brüchen und Brüchen mit fehlender Abstützung. Es empfiehlt sich, vorher aus dem Trochanter major Spongiosa zu entnehmen und als Implantat die Condylenplatte zu verwenden. Es ist bekannt, daß es trotz Verbundosteosynthesen zur knöchernen Ausheilung der Fragmente kommt.

Bei wenig frakturierten, basalen pertrochantären Frakturen ist es möglich, den Einsatz einer Totalendoprothese zu diskutieren, zumal ein sofort belastbares Ergebnis erwartet werden kann. Voraussetzung dafür ist jedoch der weitgehende Erhalt des Trochantermassivs. Einigkeit herrscht darüber, daß die sog. Tumorprothese (Krückstockprothese) auf eine strenge Indikation bei pathologischen Tumor-Frakturen im proximalen Femuranteil beschränkt bleiben sollte, sofern nicht nach Komplikationen normaler künstlicher Hüftgelenke kein anderer Ausweg offensteht. Im seltenen Ausnahmefall ist bei pertrochantären Frakturen die Alternative einer Verbundosteosynthese mit einer herkömmlichen Totalprothese zu diskutieren.

Besonderheiten der Frakturbehandlung beim hüftgelenknahen Oberschenkelbruch des alten Menschen

von G. Hierholzer und E. Ludolph

Aus der Berufsgenossenschaftlichen Unfallklinik Duisburg-Buchholz

Die Behandlungsrichtlinien der hüftgelenknahen Oberschenkelbrüche leiten sich im wesentlichen aus den morphologischen und biomechanischen Gegebenheiten dieses Verletzungsbereiches ab. Beim alten Menschen aber kann die Bruchbehandlung nur unter Einbeziehung der besonderen allgemeinmedizinischen Problematik erfolgreich sein. Die Statistik zeigt, daß Menschen über 65 Jahre und unter 21 Jahren am meisten unfallgefährdet sind. Im Straßenverkehr der Bundesrepublik ist nach Winkler (1975) in über 60% aller tödlich endenden Fußgängerunfälle dieser Personenkreis betroffen. Die Erklärung scheint auf der Hand zu liegen: Einmal die „mangelnde Entwicklung" und zum anderen das „Nachlassen der Kräfte". In der Unfallforschung geht man jedoch heute weitgehend vom Normalverhalten des Menschen aus und sieht die Risiken unter dem Aspekt des Zusammenspiels von menschlichen Variablen einerseits und Umgebungs- und Situationsvariablen andererseits. Weniger die mangelnde Entwicklung der körperlichen, seelischen und geistigen Fähigkeiten beim Kind und das Nachlassen der Kräfte im Alter — also das „menschliche Versagen" wird als primäre Unfallursache angesehen. Es handelt sich vielmehr um eine „Panne" in dem obengenannten Zusammenspiel, wobei u.E. jedoch mit zunehmendem Alter dem Nachlassen der physischen Kräfte gegenüber einer zufälligen Panne eine größere Bedeutung zugemessen werden muß.

In den letzten 50 Jahren ist eine deutliche Veränderung der Alterspyramide eingetreten (Rueff, 1973). Die Zahl der über 65jährigen wird auch in den nächsten 20 Jahren weiter zunehmen — wenngleich weniger stürmisch. Derzeit sind in der Bundesrepublik mit 8,7 Millionen Menschen etwa 14% der Bevölkerung älter als 65 Jahre. Nach Schätzungen wird die Zahl der über 65jährigen im Jahre 1980 bei uns um 30% höher liegen als im Jahre 1965. Einige zusätzliche Zahlenangaben mögen aufschlußreich sein:

Jeder 6. Unfall in der Bundesrepublik trifft einen über 65jährigen, wobei nach größeren Statistiken der Unfallaltersgipfel bei der Frau zwischen dem 72. und 75. Lebensjahr und beim Mann zwischen dem 68. und 71. Lebensjahr liegt. Lag der Anteil der 70jährigen Patienten auf chirurgischen Abteilungen im Jahre 1930 bei etwa 2%, so beträgt er derzeit bereits 20—25% (Winkler, 1975).

Trotz zunehmender sportlicher Betätigung älterer Menschen nimmt deren Gesamtaktivität im Senium ab. Psychische Abläufe stellen sich um, Stimulation und Reaktion verändern sich, pathologische Vorgänge treten auf. Die Organsysteme Gehirn, Herz, Lunge und Nieren sind nicht selten relativ insuffizient, so daß bereits ein leichtes Trauma zur manifesten Dekompensation führen kann. Es ist allgemein bekannt, daß der alte Mensch mit scheinbar kompensiertem Kreislauf z.B. eine Ruhigstellung der oberen Extremität im Desault-Verband oder in einem Abduktionsgips nicht mehr toleriert. Die Hochlagerung eines Beines kann bereits zu Durchblutungsstörungen führen. Allein die Bettruhe verursacht nicht selten Harnentleerungsstörungen, ein Mileuwechsel kann Verwirrtheitszustände auslösen. Diese Beispiele zeigen schon die Problematik nach einem Unfall im Alter für den Patienten und seine Umwelt — insbesondere aber für den behandelnden Arzt und für den Pflegebereich.

Für die *Unfallentstehung* im höheren Alter glaubt man in 15—20% endogene Faktoren
— also vorbestehende Erkrankungen — verantwortlich machen zu können (Winkler,
1975). Bei den reinen Sturzunfällen sieht man sogar in 30% der Fälle die Ursachen in vorbestehenden Erkrankungen (Tabelle 1). Das *Verteilungsmuster* der knöchernen Verletzungen ist Tabelle 2 zu entnehmen.

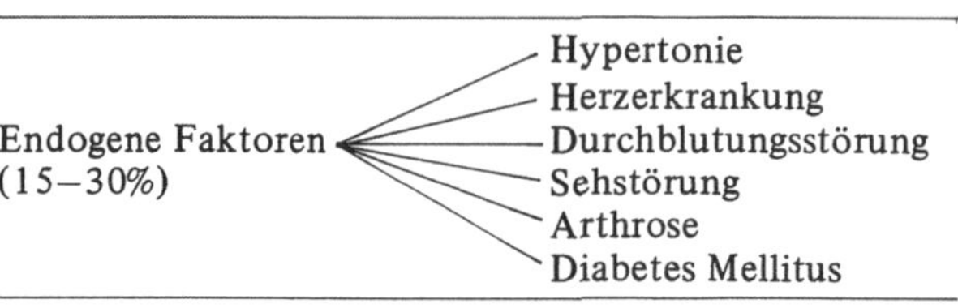

Tabelle 1. Unfallursache im Alter

Endogene Faktoren (15—30%)
- Hypertonie
- Herzerkrankung
- Durchblutungsstörung
- Sehstörung
- Arthrose
- Diabetes Mellitus

Tabelle 2. Verteilung der Frakturen im Alter

Untere Extremität	50%	OS 32%
		US 18%
Obere Extremität	30%	OA 20%
		UA 10%
Thorax und Schädel	20%	

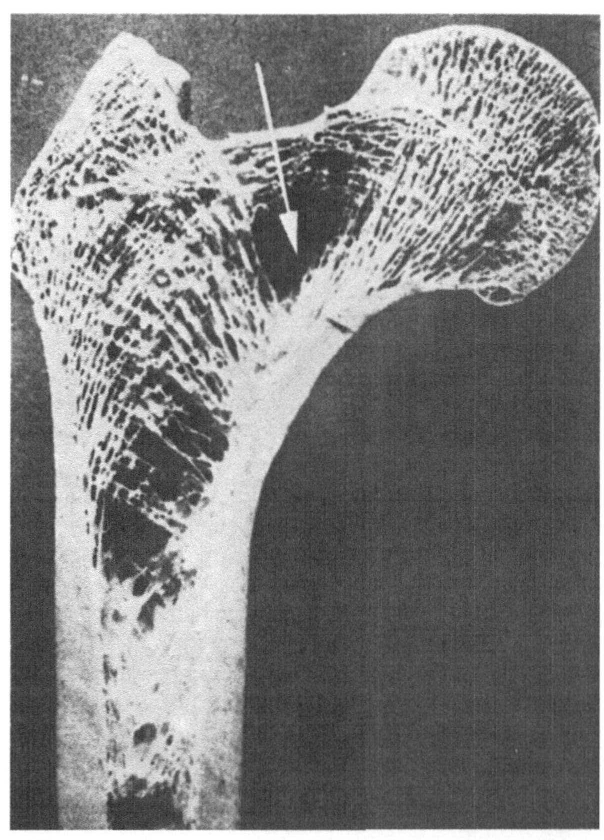

Abb. 1. Spongiosaauflocke-
rung mit Höhlenbildung
(Pfeil) im proximalen Oberschenkel eines alten Men-
schen

Die typischen knöchernen Verletzungen am Oberschenkel des alten Menschen betreffen den Schenkelhals sowie den per- und subtrochanteren Bereich. Die Abnahme der Festigkeit des Knochens durch die Altersosteoporose ist hierfür der ursächlich wichtigste Faktor. Nach Jesserer (1978) ist diese Veränderung keine krankhafte Erscheinung, sondern Folge eines zunehmenden Mißverhältnisses zwischen Knochenneubildung und natürlichem Abbau. Krokowski und Fricke (1978) sehen in einer Blutzirkulationsstörung des Knochens einen wesentlichen pathogenetischen Faktor für die postmenopausische Osteoporoseentstehung. Dabei soll durch eine Insuffizienz der umgebenden Muskulatur der arterielle Zufluß vermindert und der Venendruck erhöht werden. Die Bedeutung dieser Theorie ist noch zu objektivieren, wie auch die Frage nach deren Relevanz für den hier zur Diskussion stehenden Skelettabschnitt. Bei der Altersosteoporose finden wir im Röntgenbild eine Auflockerung der Spongiosazeichnung. Sie wird deutlich, sofern etwa 1/3 des Calciumbestandes aus dem Knochen eliminiert ist. Die Osteoporose kann im metaphysären Bereich bis zur Höhlenbildung führen und wird besonders deutlich zwischen den trajektorellen Strukturen am proximalen Femur (Abb. 1). Auch an der Corticalis können Abbauvorgänge eintreten und zu einer gewissen Strukturauflockerung führen. Pathogenetisch wichtig ist weiterhin die Abnahme des Collo-Diaphysenwinkels, der sich mit zunehmendem Alter dem unteren Grenzwert von 120–115° nähert (Abb. 2). Damit ist aber der

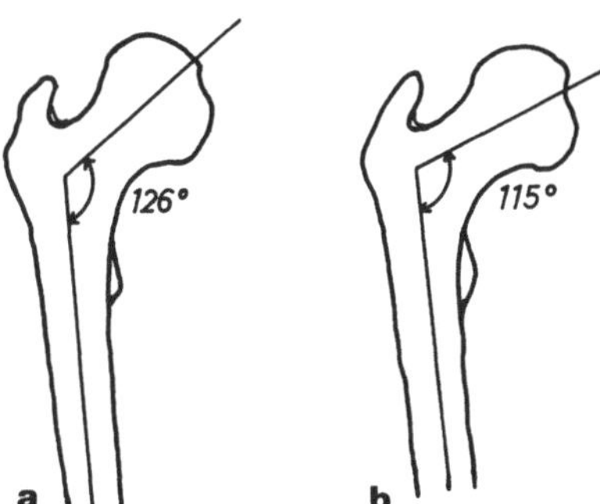

Abb. 2. Schenkelhalswinkel **a** beim Erwachsenen, **b** im Greisenalter

proximale Fermurbereich zusätzlich auch einer höheren Biegebeanspruchung unterworfen.

Gegenüber der gültigen topographischen Systematik der Frakturen im jugendlichen und mittleren Lebensalter empfiehlt es sich beim alten Menschen einzuteilen in einen me-

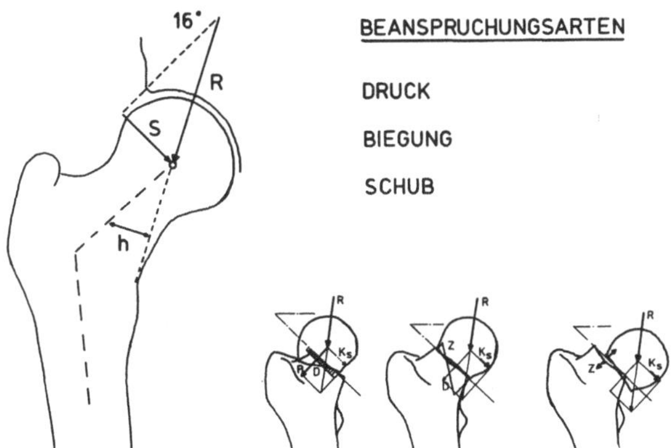

Abb. 3. Biomechanische Gesichtspunkte bei der Schenkelhalsfraktur R = resultierende Druckkraft, S = Schubkraft, h = Hebelarm, D = Druckbeanspruchung, Z = Zugbeanspruchung

dialen Schenkelhalsbereich, in einen latero-pertrochanteren und in einen subtrochanteren
Bereich. Besonders wichtig ist es, im Alter nach dem Unfallmechanismus zu unterscheiden
zwischen Abduktionsfrakturen und Adduktionsfrakturen, die in der Regel auf Grund
eines Abschermechanismus mit zusätzlichen Fragmenten einhergehen. Dabei beträgt die
Häufigkeit der stabileren und prognostisch günstigeren Abduktionsfrakturen mit Einstauchung und Verhakung der Fragmente jedoch weniger als 5%. Die von Pauwels (1965)
(Abb. 3) aufgezeigte Biomechanik gibt in Abhängigkeit von dem Winkel des Bruchverlaufes zur Horizontalen Aufschluß über die Einwirkung der resultierenden und damit dislo-
zierenden Kräfte. Die biomechanisch besonders ungünstige Konstellation bei sehr steilem
Bruchverlauf, entsprechend Pauwels III, kann ohne eine operativ herbeizuführende Valgisierung nicht neutralisiert werden (Abb. 4 u. 5). Die Steilheit des Bruchverlaufes ist auf
den Unfallaufnahmen oft nicht sicher zu beurteilen — zumal man sich aus Schmerzgrün-
den häufig mit einer ap-Übersichtsaufnahme begnügen muß.

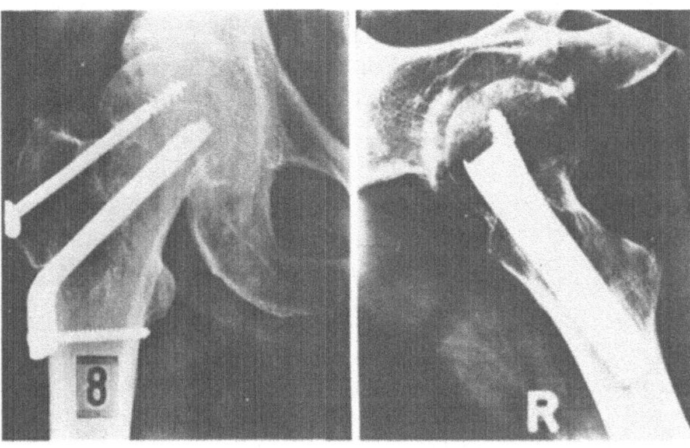

Abb. 4. Valgisierung beim
Schenkelhalsbruch

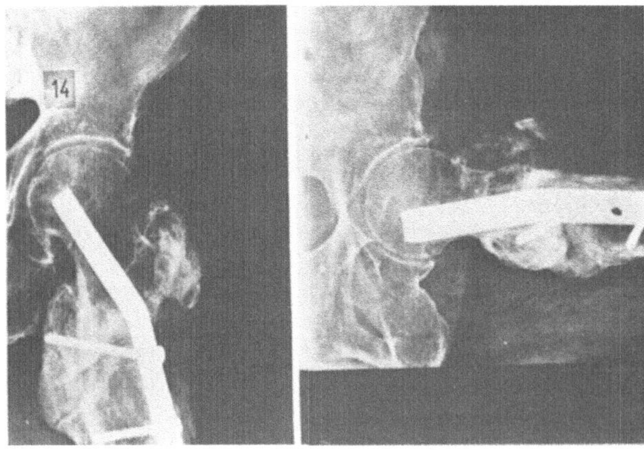

Abb. 5. Valgisierung beim
pertrochanteren Oberschenkelbruch

Die Prognose einer Schenkelhalsfraktur wird durch die Gefäßversorgung des Hüftkopfes mit den Endarterien entscheidend beeinflußt. Dabei erscheint der Hinweis wichtig,
daß die Störung dieser Endstrombahn nicht nur durch eine direkte Verletzung, sondern
auch durch eine Abknickung und sekundäre Thrombosierung verursacht sein kann. Hier
entstehen dann unter Umständen fibröse Zonen, die eine relative Ernährungsstörung im
Endstromgebiet nach sich ziehen und je nach Ausmaß und trotz zwischenzeitlicher er-

folgter Frakturheilung nach Jahren noch zu einem Spätzusammenbruch des Femurkopfes führen können.

Die Problematik der Therapie dieser Frakturen beim alten Menschen ist in erster Linie eine allgemeinmedizinische – und das sei ausdrücklich betont – nicht eine primär chirurgische. Nach Böhler (1957) wurden die im hohen Alter überwiegenden per- und subtrochanteren Brüche unter konservativer Behandlung mit einer geringen Pseudarthrose- und Kopfnekroserate fest. Die Gesamtmortalität war jedoch sehr hoch und betrug beim alten Menschen für hüftgelenknahe Brüche bis zu 60%. Ein entscheidender Schritt zur Verkürzung der Bettlägerigkeit und zur Frühmobilisierung der alten Menschen nach derartigen Verletzungen wurde mit der Einführung der Osteosynthese vollzogen. Die Anfänge dieser Therapieform gehen zurück auf Langenbeck im Jahre 1858. Smith-Petersen hat 1925 den 3-Lamellennagel und Thorton 1937 die Laschennagelosteosynthese bei pertrochanteren Brüchen eingeführt. Durch die Frühmobilisierung gelang es, die Gesamtmortalität entscheidend zu verringern.

Beim biologisch alten Menschen findet heute bei der Adduktionsfraktur des Schenkelhalses überwiegend die Totalprothesenoperation Anwendung. Bei eingestauchten Abduktionsbrüchen des Schenkelhalses und bei Frakturen im trochanteren und subtrochanteren Bereich stellen wir die Indikation zur Osteosynthese mit Winkelplatten. Bei dieser Osteosyntheseform muß jedoch die Knochenstruktur beachtet werden, da für die Belastbarkeit des Hüftkopfes die Kreuzungsstelle der Zug- und Drucktrabekel besonders wichtig ist. Dieser stützende Bereich sollte möglichst erhalten bleiben. Man wird die Klinge einer Platte so einbringen, daß sie dem Calcar femorale aufliegt und in den unteren Quadranten des Kopfes, also unterhalb der Kreuzungsstelle der Trabekel, zu liegen kommt (Abb. 6). Beim

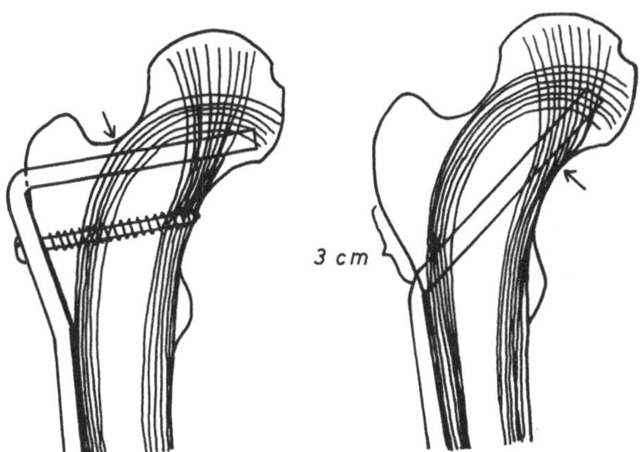

Abb. 6. Osteosynthese mit Winkelplatten. Klingenspitze unter der Trabekelkreuzungsstelle im caudalen Kopfquadranten

alten Menschen findet sich dorsal im Bruchbereich oft eine Trümmerzone, die in der Röntgenaufsicht meist nicht erkennbar ist. Das proximale Hauptfragment hat damit nicht nur die Neigung im Varussinne, sondern auch dorsalwärts abzukippen. Dieser Gefahr kann durch eine Einstauchung im Bruchbereich und durch ein U-förmiges Klingenprofil entgegengewirkt werden. Das Operationstrauma bei der Plattenosteosynthese ist etwas höher zu veranschlagen als bei der Osteosynthese mit Federnägeln nach Ender (1970) und Simon-Weidner. Mit dem letzteren Verfahren ist dafür aber die zu erreichende Stabilität geringer.

Frühmobilisierung beim alten Menschen bedeutet Belastbarkeit – zumindest Teilbelastbarkeit der verletzten unteren Gliedmaße. Der alte Mensch kann auch im Gehwagen nicht vollständig entlasten. Dem jungen Menschen bereitet die vorübergehende Entlastung eines Beines mit Hilfe von Gehstützen in der Regel keine Probleme. Er kann zu gegebener Zeit dosiert teilbelasten, so daß wir nach einer rekonstruierenden Osteosynthese wesentlich seltener mit Komplikationen, wie sekundäres Abweichen der Fraktur im Varussinne, Metallausriß oder Metallbruch, zu rechnen haben (Abb. 7 u. 8).

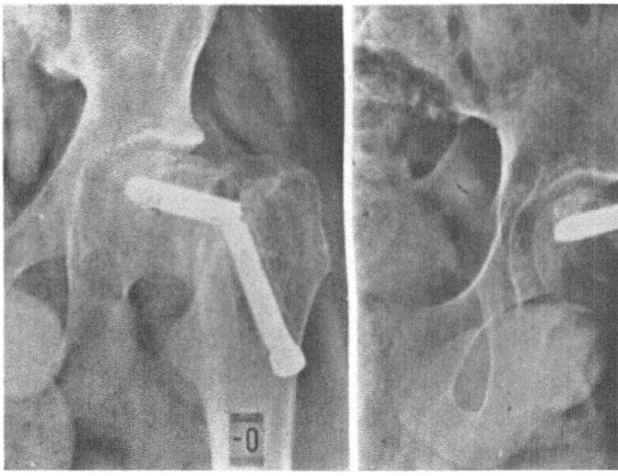

Abb. 7. Abweichen der Fraktur im Varussinne und Metallbruch bei nicht erfolgter Valgisation nach Schenkelhalsbruch

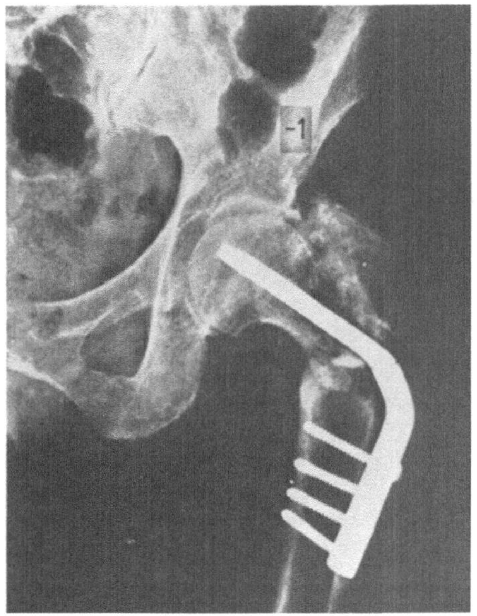

Abb. 8. Abweichen der Fraktur im Varussinne und Metallbruch bei einem subtrochanteren Oberschenkelbruch

Stellt also die operationstechnische Versorgung der hüftgelenknahen Frakturen im Alter heutzutage eine lösbare Aufgabe dar, so ergibt sich aus der mit 15–30% immer noch relativ hohen Mortalitätsrate der Hinweis auf das allgemeinmedizinische Problem mit den pathophysiologischen Besonderheiten des alten Menschen. Das erhöhte prä- und postoperative Risiko leitet sich aus verschiedenen Faktoren ab, die in Tabelle 3 zusammengefaßt sind. Insbesondere beim Hypertoniker und Sklerotiker mit gleichzeitigen Herzrhythmusstörungen kann das Absinken des mittleren Blutdruckes im Wachzustand um mehr als 30% zu einer zentralen CO_2-Übersättigung und O_2-Untersättigung und damit zur cerebralen Ischämie mit der bekannten klinischen Symptomatik führen.

82

Tabelle 3. Pathophysiologische Besonderheiten im Alter

1	Verminderte Regulationsbreite des Kreilaufsystems	Herzinsuffizienz Arteriosklerose Hypovolämie Hypertonie Coronarinsuffizienz
2	Eingeschränkte Lungenfunktion	Elastizitätsverlust des Thorax Emphysem chronische Bronchitis
3	Nieren- und Leberfunktionseinschränkung	
4	Negative Stickstoffbilanz (Hypoproteinämie)	
5	Diabetische Stoffwechsellage	
6	Wasser- und Elektrolytstörungen	
7	Verminderte Anpassung des Gehirns (Cerebralsklerose)	

Tabelle 4. Polymorbidität der über 70jährigen

Häufigkeit in %	Zahl der Diagnosen
75	4
20	3
5	2

Schlüsselt man nun die altersbedingten Veränderungen an den Organsystemen bei über 70jährigen Unfallpatienten auf, so findet man fast immer mehrere Erkrankungen (Tabelle 4). Wegen dieser Polymorbidität im Senium sind bei unfallverletzten alten Menschen gewisse präoperative Überlegungen und Maßnahmen erforderlich. Durch Anamneseerhebung, klinische Untersuchung, einschließlich EKG und Lungenübersichtsaufnahme sowie Labordiagnostik, lassen sich primäre und unfallbedingte Störungen erkennen. Nur so ist eine Risikobeurteilung annähernd möglich. Die hüftgelenknahe Fraktur im Alter stellt zwar eine Notfallsituation dar, und eine Statistik mehrerer Autoren zeigt, daß mit der primär durchgeführten Osteosynthese die Frühmortalität gesenkt werden kann (Tabelle 5). Bei bestehender manifester Stoffwechsel- oder Kreislaufinsuffizienz hat jedoch die präoperative Behandlung Vorrang.

Die wichtigsten Maßnahmen, die zur Verbesserung der Ausgangssituation für die Operation getroffen werden können, sind in Tabelle 6 zusammengefaßt. Setzten Clairmont

Tabelle 5. Hüftgelenknahe OS-Frakturen bei alten Menschen

Behandlung	Anzahl	Früh-Mortalität	Auswertung von
Operativ	3898	14,6%	44 Autoren
Konservativ	3783	24,6%	32 Autoren

Tabelle 6. Präoperative Maßnahmen

1. Schockbekämpfung
2. Digitalisierung
3. Atemtraining
4. Abhustschulung
5. Inhalationsbehandlung
6. Thrombo-Embolieprophylaxe

und Brunner 1936 noch die Altersgrenze für größere operative Eingriffe auf das 50. bis 55. Lebensjahr fest, so kann heute das numerische Alter im Hinblick auf die Indikationsstellung zur Operation unter Berücksichtigung der obengenannten Richtlinien vernachlässigt werden. Der Vollständigkeit halber sei auf die Notwendigkeit der interdisziplinären Zusammenarbeit hingewiesen. Von anaesthesiologischer Seite wird betont, daß es eine Spezialnarkose für den alten Menschen nicht gibt. Fortschritte wurden aber sicher durch die Neuroleptanalgesie erzielt.

In der postoperativen Phase stehen kardio-pulmonale Komplikationen mit 60% an erster Stelle. Die sofort einzuleitende Physiotherapie, eine adäquate Infusionsbehandlung mit Ersatz des Blutverlustes und strenger Überwachung der Ein- und Ausfuhr wirken derartigen Komplikationen entgegen. Eine wiederholte Katheterisierung sollte dem Dauerkatheter wegen der bekannten Infektionsgefahr unbedingt vorgezogen werden. Zur Decubitusprophylaxe stehen bewährte Lagerungsmethoden zur Verfügung (Turban u. Kaltwasser, 1976). Eine prophylaktische Anwendung von Antibiotica halten wir nicht für indiziert. Es hat sich gezeigt, daß auch die Häufigkeit postoperativer Pneumonien dadurch nicht gemindert werden kann. Lokalen Störungen muß durch eine schonende Präparation, durch eine eingehende Blutstillung und durch eine ausgiebige Drainage vorgebeugt werden. Bei Verdacht einer lokalen Wundheilungsstörung ist die operative Revision mit der flächenhaften Gewebeanfrischung und Drainage dringlich.

Auch postoperativ steht somit wiederum das allgemeinärztliche Handeln des Unfallchirurgen im Vordergrund.

Die Schenkelhalsfraktur

von K.P. Schmit-Neuerburg und R. Labitzke

Aus der Abteilung für Allgemeine Chirurgie der Chirurgischen Universitätsklinik und Poliklinik, Klinikum der Gesamthochschule Essen

I. Einleitung

Schenkelhalsfrakturen repräsentieren 60% aller Frakturen am proximalen Femurende, mit bevorzugter Lokalisation in der Schenkelhalsmitte, wo die altersbedingte Atrophie der dorsalen Schenkelhalscorticalis und der Spongiosatrabekel des inneren Tragsystems zuerst auftritt (Putti, 1942; Nigst, 1964).

Es sind reine Gelenkbrüche, die vor allem bei medialem oder subcapitalem Frakturverlauf die Blutversorgung des Kopfes über die Äste der Arteria circumflexa femoris medialis auf der Dorsalfläche des Schenkelhalses gefährden.

Eine Sonderstellung haben die stets instabilen, lateralen Abscherbrüche, die in jedem Lebensalter durch indirekte Krafteinwirkung entlang der Oberschenkelachse auftreten, meist bei Verkehrsunfall mit Knieanprall.

Sie sind daher oft mit anderen Frakturen an Knie und Oberschenkel kombiniert und heilen bei rechtzeitiger Diagnose und Frühversorgung durch stabile Schraubenosteosynthese komplikationslos aus (Abb. 9).

Die typischen Frakturformen des höheren Lebensalters sind dagegen die medialen Abduktions- und Adduktionsbrüche sowie die subcapitalen Drehbrüche.

Diese Frakturen erreichen den Altersgipfel zwischen 60 und 70 und betreffen 3mal häufiger Frauen als Männer (Kaufner u. Friedrich, 1973; Nieminen u. Satokari, 1975). Die frakturbedingte Frühletalität ist abhängig von der Dauer des Krankenhausaufenthaltes und beträgt nach 3 Wochen 4%, nach 6 Wochen schon 20% (Kaufner u. Friedrich, 1973; D'arcy u. Devas, 1976; Lüthje u. Mitarb., 1978). Behandlungsziel ist es daher, die Frühbelastbarkeit des Hüftgelenkes möglichst rasch wiederherzustellen.

II. Indikationsstellung

Die Indikation zur konservativen Behandlung besteht nur in 5% der Fälle für eingestauchte Abduktionsbrüche, die nur dann sicher stabil sind, wenn in der Sagittalebene keine Dislokation vorliegt und die dorsale Corticalis des Schenkelhalses intakt ist. Diese Frakturen können ab Unfalltag belastet werden und heilen komplikationslos.

Die Indikation zur Operation besteht dagegen für alle Adduktions- und Drehbrüche und für die meisten Abduktionsbrüche mit Dislokation des Kopf-Halsfragments im axialen Röntgenbild.

Bei der Wahl des Operationsverfahrens muß zwischen Osteosynthese einerseits und Totalendoprothese oder Endoprothese andererseits entschieden werden: Die Indikationsstellung sollte nicht dahingehend vereinfacht werden, daß jede Schenkelhalsfraktur im höheren Lebensalter durch eine Totalendoprothese ersetzt wird, wie im Falle einer 60jährigen, vitalen und sonst gesunden Patientin, die sich beim Überschreiten der Schweizer

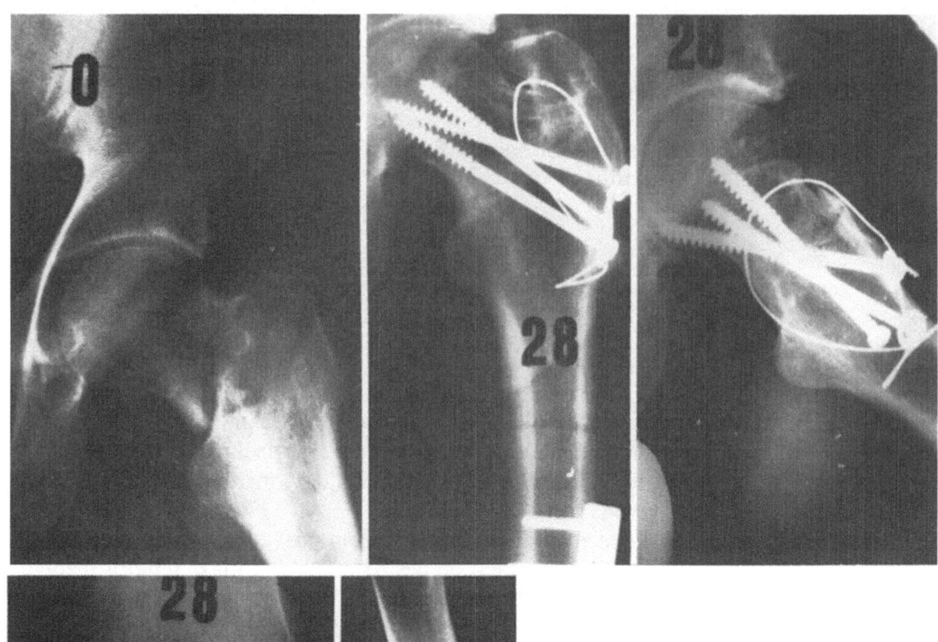

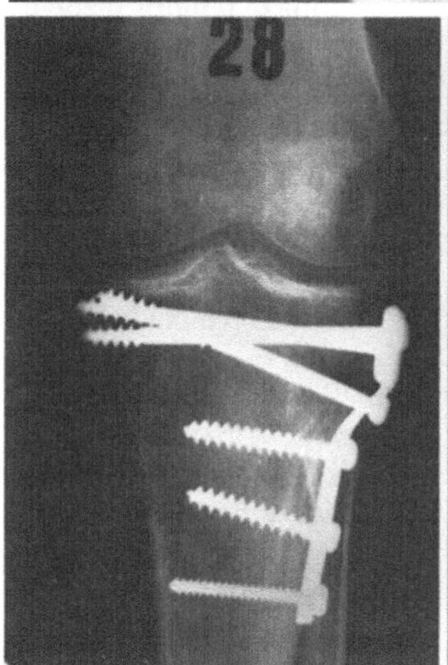

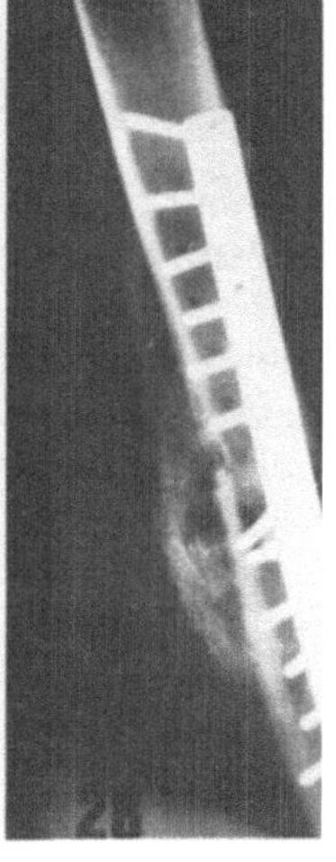

Abb. 9. S.G., 43 J. Laterale Schenkelhalsfraktur, kombiniert mit 2gradig offenem Oberschenkelschaftbruch und Tibiakopffraktur derselben Seite nach Knieanpralltrauma bei Verkehrsunfall. Primärversorgung der 3 Frakturen, Schraubenosteosynthese der lateralen Schenkelhalsfraktur. Komplikationslose Frakturheilung 28 Wochen später

Grenze eine nicht dislozierte Schenkelhalsfraktur zuzog und primär mit dem gut sitzenden Schweizer Modell einer Totalendoprothese ausgestattet wurde.

Die Gefahr der Spätkomplikation durch Prothesenlockerung und -wanderung wächst mit der Dauer der Lebenserwartung, die im 60. Lebensjahr statistisch maximal 19 Jahre und im 70. Lebensjahr noch 10–12 Jahre beträgt (Abb. 10).

Die Indikationsstellung zur Rekonstruktion durch Osteosynthese oder zur Resektion und Endoprothese muß sich vielmehr nach der *individuellen Lebenserwartung* richten, die durch Systemerkrankungen, Allgemein- und Ernährungszustand beeinflußt wird, nach *der Frakturform,* die je nach Dislokationsgrad und Stabilität unterschiedliche Heilungschancen bietet, nach dem *Ausmaß der Osteoporose* und nach *vorbestehenden Gelenkschäden,* z.B. Coxarthrose.

Die biomechanische Beurteilung der Frakturform nach Pauwels ist wichtig für die Auswahl und Anordnung des Osteosynthesematerials und für die Durchführung der Osteosynthese, gibt jedoch keine Auskunft über das Risiko der Hüftkopfnekrose. Diese progno-

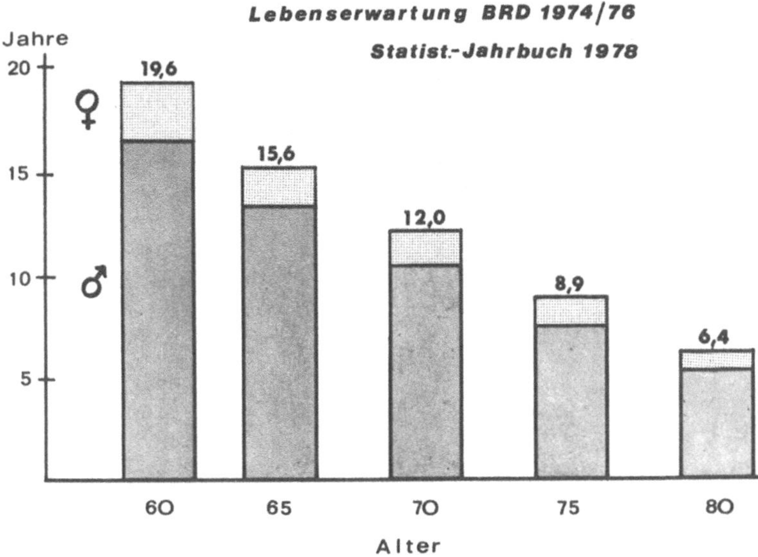

Abb. 10. Lebenserwartung für Männer und Frauen zwischen 60. und 80. Lebensjahr in der Bundesrepublik Deutschland 1974/76 (Statistisches Jahrbuch der Bundesrepublik Deutschland 1978)

stisch wichtige Beurteilung ermöglicht dagegen die Klassifikation der Schenkelhalsfrakturen nach Garden, der die traumatische Zerstörung der dorsalen Schenkelhalscorticalis als Hauptursache für Dislokationsgrad und Instabilität erkannte und die Entstehung einer Hüftkopfnekrose durch die Verletzung der Kopfgefäße im Synovialüberzug des dorsalen Schenkelhalses richtig einschätzte. Die Klassifikation nach Garden unterscheidet 4 Stadien der Fragmentverschiebung vor der Reposition (Abb. 11):

Stadium I umfaßt die subcapitalen Abduktionsbrüche in deutlicher Valgusposition, die im ap-Bild eine unvollständige Fraktur oder gute Abstützung ohne Verschiebung am Adamschen Bogen zeigen, in der Sagittalebene dagegen die Fehlstellung des Kopf-Hals-Fragmentes als Zeichen der Instabilität. Durch Frühbelastung oder Beindrehung und -hebung im Liegen kann jederzeit die Dislokation mit Unterbrechung der Kopfgefäße eintreten.

Stadium II umfaßt die vollständigen, subcapitalen, nicht-dislozierten Schenkelhalsfrakturen in neutraler Position des Kopf-Hals-Fragmentes und ohne primäre Gefäßschädigung, jedoch mit Gefahr der Sekundärdislokation durch laterale Rotationskräfte.

Stadium III bezeichnet die vollständige subcapitale Fraktur mit partieller Verschiebung. Die Fragmente haben aber noch Kontakt, so daß der Schenkelkopf in der Pfanne gekippt ist, erkennbar am Trabekelmuster, das in anderer Richtung verläuft als das der Pfanne.

Stadium IV umfaßt die vollständig gelösten Frakturen mit Einstauchung der dorsalen Corticalis und Abriß der Gefäße. Dadurch stellt sich der Kopf wieder in seiner anatomischen Stellung in der Pfanne ein, erkennbar am Trabekelmuster, das jetzt wieder in gleicher Richtung wie das der Hüftpfanne verläuft.

Nach der primären Frakturform sind die Schenkelhalsbrüche der Stadien I und II nur wenig durch Hüftkopfnekrose gefährdet, in den Stadien III ind IV steigt dagegen das Risiko bis auf 50% an (Nigst, 1964). Die Zuverlässigkeit dieser Aussage wurde inzwischen auch durch andere Autoren bestätigt (Nieminen u. Satokari, 1975; Søreide u. Mitarb., 1977; Böhler, 1978; Raaymakers u. Marti, 1978).

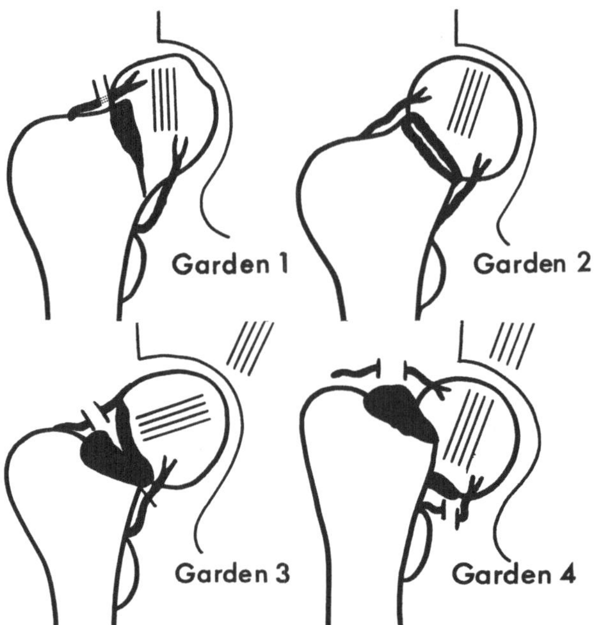

Abb. 11. Klassifikation der medialen Schenkelhalsfraktur nach Garden: *Stadium I:* Eingestauchte Abduktionsfraktur in Valgusposition, erkennbar am senkrechten Verlauf des Trabekelmusters und am Sichtbarwerden der Fovea zentralis im ap-Bild. *Stadium II:* Nicht-dislozierte Adduktionsfraktur in Neutralposition, Trabekelmuster verläuft in gleicher Richtung wie das der Hüftpfanne. *Stadium III:* Teilweise dislozierte Adduktionsfraktur. Die Fragmente haben noch Kontakt, so daß der Kopf in der Pfanne gekippt ist, erkennbar am Trabekelmuster, das in anderer Richtung verläuft als das der Pfanne. *Stadium IV:* Vollständig gelöste Adduktionsfraktur mit Einstauchung der dorsalen Corticalis. Dadurch stellt sich der Kopf wieder in seiner anatomischen Stellung in der Pfanne ein, erkennbar am Trabekelmuster, das jetzt wieder in gleicher Richtung wie das der Hüftpfanne verläuft

Aus der Berücksichtigung aller vorgenannten Faktoren — individuelle Lebenserwartung, Frakturform, Osteoporose, Arthrose — ergibt sich daher folgende Indikationsstellung für die Wahl des Operationsverfahrens bei den medialen Schenkelhalsfrakturen im höheren Lebensalter:

Die Indikation zur Osteosynthese stellen wir unter der Voraussetzung, daß keine chronische Systemerkrankung, Osteoporose oder Coxarthrose vorliegt, bei den Frakturformen Garden I und II in jedem Alter, bei den Frakturformen Garden III + IV, wenn die individuelle Lebenserwartung mehr als 15 Jahre beträgt.

Die Indikation zur Totalendoprothese besteht in allen Fällen mit chronischer Systemerkrankung, Osteoporose und Coxarthrose, bei den Frakturformen III und IV, wenn die individuelle Lebenserwartung weniger als 15 Jahre beträgt, und bei allen pathologischen Schenkelhalsfrakturen.

III. Osteosynthese

Ziel der Osteosynthese ist die schonende, aber dennoch exakte Reposition und stabile Fixation in biomechanisch gerechter Stellung. Am häufigsten angewandt wird die geschlossene Reposition und Stabilisierung durch Schenkelhalsnagel, der in der Frontalebene je nach Neigungswinkel der Frakturebene zwischen 120° und 150° und in der Sagittalebene axial-zentral eingeschlagen werden soll. Bei stabiler Bruchform und ausreichend großem Kopffragment hat sich dieses Verfahren auch durchaus bewährt. Allerdings wird die optimale Reposition nicht immer erreicht. Distraktion und Abkippung des Kopffragmentes beim Einschlagen des Nagels gefährden die Gefäßversorgung des Kopfes durch Überdehnung oder Abknickung der dorsalen Schenkelhalsgefäße. Sekundäre Instabilität entsteht außerdem durch Lockerung des Nagels in der Spongiosa an der Trochanterbasis oder auch im Kopffragment. Dadurch kommt es zum Nagelgleiten mit Kopfperforation bei weiterer Einstauchung oder zur Sekundärdislokation und Pseudarthrose.

Die offene Reposition und Stabilisierung durch eine 130°-Winkelplatte der AO gestattet zwar die exakte Reposition in leichter Valgusstellung unter Sicht. Dennoch kommt es auch hier zur Sekundärdislokation oder Kopfperforation, die Lüthje in 81% seiner Mißerfolge feststellte.

Insgesamt gilt für die Osteosynthese mit massiven Implantaten, daß diesen in dem kurzen Kopffragment nur eine sehr geringe Verankerungsstrecke zur Verfügung steht. Die Komplikationsrate infolge Sekundärdislokation, Metallockerung oder Perforation beträgt daher durchschnittlich 20% und addiert sich zum Primärrisiko durch Hüftkopfnekrose, das je nach Dislokationsgrad zwischen 10 und 45% anzusetzen ist (Nigst, 1964; Lüthje u. Mitarb., 1978).

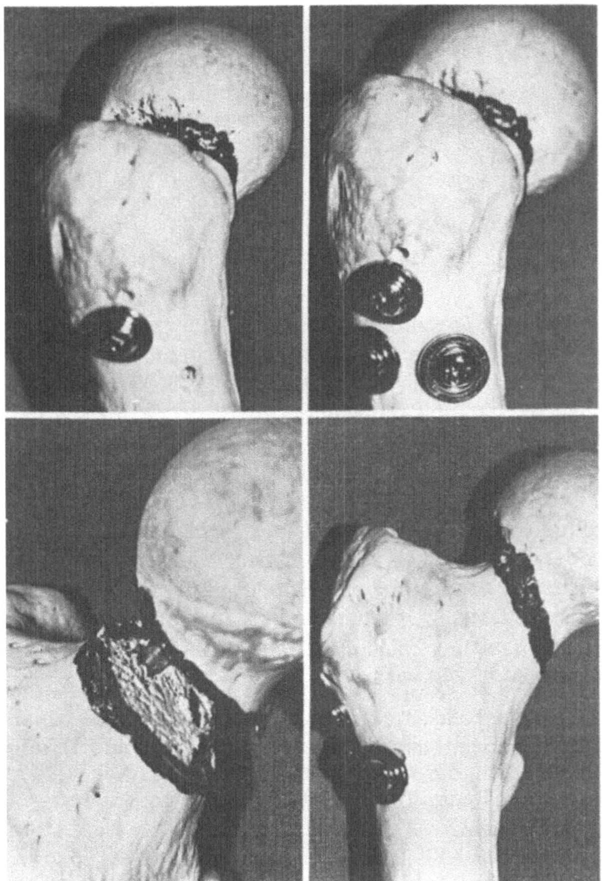

Abb. 12. Schraubenosteosynthese der Schenkelhalsfraktur: Nach Reposition und Kirschnerdraht-Fixation wird die erste Schraube hoch im Schenkelhals in das Kopfzentrum gedreht, die bei festem Anziehen die Einstauchung in Valgusposition erzielt. Die übrigen 2−3 Schrauben werden dann aufgefächert

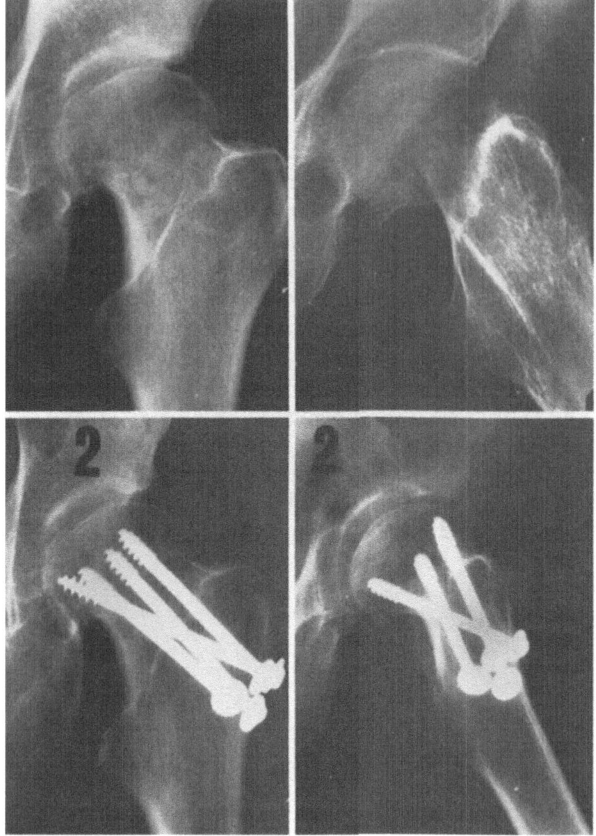

Abb. 13. 67jährige Patientin: Instabile, eingestauchte Abduktionsfraktur mit Dislokation des Kopffragmentes in der Sagittalebene (Typ Garden I). Offene Reposition und stabile Schraubenosteosynthese mit 4 Spongiosa-Schrauben, die im Kopf aufgefächert sind. Aufstehen am 2. Tag, Teilbelastung für 6 Wochen

Eine sichere Methode, die eine stabile Osteosynthese im echten Sinne gewährleistet, ist dagegen die Fixation des Kopf-Hals-Fragmentes mit 4 Spongiosa-Schrauben nach Weber, die breit im Schenkelkopf aufgefächert werden und nach Böhler (1978) sowie Raaymakers und Marti (1978) größtmögliche Stabilität erzielen.

Wir führen den Eingriff zum frühestmöglichen Zeitpunkt, meist am Unfalltage, in Spinalanaesthesie durch. Ohne Extensionstisch wird das Hüftgelenk durch anterolateralen Zugang nach Watson-Jones eröffnet und die schonende Reposition in leichter Valgusüberkorrektur des Kopfes unter Zug am rechtwinklig gebeugten Unterschenkel in leichter Flexions- und Innenrotationsstellung des Oberschenkels vorgenommen. Nach Fixation des Kopffragmentes mit Kirschner-Draht wird dann zuerst eine Schraube hoch im Schenkelhals in das Kopfzentrum gedreht, die bei festem Anziehen die Einstauchung in Valgusposition erzielt (Abb. 12). Die übrigen Schrauben werden dann aufgefächert, so daß eine absolut stabile Kompressionsosteosynthese erreicht wird.

Eine 67jährige Patientin erlitt eine Schenkelhalsfraktur vom Typ Garden I mit leichter Dislokation des Kopfes nach dorsal in der Sagittalebene. Offene Reposition und stabile Verschraubung durch 4 Spongiosaschrauben, die im Kopf aufgefächert sind (Abb. 13). Aufstehen am 2. Tag nach Entfernung der Redon-Drainage, Gehübungen an Unterarmstockstützen mit Teilbelastung für 6 Wochen.

Dasselbe Vorgehen bei einem 55jährigen Manne mit einer Garden-III-Fraktur, die noch am gleichen Tage verschraubt wurde (Abb. 14).

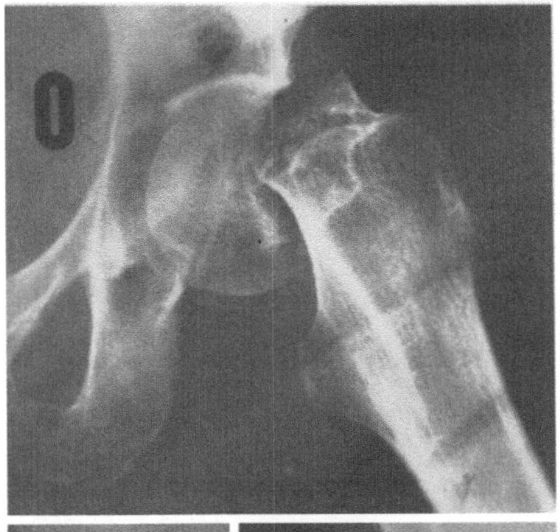
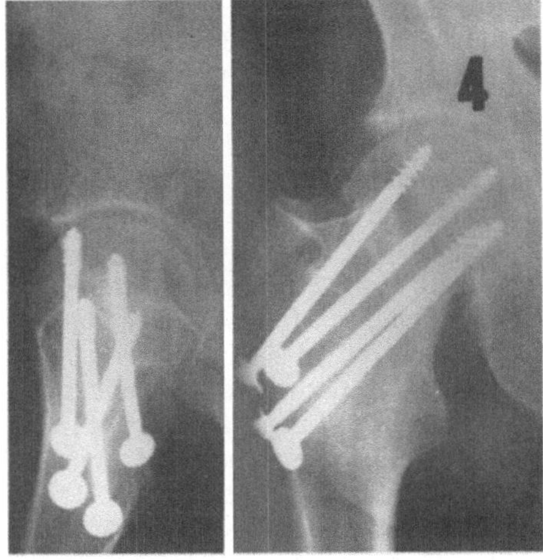

Abb. 14. 55jähriger Mann mit partiell dislozierter Adduktionsfraktur Typ Garden III: die Fragmente haben noch Kontakt, der Kopf ist in der Pfanne gekippt, erkennbar am Trabekelmuster, das in anderer Richtung verläuft als das der Pfanne. Primäre Reposition in leichter Valgus-Überkorrektur und stabile Schraubenosteosynthese. Entlastung für 3 Monate

Hier wurde allerdings bis zur Überbrückung des Frakturspaltes konsequent 3 Monate entlastet, wobei sich der Grenzlastmelder im Schuh nach Straumann gerade bei Älteren bewährt, die sich das Teilgewicht auf der Waage schlecht einprägen können.

Ist nach Schraubenosteosynthese einer Garden-I/II-Fraktur die Teilentlastung im höheren Lebensalter nicht möglich, kann darauf auch gefahrlos verzichtet werden, da die weitere Einstauchung des Kopf-Hals-Fragmentes nicht zur Varisierung oder zur Schraubenperforation des Kopfes führt, sondern höchstens zum axialen Herausgleiten der Spongiosaschrauben aus der Oberschenkelschaft-Corticalis (Böhler, 1978).

IV. Hüftgelenkersatz

Besteht die Indikation zum Hüftgelenkersatz, verwenden wir stets die Totalendoprothese nach Charnley-Müller. Auch hier wird die Operation innerhalb von 48 Std meist in Spinalanaesthesie durchgeführt, mit sparsamer Freilegung durch anterolaterale Schnittführung und ohne Kapselresektion. Bei kurzer Operationsdauer und geringem Blutverlust betrug die Letalität unserer Patienten mit einem Durchschnittsalter von 72 Jahren 11%. Wir sehen daher keine Veranlassung, alternativ die Hemiarthroplastik anzuwenden, die nach Literaturangaben mit einer Komplikationsrate von durchschnittlich 27% und schlechten Spätergebnissen in durchschnittlich 29% der Fälle belastet ist.

Indikationsstellung und Technik der
Duo-Kopf-Buchinger-Al Haddad-Hüftendoprothese

von H. Buchinger-Al Haddad und K. Reichel

Aus der Chirurgischen Klinik des Krankenhauses Siloah Hannover

Nach allgemeingültiger Ansicht hat heute bei medialen Schenkelhalsfrakturen bei älteren Patienten und insbesondere bei Patienten mit reduzierter Lebenserwartung, seniler Osteoporose und primärer Arthrose, die primäre Versorgung mit einer Endoprothese den absoluten Vorrang (Rahmanzadeh u. Mitarb., 1971).

Ist allerdings die Lebenserwartung noch hoch und der Frakturneigungswinkel entsprechend Typ Pauwels I, sollte man gegenüber der Endoprothese äußerst zurückhaltend sein und die Nagelung vorziehen.

Nachdem wir zuerst mit der Monk-Prothese Erfahrungen gesammelt haben, entwickelten wir eine eigene Prothese, da die Monk-Prothese wegen der einheitlichen Prothesenhalslänge sowie des schmalen Prothesenkragens und kurzen Schaftes nicht in allen Fällen ein befriedigendes Ergebnis brachte. (Wang Hansen u. Rechnagel, 1977)

Bei der Konstruierung unserer Prothese (Abb. 15) wurde der Schaft verlängert und verbreitert, dadurch wird die Stabilität der Prothese im Femurschaft wesentlich erhöht. Die breitflächige und kantige laterale Seite bewirkt besseres Haften im Knochenzement, der Schaftquerschnitt ist medial abgeflacht mit breiter Auflagefläche und hat somit keine Sprengwirkung auf den Knochenzement. Die Verbreiterung der Halsauflage bewirkt eine bessere Gewichtsverteilung auf den Oberschenkelschaft (Weber u. Stühmer). Die zwei verschiedenen Halslängen ermöglichen eine weitgehende individuelle Anpassung.

Es handelt sich bei der von uns entwickelten Prothese um eine Duo-Kopf-Prothese, d.h. der Prothesenkopf bewegt sich in einer Polyäthylenkappe, die in das Acetabulum möglichst genau passend eingeführt werden muß, da es sonst an ihr zu Abnutzungserscheinungen kommen kann. Die Prothesenköpfe sind im Durchmesser von 38–58 mm wahlweise erhältlich. In die Polyäthylenkappe ist ein Markierungsring aus Stahl eingearbeitet, um später bei der Röntgenkontrolle eine evtl. Positionsänderung der Kappe bei verschiedenen Funktionsstellungen kontrollieren zu können.

I. Operationstechnik

Die Operation wird in Rückenlage mit lateralem Zugang nach Watson-Jones gewählt. Das Vorgehen ist zunächst das gleiche wie bei einer T.E.P., nur wird hier die Gelenkkapsel ventral kreuzförmig geschlitzt, die Frakturstelle wird geglättet, bzw. der Schenkelhals mittels einer oszillierenden Säge osteotomiert, damit der Prothesenkragen einwandfrei plan auf dem Femur abgestützt werden kann. Nach Extraktion des Femurkopfes wird die Größe des Femurkopfes bestimmt. Die Prothese wird wie bei einer T.E.P. in den Femurschaft einzementiert. Nach Reposition des Kopfes in das Acetabulum wird die Gelenkkapsel mit einigen kräftigen, nicht-resorbierbaren Nähten verschlossen.

92

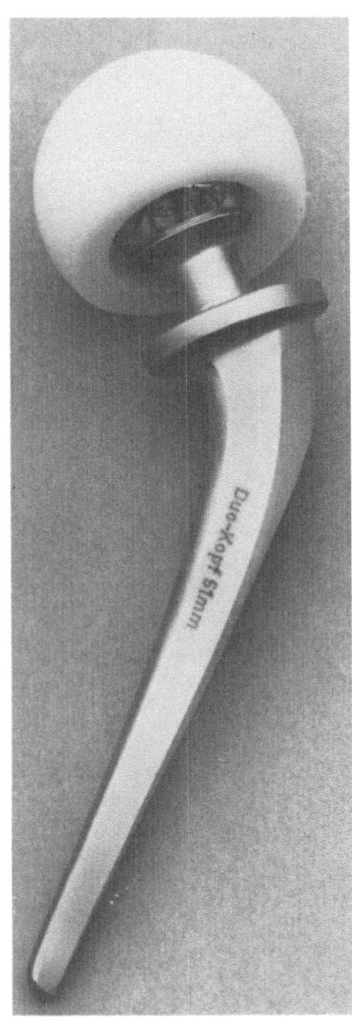

Abb. 15. Duo-Kopf ™ III Buchinger-Al Haddad-Endoprothese

II. Nachbehandlung

Postoperativ wird nach 24 Std mit Bewegungsübungen begonnen. Belastung ab 6. postoperativen Tag. Wegen des hohen Durchschnittsalters der Patienten war die aktive Mitarbeit zum großen Teil nur spärlich, volle Mobilisierung war jedoch in allen Fällen am 10. postoperativen Tag möglich.

III. Ergebnisse

Unser eigenes Krankengut umfaßt 158 Patienten. Insgesamt wurden in 4 Kliniken 311 Duo-Kopf-Prothesen in der Zeit von 1972–1977 implantiert. Dabei handelt es sich in 287 Fällen um frische mediale Schenkelhalsfrakturen, das sind 92,28%, 21 Coxarthrosen 6,25%, 1 Schenkelhalspseudarthrose und 2 pathologische Frakturen (Tabelle 7). Die Zahl der weiblichen Patienten betrug 216, das sind 69,45% und die Zahl der männlichen

med. Schenkelhalsfraktur	287 Pat.
Coxarthrose	21 Pat.
Pseudarthrose	1 Pat.
pathol. Fraktur	2 Pat.

Tabelle 7. Diagnosen bei 311 Duo-Kopf-Hüftendoprothesen

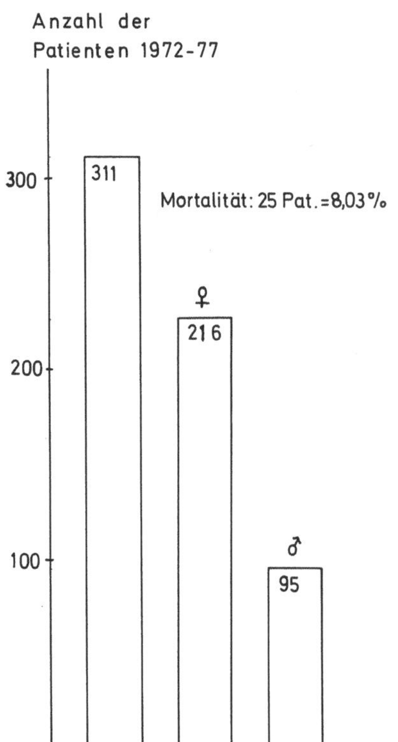

Abb. 16

95, das sind 30,55%. Das durchschnittliche Alter lag bei 78,8 Jahren. Die Mortalität betrug 25 Fälle, das sind 8,03% (Abb. 16). Die Wundinfektion bezifferte sich auf 0,5%. Bei frischen Frakturen erfolgten in 20,5% die Eingriffe innerhalb der ersten 24 Std, bei 13,8% innerhalb von 48 Std und 65,7% zwischen dem 3. und 11. Tag (Abb. 17). 311 Duo-Kopf-Buchinger-Al Haddad-Hüftendoprothesen wurden implantiert. Von diesen leisteten 178 Patienten der Aufforderung zur Nachuntersuchung Folge. Die Nachuntersuchung erfolgte nach einer Zeit zwischen 2 und 5 Jahren, im Durchschnitt bereits nach 2 Jahren. Bei allen Patienten wurde die Beweglichkeit der Plastikkappe im Hüftgelenk durchgeprüft. In den ersten 6 Wochen zeigte die Kappe noch kleine Bewegungen. Nach Ablauf von 10–12 Wochen fand die Plastikkappe in 95% der Fälle eine feste Position und zeigte auch bei gehaltenen Aufnahmen keine Bewegung im Acetabulum mehr.

Bei der klinischen Auswertung (Merle, D'aubigne u. Postel, 1954) fanden wir hinsichtlich der Schmerzen, Beweglichkeit und Gehfähigkeit folgende Ergebnisse:

In 68% der Fälle ein sehr gutes, in 20% ein gutes, in 10% ein zufriedenstellendes und in 2% der Fälle ein schlechtes Ergebnis, bei letzteren kam es zu Abnutzungserscheinungen des Polyäthylenkopfes, die einen Prothesenwechsel erforderlich machten. Schmerzfreiheit in der postoperativen Phase war die Regel.

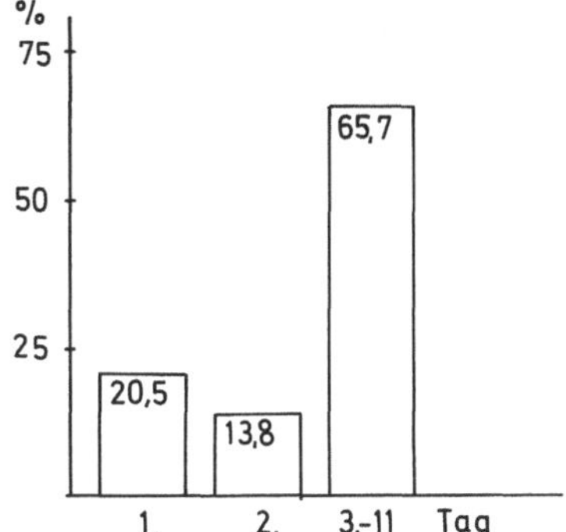

Abb. 17. Zeitpunkt des Operationseingriffes nach Unfall

Die bislang bei uns erzielten guten Ergebnisse veranlaßten uns — vereinzelt — die Duo-Kopf-Prothese auch bei Patienten mit Coxarthrosen einzusetzen, wenn das Acetabulum in relativ gutem Zustand war. Die bei der T.E.P. häufig beschriebenen Verkalkungen des Band- und Muskelapparates in etwa 4—6% der Fälle haben wir bei der Duo-Kopf-Prothese bislang in keinem Fall beobachtet. Wir führen das auf die schonende Incision der Kapsel und den Verzicht auf die Excision des Kapselgewebes zurück.

Behandlung der medialen Schenkelhalsfraktur mit der Monk-Prothese

von H.P. Müller

Aus dem Chirurgischen Departement, Abteilung für allgemeine Chirurgie,
Kantonsspital Aarau

I. Einführung

Beim alten Menschen ist heute der Einsatz von Hüftgelenkprothesen bei der Behandlung
der Schenkelhalsfraktur die Methode der Wahl. Damit kann in den meisten Fällen ein lan-
ges und langsames Siechtum mit vielfach deletärem Verlauf vermieden werden. Nach
Eberle fällt das Resultat bei 75–80% der durch Kopfendoprothesen behandelten, zum
größten Teil alten, hinfälligen Patienten gut bis sehr gut aus.

Zur Anwendung kommen entweder eine Kopfendoprothese aus Metall oder — bei
vorbestehender Coxarthrose — eine Totalprothese. Beide Methoden haben Nachteile. Die
Totalprothesenoperation ist mit der doppelten Zementierung ein sehr belastender und
blutungsreicher Eingriff für die alten dekrepiden Patienten. Todesfälle intra operationem,
die auf das Einschwemmen von Zementkomponenten in die Blutbahn zurückgeführt werden, sind beschrieben. Bei der einfachen Kopfendoprothese stehen prothesenbedingte
Pfannenveränderungen im Vordergrund. In praktisch allen Fällen kommt es innerhalb 3
Jahren zu einem meßbaren Knorpelschwund des Acetabulums. In ca. 16% (Eberle, 1975)
kommt es zur Wanderung der Prothese, entweder zentralwärts gegen das kleine Becken
oder cranialwärts mit Subluxation des Kopfes. Als Ursachen für diese für den Patienten
schmerzhaften und die Beweglichkeit beeinträchtigenden Komplikationen werden angegeben:
1. Die Osteoporose des Beckens
2. Der erhöhte Dauerdruck auf das Gelenk durch einen zu hohen Prothesensitz
3. Vorbestehende Coxarthrose mit Knorpel/Knochenschädigung und Entrundung des
   Acetabulums.

II. Die Monk-Prothese

1972 setzte Monk in Liverpool erstmals einen neuen Prothesentyp ein, der zuerst für
Coxarthrose-Patienten gedacht war, die für eine Totalprothese zu hinfällig waren und bei
denen eine konventionelle Kopfendoprothese mit großer Wahrscheinlichkeit zu einer
Pfannenwanderung führen mußte.

Bei der Monk-Prothese handelt es sich um eine aus zwei Komponenten bestehende
Kopfendoprothese. Über einem kleinen, sphärischen Metallkopf von 28 mm Durchmesser
ist ein schalenförmiger Polyaethylen-Cup gestülpt, dessen äußerer Durchmesser zwischen
41 und 57 mm mißt. Der Cup ist mit dem Metallkopf durch einen in den Rand des Polyaethylens eingelassenen Metallring fest aber beweglich verbunden. Damit entsteht in der
operierten Hüfte ein sphärisches Doppelgelenk (zwischen Metallkopf und Cup einerseits,
Cup und Hüftpfanne andererseits). Nach Angaben des Herstellers ist die Prothese so ausge-
legt, daß die Reibung zwischen Metallkopf und Cup bei 37 Grad minimal ist. Ein Nocken
am unteren Rand des Metallkopfes stellt den Cup in der Pfanne richtig ein, wobei kleinere

Bewegungsausschläge nur im Kopf/Cup-Gelenk erfolgen. Es wurde gemessen, daß bis 75% der Bewegungen hier erfolgen, erst für den Rest der Bewegungen wird das Cup/Pfannen-Gelenk benützt.

Für den Einsatz dieser Prothese bei der Coxarthrose wird der sog. „Soft-Top" des Polyaethylens durch ein „Hard-Top" aus Metall ergänzt, d.h. über den Polyaethylen-Cup wird eine Metallkappe gestülpt. Damit wird dem Abrieb des Polyaethylens durch die rauhe Pfanne begegnet, es kommt nicht zu den bekannten Prothesenlockerungen.

III. Unsere Indikation für die Monk-Prothese und erste Erfahrungen

Seit April 1977 haben wir die Monk-Prothese bei 14 Patienten eingesetzt. Hauptindikationen sind die Schenkelhalsfrakturen bei über 65jährigen Patienten. Eine schwere Osteoporose des Beckens ist keine Kontraindikation, auch diskrete Zeichen einer Coxarthrose nicht, wenn keine Entrundung besteht.

Monk gibt als tiefste Altersgrenze für spezielle Fälle von Schenkelhalsfrakturen 45 Jahre an. Wir haben in unserer Gruppe eine 55jährige Patientin mit einer extrem dislozierten medialen Schenkelhalsfraktur nach Skiunfall, bei der wir primär eine Monk-Prothese eingesetzt haben.

Unsere ersten Erfahrungen mit der Prothese sind ausgezeichnet. 10 Fälle, deren Operation 3–15 Monate zurückliegen, wurden nachkontrolliert. Es handelte sich ausnahmslos um Frauen. Das Durchschnittsalter bei der Operation betrug 73,3 Jahre (55 Jahre–90 Jahre). Die Patientinnen waren im Durchschnitt 72 Tage hospitalisiert (17 Tage–77 Tage) und wurden im Durchschnitt 5,5 Tage nach der Hospitalisation operiert. Die Operationsletalität dieser Serie beträgt null. 5 Patienten konnten direkt, eine via Bäderklinik nach Hause entlassen werden, 4 kamen in ein Altersheim bzw. in ein Heim für chronisch Kranke.

Die Nachkontrolle, die z.T. klinisch und radiologisch, z.T. via Befragung erfolgte, ergab folgendes Bild: 5 Patientinnen sind mit ihrem Zustand subjektiv sehr zufrieden. 3 Pa-

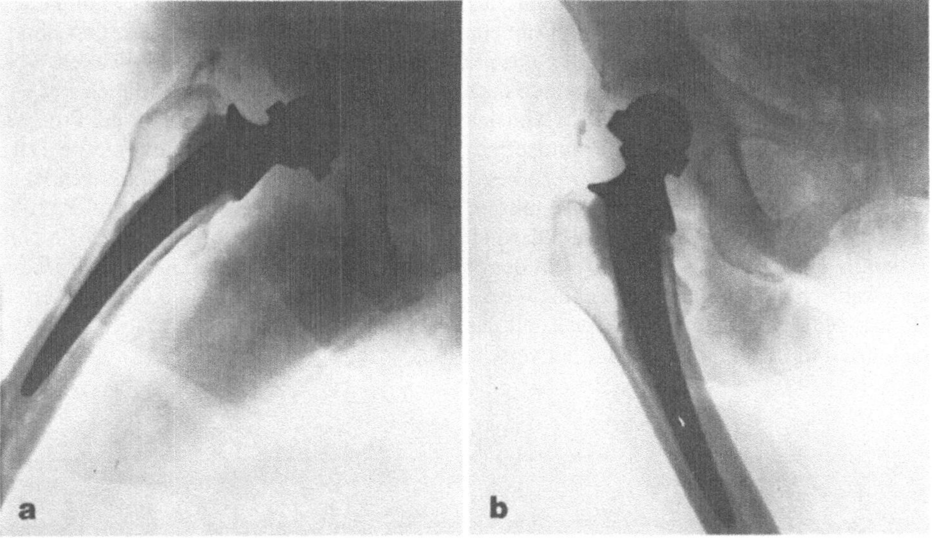

Abb. 18 a u. b. Bewegungsausmaß der Prothese in der Frontalebene: Bewegung total 46°, Bewegung zwischen Cup und Pfanne 8° (= 17% der Totalbewegung)

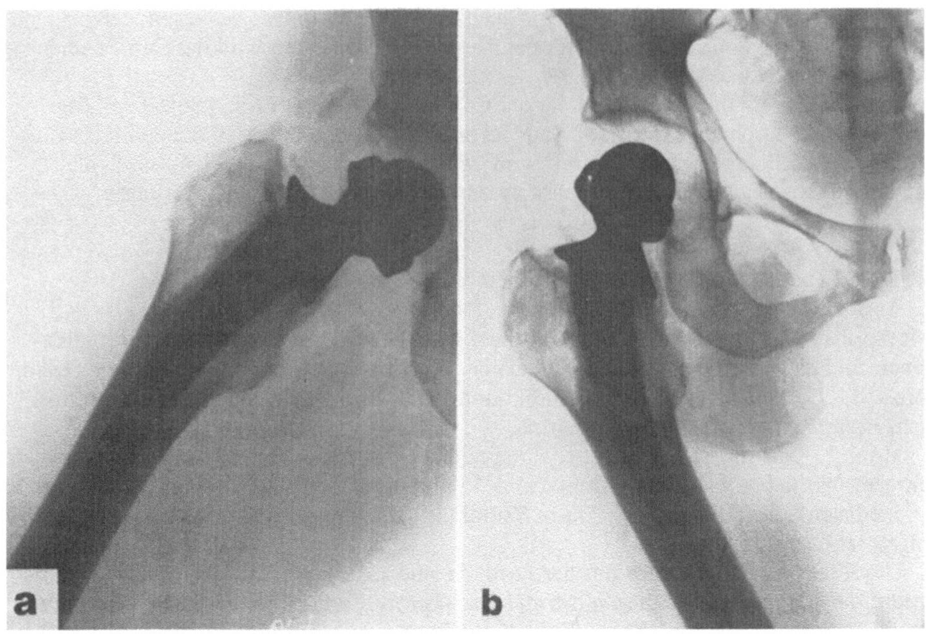

Abb. 19 a u. b. Bewegungsausmaß der Prothese in der Frontalebene: Bewegung total $46°$, Bewegung zwischen Cup und Pfanne $28°$ (= 61% der Totalbewegung)

tientinnen sind mit leicht eingeschränktem Aktionsradius zufrieden. 2 Patientinnen können sich wegen eines fortgeschrittenen psychoorganischen Syndromes zum Operationsresultat nicht mehr äußern.

Auch objektiv weisen diese 2 Fälle ein schlechtes Resultat auf, die eine Patientin ist vollkommen bettlägerig, die andere kann nur noch kurze Strecken an 2 Stöcken hinken. 4 weitere, klinisch untersuchte Patientinnen zeigen ein gutes bis sehr gutes Resultat ohne Hinken, ohne Trendelenburg-Zeichen mit praktisch seitengleicher Hüftbeweglichkeit.

Radiologisch wurden 5 Patientinnen nachkontrolliert. Es sitzen alle Prothesen fest, eine Verringerung des Gelenkspaltes läßt sich nicht feststellen. Das Verhalten der Prothese — in der Frontalebene gemessen — entspricht Hinweisen in der Literatur: der größte Teil des Bewegungsmaßes erfolgt in der Prothese selber, wie das Beispiel einer 75jährigen Patientin zeigt. 83% der Abduktion/Adduktion erfolgt in der Prothese, 17% im Cup/Pfannen-Gelenk (Abb. 18). Im Gegensatz dazu steht die Prothesenfunktion bei der 55jährigen Patientin. Hier macht der Cup fast 2/3 der Bewegungen mit (Abb. 19). Dies kann Zufall sein, wahrscheinlich ist es aber bedingt durch den noch sehr glatten Gelenkknorpel der Pfanne, der weniger Reibung aufweist als das eigentliche Prothesengelenk. Weitere Untersuchungen müssen hier noch Klarheit verschaffen.

Der plastische Totalersatz des Hüftgelenkes als primäre Behandlungsmaßnahme bei hüftgelenksnaher Oberschenkelfraktur beim sehr alten Menschen

von D. Michel

Aus der Berufsgenossenschaftlichen Unfallklinik Ludwigshafen/Rhein

Die hüftgelenksnahe Oberschenkelfraktur beim sehr alten Menschen stellte zu allen Zeiten und stellt auch heute noch gesamthaft betrachtet eine lebensbedrohende Verletzung dar. Die Chancen des sehr alten Menschen bezüglich Überleben und auch bezüglich der weiteren Funktion der betroffenen unteren Extremität hängt entscheidend von vier Behandlungskriterien ab:
— Schaffung voll belastbarer Verhältnisse von der unmittelbar postoperativen Phase an,
— Frühestmögliche operative Versorgung,
— Sofortige postoperative und weitestgehende Mobilisation,
— Früherkennung und Frühbehandlung von Komplikationen.

I. Schaffung voll belastbarer Verhältnisse

Mehrere Sammelstatistiken der letzten Jahre haben übereinstimmend belegt, daß die Erfolgsaussichten der Versorgung einer hüftgelenksnahen Oberschenkelfraktur beim sehr alten Menschen im Gesamten in direkter Beziehung stehen damit, ob sofort voll belastbare Verhältnisse geschaffen werden konnten oder nicht. Bei den Brüchen der Trochanterregion erfüllen diese Voraussetzungen die Trochanternagelung nach Küntscher und die Federnagelung nach Ender nahezu ideal; beide Verfahren können zudem als relativ kleine Eingriffe qualifiziert werden. Bei der Schenkelhalsfraktur gibt es eine solche voll belastbare „Minimaloperation" nicht. Rekonstruktionen sind zudem mit einer hohen Zahl von Oberschenkelkopfnekrosen zusätzlich belastet. Um das Ziel der sofortigen Belastbarkeit postoperativ zu erreichen, bietet sich allein der prothetische Hüftgelenksersatz an. Ohne hier auf das Für und Wider von Teil- und Totalplastiken der verschiedensten Art eingehen zu können, kann jedoch in jedem Falle festgehalten werden, daß eine Hüftgelenksplastik zur Unzeit bei einem über 80jährigen Menschen vielfältige Probleme beinhaltet, die vor allem auf anaesthesiologischem und internistischem Fachgebiet sich nicht selten zunächst zu schier unüberwindlichen Gebirgen türmen.

An der BG-Unfallklinik Ludwigshafen/Rhein wurden in den zehn Jahren ihres Bestehens 42 Patienten über 80 Jahre wegen einer Schenkelhalsfraktur behandelt. Bei 35 Patienten wurde dabei als primäre Behandlungsmaßnahme eine Totalprothese nach Müller/Charnley implantiert.

II. Frühestmögliche operative Versorgung

In engagierter Zusammenarbeit mit dem Internisten und Anaesthesisten war es nach der Klinikaufnahme dringendstes Ziel, die Operationsfähigkeit so bald wie möglich herzustellen, wohl wissend, daß die zur Verfügung stehende Zeitspanne sehr kurz ist, in der die Vorteile einer internistischen Operationsvorbereitung nicht durch die Nachteile des immer längeren Liegens zunichte werden.

pathologischer EKG-Stromkurvenverlauf	26 Patienten	
Hypertonie	18 Patienten	
latente Herzinsuffizienz	15 Patienten	
manifeste Herzinsuffizienz	3 Patienten	
latente Niereninsuffizienz	11 Patienten	
pathologisches Lungenröntgenbild	10 Patienten	
eingestellter Diabetes mellitus	8 Patienten	
dekompensierter Diabetes mellitus	3 Patienten	
Coronarinsuffizienz	6 Patienten	
Varicose	6 Patienten	
manifeste Cerebralsklerose	5 Patienten	
Anämie	3 Patienten	

Tabelle 8. Präoperativ festgestellte allgemeinpathologische Befunde (n = 35 Patienten)

Präoperativ wurde in allen Fällen eine fachinternistische Untersuchung durchgeführt, diese deckte eine Vielzahl allgemeinpathologischer Befunde auf (Tabelle 8). Trotzdem konnte erreicht werden, daß die Patienten in aller Regel 48 Std nach dem Unfallereignis bereits operiert waren.

III. Sofortige postoperative und weitestgehende Mobilisation

Sofort nach der Operation setzt bei uns eine intensive krankengymnastische Betreuung der Patienten ein. Diese beinhaltet die volle Bewegung der nicht verletzten Extremitäten, passive Bewegungen und isometrische Übungen der operierten Extremität sowie ausgedehnte Atemgymnastik und Atemtherapie. Wenn irgend möglich müssen die Patienten bereits am ersten postoperativen Tag das Bett wenigstens für kurze Zeit verlassen. Wir halten diese krankengymnastische Behandlung im Gesamtkonzept für sehr wesentlich, nicht zuletzt können gerade hier Komplikationen wirksam vermieden werden.

IV. Früherkennung und Frühbehandlung von Komplikationen

Postoperative Komplikationen traten in unserem Patientengut in drei Vierteln der Fälle auf, am häufigsten eine Pneumonie, ein Decubitus und eine zwar vorübergehende, jedoch meist langwierige cerebralsklerotisch bedingte Verwirrtheit (Tabelle 9).

keine Komplikationen	9 Patienten	
postoperative Pneumonie	7 Patienten	
postoperativer Decubitus	5 Patienten	
vorübergehende cerebrale Dekompensation	5 Patienten	
Thrombose/Embolie	5 Patienten	
apoplektischer Insult	4 Patienten	
weitere Verletzungen durch Sturz	4 Patienten	
Prothesenluxation	2 Patienten	
postoperativ Nierenversagen	1 Patient	
postoperativ Herzinfarkt	1 Patient	
postoperativ Lungenembolie	1 Patient	
Wundinfekt	1 Patient	
Exitus binnen 8 Wochen postoperativ	4 Patienten	

Tabelle 9. Postoperative Komplikationen (n = 35 Patienten)

Vier Patienten haben wir postoperativ verloren, einen an einer fulminanten Lungenembolie, zwei nach postoperativem apoplektischem Insult, einen weiteren Mann aus kardialer Ursache. Die weitaus meisten der genannten Komplikationen konnten durch wiederum engagierte interdisziplinäre Zusammenarbeit vor allem mit dem Internisten jedoch rechtzeitig erkannt und durch frühe Behandlung beherrscht werden.

Die Patienten konnten zumeist nach vier bis sechs Wochen aus der stationären Behandlung entlassen werden, bei der Klinikentlassung waren sie mit wenigen Ausnahmen mit einem Gehstock selbständig gehfähig (Tabelle 10).

Tabelle 10. Gehvermögen bei der Klinikentlassung (n = 35 Patienten)

gehfähig ohne Hilfsmittel	9 Patienten
gehfähig mit einem Gehstock	18 Patienten
gehfähig mit zwei Gehstützen	4 Patienten
verstorben	4 Patienten

Wir haben uns nach dem weiteren Schicksal unserer Patienten erkundigt, es konnte bei 27 Patienten aufgeklärt werden (Tabelle 11).

Tabelle 11. Langzeitergebnisse (n = 35 Patienten)

Operation von 1968 bis 1978 weiteres Schicksal aufgeklärt bei	27 Patienten
1978 sind von diesen Patienten:	
gehfähig ohne wesentliche Behinderung	9 Patienten
gehfähig mit deutlicher bis starker Behinderung	2 Patienten
bettlägerig	1 Patient
verstorben	15 Patienten
— unmittelbar postoperativ	4 Patienten
— im ersten postoperativen Jahr	5 Patienten
— zwei bis drei Jahre postoperativ	3 Patienten
— vier bis fünf Jahre postoperativ	2 Patienten
— fünf bis zehn Jahre postoperativ	1 Patient

Naturgemäß zeigt sich eine hohe Sterbequote in den auf die Operation folgenden Jahren; von den in der genannten Dekade operierten 35 Patienten sind jetzt am Ende des Jahrzehnts noch neun Patienten ohne wesentliche Behinderung selbständig gehfähig.

Beim Vergleich von Operationsaufwand und -risiko mit dem schließlichen Ergebnis der Behandlung darf nach unserer Auffassung in dieser Altersgruppe nicht das statistische Langzeitergebnis ins Gewicht fallen; in der letzten Lebenszeit ist das Hauptaugenmerk auf das Einzelschicksal zu legen. Dabei muß man sich über die Alternativen voll im klaren sein: Konservative Behandlung der hüftgelenksnahen Oberschenkelfraktur bedeutet für die Hochbetagten monatelange Bettruhe mit zahlreichen, zum großen Teil lebensbedrohlichen Komplikationen und einer Mortalität um 50%. Die Mehrzahl der Überlebenden bleibt bettlägerig bis ans Lebensende mit allen Konsequenzen für die Patienten selbst und ihre Umgebung. Ich glaube, es heißt nicht, große Worte zu machen, wenn man sich auf den Standpunkt stellt, daß die Alterschirurgie hier einen Beitrag nicht zuletzt für einen würdigen Verlauf der letzten Lebenszeit leisten kann und leisten muß. Eine Mortalität von 12% in dieser Altersgruppe halten wir dabei, angesichts der Alternativen, sicherlich für vertretbar.

Unser Konzept der Behandlung der Schenkelhalsfraktur beim sehr alten Menschen
kann also nochmals zusammengefaßt werden:
— Schaffung voll belastbarer Verhältnisse von der unmittelbaren postoperativen Phase an;
  d.h. Operationsmethode der Wahl ist der prothetische Hüftgelenksersatz
— Frühestmögliche operative Versorgung nach kürzestmöglicher interdisziplinärer Operationsvorbereitung
— Sofortige postoperative und weitestgehende Mobilisation unter engagiertem Einsatz
  von Krankengymnastik und physikalischer Therapie
— Dauerndes Gefaßtsein auf Komplikationen in der postoperativen Zeit und frühestmögliche Gegenmaßnahmen.

Es steht außer Frage, daß die Versorgung durchzuführen ist, auch wenn nur geringe
Überlebensaussichten gegeben sind. Kein Zweifel sollte allgemein bestehen, daß ein Nicht-
stellen der Operationsindikation, ein sich Verschanzen hinter hohem Anaesthesierisiko
und internistischen Einwendungen seitens des Chirurgen für den Patienten dieser Altersgruppe in aller Regel einen schicksalhaften Verlauf der Unfallkrankheit bedeutet, wo
schon nach wenigen Tagen ärztliche Maßnahmen jeglicher Art keinen wesentlichen Einfluß mehr haben können.

Die pertrochantere Fraktur

von A. Rüter und C. Burri

Aus der Abteilung für Unfallchirurgie, Plastische und Wiederherstellungschirurgie der Universität Ulm

Die pertrochantere Fraktur ist der typische hüftgelenksnahe Knochenbruch des hohen Lebensalters. Diese Verletzung zeigt ihren Häufigkeitsgipfel zwischen dem 70. und 80. Lebensjahr und trifft damit im Durchschnitt 6 bis 10 Jahre ältere Patienten als die mediale Schenkelhalsfraktur. Aus den Angaben der Literatur wird deutlich, daß das weibliche Geschlecht diese Fraktur etwa drei- bis viermal häufiger erleidet als das männliche. Der Umstand, daß in der angesprochenen Altersgruppe etwa doppelt soviel Frauen leben als Männer, erklärt diese Verteilung nicht ausreichend. Ursächlich scheint vielmehr die wohl auch den Altersgipfel determinierende biomechanische Besonderheit, daß die pertrochantere Fraktur den Bruch des muskelschwachen Hüftgelenkes darstellt, und die älteren Damen hierdurch benachteiligt sind.

Die zahlreichen Publikationen über die Letalitätsquote dieser Verletzung und deren Abhängigkeit von der Behandlungsform bedürfen einer kritischen Wertung. Einzelne Autoren führen in ihren Angaben nur die noch während des Krankenhausaufenthaltes verstorbenen Patienten, andere beziehen das erste halbe Jahr, nicht wenige den Zeitraum bis zur angestrebten Kontrolluntersuchung ein. Außerdem erstrecken sich gerade die Untersuchungen mit repräsentativ hohen Fallzahlen über Jahre und Jahrzehnte, in denen die gesamte Geriatrie, speziell aber die Anaesthesie deutlich zur besseren Überlebenschance dieser alten Patienten beigetragen haben. Als Gesamttendenz läßt sich jedoch festhalten, daß unter konservativer Therapie mit einer Letalitätsquote von zumindest 30% gerechnet werden muß, während sich diese durch ein operatives Vorgehen unter 20% halten läßt.

Hierbei wird dem alten Menschen nicht oder kaum die Fraktur selbst, sondern die nachfolgende Immobilisation gefährlich, deren Belastung höher zu veranschlagen ist als das Operationsrisiko. Ziel der Therapie muß es also sein, den Patienten möglichst umgehend wieder gehfähig zu machen. Hierbei erlaubt der allgemeine Kräfteverfall in der am häufigsten betroffenen Altersgruppe kaum eine effektive Teilentlastung der Extremität durch Benützung von Gehstöcken. Die bei der Versorgung anzustrebende Stabilität muß diesem Umstand Rechnung tragen. Die Forderung nach Belastbarkeit des coxalen Femurendes setzt die Rekonstruktion der physiologischen biomechanischen Situation voraus, dies bedeutet die Notwendigkeit einer Wiederherstellung der medialen Abstützung am Adamschen Bogen zur Aufnahme der Druckkräfte.

I. Bruchformen

Je nach Form der eingetretenen Fraktur stößt die Verwirklichung dieses Behandlungsziels auf unterschiedliche Schwierigkeiten. Eine Unterteilung der Bruchformen bildet daher die sinnvolle Grundlage eines Therapieplanes.

Böhler unterschied vier Bruchformen (Abb. 20):
- Einfache Fraktur an der Basis des Schenkelhalses (Übergangsform zur lateralen Schenkelhalsfraktur).

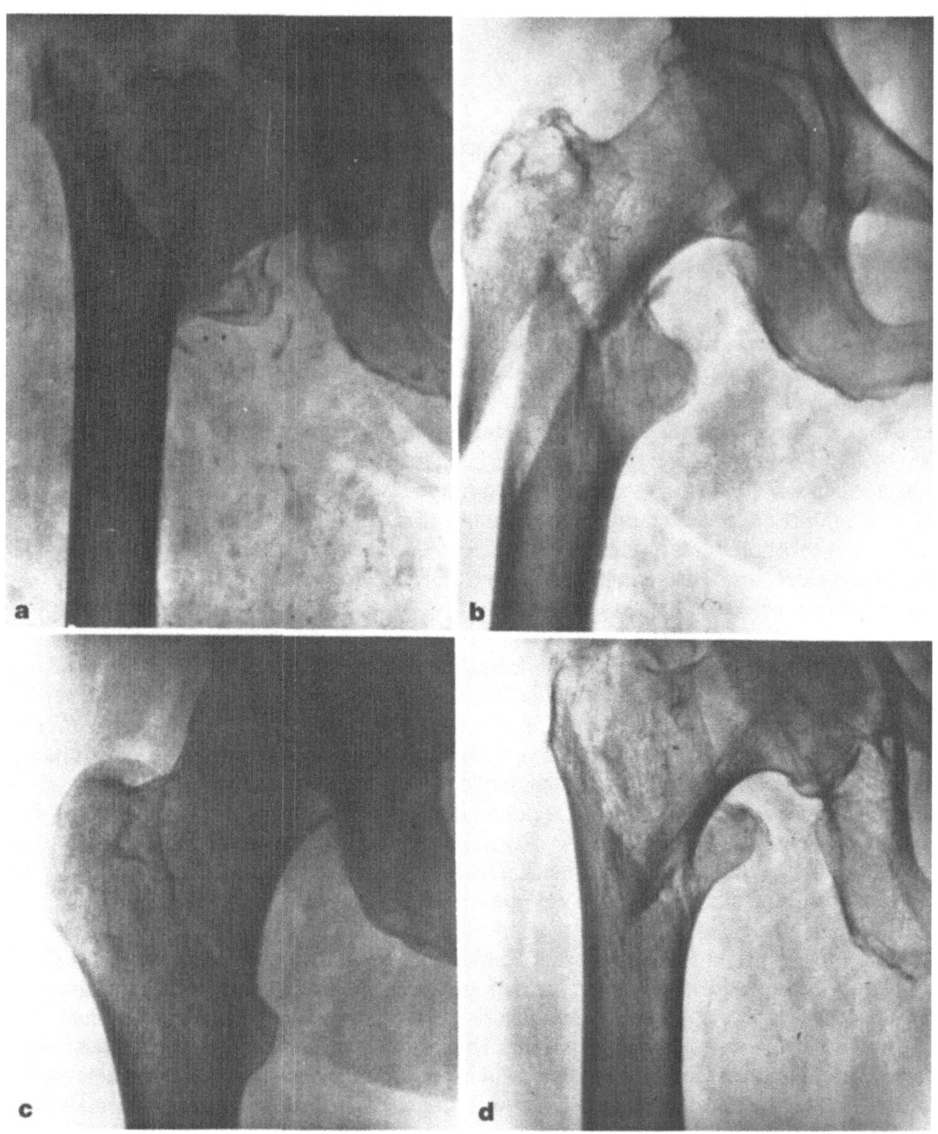

Abb. 20 a–d. Einteilung der pertrochanteren Brüche nach Böhler; **a** Einfache Frakturen der Basis des Schenkelhalses, Übergangsform zur lateralen Schenkelhalsfraktur; **b** einfache Zweifragmentfraktur schräg durch das Trochantermassiv; **c** typische Vierfragmentfraktur mit Einstauchung des Schenkelhalses in die Spongiosa des Trochantermassivs bzw. des Oberschenkelschaftes und isolierten Trochanter major- und minor-Fragmenten; **d** Fraktur mit umgekehrtem Verlauf der Bruchlinien und Medialverschiebung des distalen Fragmentes

- Einfache Zweifragmentenfraktur schräg durch das Trochantermassiv.
- Typische Vierfragmentenfraktur mit Einstauchung des Schenkelhalses in die Spongiosa des Trochantermassivs bzw. des Oberschenkels und isolierten Trochanter major- und minor-Fragmenten.
- Fraktur mit umgekehrtem Verlauf der Bruchlinien, von lateral caudal nach medial cranial und Medialverschiebung des distalen Fragmentes, im englischen Schrifttum nach Evans als Reversed fracture bezeichnet.

Evans schlug vor, die Frakturen in 2 Gruppen: operativ stabilisierbar — operativ nicht stabilisierbar, zu unterteilen.

Die Klinik in St. Gallen griff diese Anregung auf und machte im Hinblick auf die operativen Konsequenzen die Frage zum alleinigen Kriterium, ob der Adamsche Bogen wieder hergestellt werden kann oder nicht. An diesem Merkmal unterscheiden sich die stabilen Frakturen von den instabilen Brüchen, wobei zu letzteren auch alle fortgeschritteneren Osteoporosen gerechnet werden müssen (Tabelle 12).

Stabile Frakturen	Instabile Frakturen
Rekonstruktion des Adamschen Bogens möglich	Rekonstruktion des Adamschen Bogens unmöglich
	Osteoporosen

Tabelle 12. Einteilung der pertrochanteren Frakturen

II. Operationsverfahren

Die ersten Anregungen, diese Frakturen operativ zu behandeln, stammen von Thorten (1937), er verwendete hierzu Platten und zweiteilige Laschennägel.

Seit dieser Zeit wurden eine Vielzahl von Implantaten und Operationstechniken vorgeschlagen, die sich in folgende Gruppen unterteilen lassen:
- Winkelplatten und Laschennägel,
  erweitert durch Teleskope, zusätzliches Einbringen von Knochenzement oder gleichzeitiger Valgisation,
- intramendulläre Kraftträger
- Prothesen.

1. Winkelplatten und Laschennägel

Winkelplatten als einteiliges Implantat wurden zuerst von Jewett angegeben und sind nun in zahlreichen Modifikationen des Profils und des Winkels im Handel. Dieses Implantat hat unübertroffene Vorteile bei der Wiederherstellung stabiler Frakturen bei ausreichender Knochenqualität sowie der Rekonstruktion ausgedehnter per- und subtrochanterer Brüche, wie sie vor allem beim jüngeren Patienten anzutreffen sind (Abb. 21).

Für die pertrochantere Fraktur des alten Menschen weist diese Osteosynthese jedoch zahlreiche Probleme auf. Auch die kräftigste Winkelplatte allein kann der Wechsellast dieses Skelettabschnittes ohne mediale Abstützung nicht lange Stand halten.

Hieraus ergeben sich die typischen Komplikationen: Fehlt der mediale Tragpfeiler, verbiegt sich im günstigeren Falle das Implantat unter Varisierung der Fraktur, bis eine mediale Abstützung erreicht ist. Im ungünstigeren Falle bricht die Platte in ihrem Winkel oder auf Höhe des Bruches. Ein weiteres Problem entsteht aus der Tragfähigkeit der senilen Spongiosa. Die erheblich verminderte Belastbarkeit führt dazu, daß das proximale

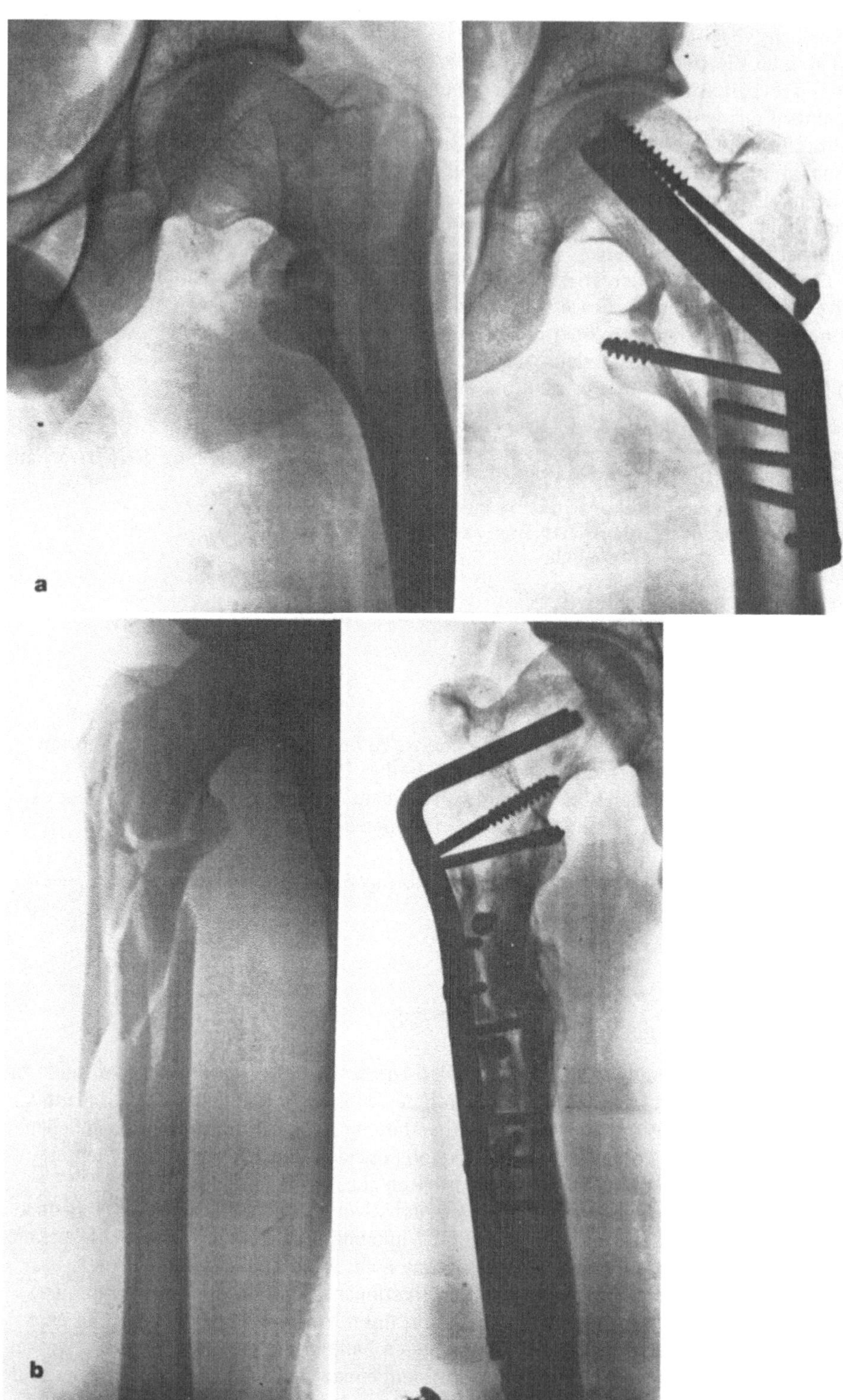

Fragment bei fehlender Abstützung über die Klinge nach lateral caudal wandert, bzw. das Metall durch den Knochen schneidet. Hierdurch bricht die Klinge nach cranial aus, oder perforiert nach zentral in das Acetabulum.

Laschennägel, die in allen heute angebotenen Versionen auf eine Idee Mc Laughlins zurückgehen, vereinfachen scheinbar die Operationstechnik, da der Winkel zwischen Nagel und Lasche nach Anbringen beider Teile individuell eingestellt werden kann. Neben der hierdurch entstehenden Schwachstelle des Implantates liegt ein erhebliches Risiko dieses Systems darin, daß die Schraube gegen den langen Hebelarm des Beines nicht bündig angezogen werden kann, wenn ein exakter Sitz nicht zuvor sorgfältig hergestellt wurde.

Menschik errechnete bei fehlender Passung ein notwendiges Drehmoment von 300 kg, das auch beidhändig nicht aufgebracht werden kann.

Das Problem der Biegebelastung der Implantate versuchte Küntscher mit der steilen Nagellage zu umgehen, die mehr der Resultierenden entspricht. Ähnliche Vorschläge finden sich heute wieder im amerikanischen Schrifttum. Salama und Weismann gaben eine Platte an, bei der ein zusätzlich steil eingeführter, das Plattenknie überbrückender Träger die Abstützung verbessert.

Diese Techniken verringern zwar das Risiko des Implantatbruches, lösen jedoch nicht das Problem der Fragmentwanderung bei fehlender knöcherner Abstützung.

In Anbetracht dieser Schwierigkeiten schlug Dimon vor, das proximale Fragment nach Medialisation des Femurschaftes in das distale und in die Markhöhle einzustauchen. Dieser Effekt läßt sich sicherer durch gleichzeitige Außenrotation des Femurs erreichen, da nun der Schenkelhalssporn in den meistens medio-dorsal anzutreffenden Defekt zu liegen kommt. Dimon publizierte diese Technik, von ihm selbst seit 1952 angewandt, erst 1967.

Krotschek wies 1964 auf den günstigen Effekt dieser Einstauchung hin.

Ein anderes Prinzip der Wiederherstellung des anatomisch nicht rekonstruierbaren medialen Tragpfeilers besteht in einer primären Valgisation des proximalen Fragmentes, wie sie von Weber u. Mitarb. empfohlen wird.

Hierbei werden durch Keilresektion aus der intertrochanteren Trümmerzone zwei ebene Flächen geschaffen, so daß nun das proximale Fragment sicher am medialen Tragpfeiler aufgesetzt werden kann.

Die Stabilisierung erfolgt durch eine 160°-Platte, deren Klinge durch die Bruchfläche in den Schenkelhals eingeschlagen und der Plattenschaft nach exakter, wenn auch unanatomischer Reposition des medialen Tragpfeilers am Femur fixiert wird (Abb. 22).

Von Pohl (1950), stammt die an sich geniale Idee, durch eine Gleitvorrichtung des im Schenkelhals liegenden Implantatanteiles eine zentrale Perforation von Nagel- oder Klingenspitze beim Einsintern der Fraktur zu verhindern. Das grundlegende Prinzip ist in zahlreichen Variationen imitiert worden. Diese Technik löst jedoch ebenfalls die Probleme der medialen Abstützung nicht und setzt einen ausreichenden Halt der Schraube in der Kopfspongiosa voraus. Das Verfahren bleibt daher auf einfache Bruchformen bei jugendlichen Patienten beschränkt.

M.E. Müller gab die Anregung, eine fehlende oder fragliche mediale Abstützung durch Einbringen des druckfesten Knochenzementes zu ersetzen. Technik und Ergebnisse dieser sog. „Verbundosteosynthese" werden in einem folgenden Referat ausführlich dargelegt.

Eine zusätzliche Sicherung läßt sich durch das von Burri empfohlene Vorgehen erreichen, die im Zementbett anfallende Spongiosa durch die Fraktur dem medialen Pfeiler anzulagern, um hier auf Dauer eine biologische Brücke zu gewinnen.

Abb. 21 a u. b. Osteosynthese mit Winkelplatte bei tragfähiger Spongiosa und rekonstruierbarem medialem Pfeiler; **a** Pertrochantere Fraktur mit isoliertem Trochanter minor-Fragment; **b** Per- und subtrochantere Trümmerfraktur

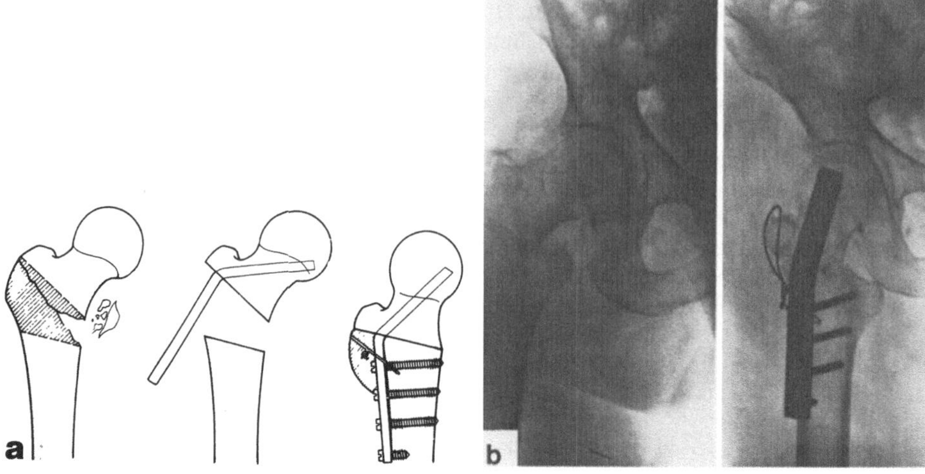

Abb. 22 a u. b. Versorgung einer instabilen Fraktur durch primäre Valgisation; **a** Technik aus: Debrunner (1974); **b** Prä- und postoperative Röntgenkontrolle eines entsprechenden Falles

2. Intramedulläre Kraftträger

Die Idee, einen intramedullären Kraftträger zur Stabilisierung auch dieser Frakturen zu verwenden, geht auf Lezius (1950) zurück. Durch die zentrale Lage des in Richtung der Resultierenden weisenden Implantate, wird die Biegebeanspruchung des Metalls erheblich reduziert. Teubner errechnete, daß der richtig plazierte Nagel in der Lage ist, das Zweihundertfache der möglichen Maximalbeanspruchung abzufangen.

1966 griff Küntscher diese Idee mit dem sog. Kondylennagel wieder auf. Dieses Vorgehen ist jedoch dem Lezius-Nagel bezüglich möglicher Komplikationen deutlich unterlegen, da die Anpassung des relativ starren Implantates an den weiten Weg durch das ganze Femur proximale Fehllagen wahrscheinlicher macht, und Schaftfrakturen an der Einschlagstelle, Kniebeschwerden und Außenrotationsfehler zu den Mißerfolgen beitragen.

Auch von Verfechtern des Kondylennagels wird seine Indikation daher heute auf die Fälle beschränkt, die bei weitem Markraum einen physiologisch relativ steilstehenden Schenkelhals aufweisen und deren Reposition eine stabile Abstützung am Adamschen Bogen gewährleistet.

Unter dem Wunsch eines biomechanisch günstigen zentral liegenden Implantates, das sich fast selbständig den physiologischen Krümmungen des Femurs anpaßt und dabei dreipunktförmig verkeilt, entwickelten Ender und Simon-Weidner 1967 die Osteosynthese

Winkelplatten	Einfache Platten	(2)	44%
	Dimon-Technik	(2)	30%
	Pohl etc.	(2)	7%
	Valgisation	(3)	6%
	Verbund	(4)	3%
Intramedulläre Kraftträger	Kondylennägel	(1)	28%
	Lezius-Nägel	(5)	10%

Tabelle 13. Mißerfolge verschiedener Osteosynthese-Verfahren

mit den elastischen Rundnägeln. Auch auf diese Technik wird im folgenden noch ausführlich eingegangen. Ihr Wert bei instabilen Frakturen ist umstritten.

Tabelle 13 gibt durch einen kurzen Überblick repräsentativer Literaturangaben über Mißerfolgsquoten Hinweise auf die Vorteile einiger der skizzierten Operationsverfahren.

3. Prothesen

Eine weitere Möglichkeit der Versorgung pertrochanterer Frakturen ist durch den prothetischen Ersatz des proximalen Fragmentes gegeben.

Bei einfachen baso-cervicalen Frakturen, bei denen die Frakturebene nur wenig von der idealen Resektionsfläche des Schenkelhalses abweicht, stellt dieses Vorgehen keine größeren technischen Probleme. Gegebenenfalls müssen Langhalsprothesen implantiert werden. Das Vorgehen sichert ein sofort belastbares Gelenk und bietet bei entsprechendem Frakturverlauf beim alten Menschen eine zu diskutierende Alternative.

Bei den nicht seltenen Fällen pertrochanterer Frakturen bei vorbestehender schmerzhafter Coxarthrose wird diese Versorgung zum Vorgehen der Wahl.

Häufig entspricht jedoch die Frakturlokalisation nicht der eben noch möglichen Resektionshöhe. Hierbei wird es notwendig, die Schenkelhalsosteotomie an typischer Stelle durchzuführen, und den verbleibenden Zylinder des Trochantermassivs gegen das distale

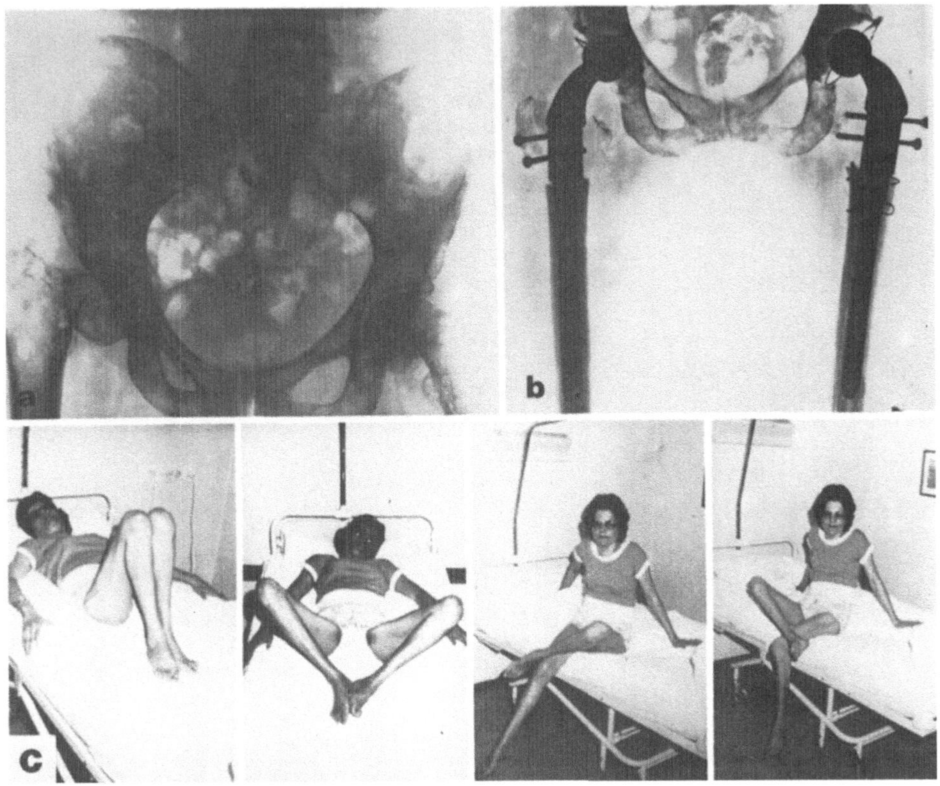

Abb. 23 a–c. Verwendung der Tumorprothese bei pathologischen Frakturen; a beidseitige pertrochantere pathologische Fraktur bei ausgedehnter Metastasierung in das coxale Femurende nach Mamma-Carcinom; b Röntgenkontrolle nach beidseitiger Versorgung mit der von Burri angegebenen Tumorprothese. c Funktionsaufnahmen nach 3 Monaten

Fragment durch Zuggurtung oder Platten zu stabilisieren. In diesen Fällen muß die Prothese durch einen Langschaft verankert werden.

Pathologische Frakturen dieses Skelettabschnittes erfordern die Entfernung des gesamten veränderten Femurteiles und den Wiederaufbau durch eine sog. Tumorprothese mit unterschiedlich langem Schaftersatz.

Das von Burri vorgeschlagene Modell mit Kunststoffmanschette und aufschraubbarer großflächiger Unterlagscheibe erlaubt eine sicherere Wiederanheftung der Muskelansätze, eventuell auch des Trochanter minor (Abb. 23).

Die gelegentlich vorgeschlagene Behandlung auch nicht-pathologischer pertrochanterer Frakturen durch großzügige Resektion und Ersatz durch solch ausgedehnte Prothesen halten wir jedoch wegen der erhöhten Operationsbelastung und den Langzeitproblemen der Prothesenluxation und Verankerung nicht für gerechtfertigt.

Die Versorgung pertrochanterer Oberschenkelbrüche
mit den Ender-, Simon-Weidner-Nägeln
Indikation

von K. Kopp

Aus der Berufsgenossenschaftlichen Unfallklinik Ludwigshafen/Rhein

Der hüftgelenksnahe Bruch des Oberschenkels ist eine typische Verletzung des älteren
Menschen. Häufig ist der Fehltritt, der zur Fraktur führt, Ausdruck einer altersbedingten
Mobilitäts- und Koordinationsstörung, also Symptom einer Verschlechterung des Allgemeinzustandes. In dieser Situation muß von einer erfolgversprechenden Behandlungsmethode verlangt werden, daß sie in kürzester Zeit die Funktion der betroffenen Gliedmaße wieder herstellt.

Daß bei dieser Verletzungsart nur operative Maßnahmen in Frage kommen können, ist
heute nicht mehr strittig. Es wird daher seit langem die Versorgung mittels extramedullärer Fixation, z. B. mit der AO-Winkelplatte geübt. Häufig zu beobachten ist dabei das
Wettrennen zwischen Knochenbruchheilung und Implantatsverformung, bzw. Implantatsbruch wegen der erheblichen Biegespannungen, die dann insbesondere bei den instabilen
Brüchen mit Zerstörung des medialen Pfeilers, weitgehend ungehindert auf das Implantat
treffen.

Den auftretenden Biegespannungen besser gerecht werden die intramedullären Verfahren, wobei der Trochanternagel nach Küntscher vom medialen Femurcondylus eingebracht wird. Wegen der gelegentlich auftretenden Komplikationen, wie Schaftsprengung,
Perforation im Schaft- und Kopfbereich, Kopfnekrosen, Kniegelenksreizung, sowie ungenügende Rotationsstabilität hat sich zunehmend die Verwendung elastischer Rundnägel
nach Ender und Simon-Weidner, die proximal des medialen Femurcondylus eingebracht
werden, durchgesetzt.

Der wesentliche Vorteil dieser Verfahren ist die günstige Abstützung entlang des Adamschen Bogens, wodurch der Lastarm wesentlich verkürzt ist. Hinzu kommen die relativ
einfache Op-Technik, die kurze Op-Dauer, sowie die außerordentlich frühzeitige Belastbarkeit. Aus diesen Gründen hat sich insbesondere die Endernagelung bei der Behandlung der Frakturen der Trochanterregion zunehmend durchsetzen können.

Zur Frage der Indikation wird von allen Autoren übereinstimmend angegeben, daß
sowohl pertrochantere als auch lateral gelegene Schenkelhalsfrakturen routinemäßig mit
elastischen Rundnägeln versorgt werden. Zweifellos sind diese so häufigen Frakturen des
älteren und alten Menschen ideale Indikationen, so daß wir schon seit einiger Zeit alle
Frakturen dieser Art entsprechend versorgen. Durch die Ergebnisse ermutigt wird die
Indikation heute erweitert, so daß auch subtrochantere Brüche auf diese Weise operiert
werden können, wenngleich auch Außenrotationsfehlstellungen dabei häufig auftreten
können. Diese lassen sich jedoch durch einen Antirotationsgips vermeiden. Ähnliches gilt
auch für die Situation des Femurschaftsbruches mit gleichzeitigem petrochanterem Bruch.
Auch in diesen Fällen sind bei entsprechender Erfahrung und Schulung sehr gute Ergebnisse zu erzielen.

In diesen genannten Verletzungsformen sehen wir derzeit die Grenzen für die Indikation zur Versorgung mit Rundnägeln nach Ender und Simon-Weidner.

In einer zusammenfassenden Beurteilung muß festgestellt werden, daß die intramedullären Verfahren zwar keine exakt reponierenden Osteosyntheseverfahren sind, jedoch die

funktionellen Ergebnisse als in der Regel sehr gut zu bezeichnen sind. Der in der Alterschirurgie oft über Leben und Tod entscheidenden Forderung nach kurzer, nicht belastender Operation sowie frühzeitiger Mobilisation entsprechen diese Verfahren in idealer
Weise. Sie sind daher bei der Behandlung der Brüche der Trochanterregion des alten Menschen die Methode der Wahl.

Technik der operativen Behandlung pertrochanterer Frakturen des alten Menschen mit elastischen Rundnägeln nach Ender-Simon-Weidner

von W. Spithaler, M. Mayer, D. Schlosser und F.-J. Stücker

Aus den Krankenanstalten Düren, Chirurgische Abteilung

Die Versorgung pertrochanterer Schenkelhalsfrakturen mit elastischen Rundnägeln nach Ender-Simon-Weidner ist durch einen kleinen unbelastenden Eingriff zu erreichen. Nach Ausschluß oder Behandlung von Begleiterkrankungen ist die Operation zum frühest möglichen Zeitpunkt anzustreben. Das Bein wird während dieser Zeit in typischer Weise mit einer Tuberositas tibiae-Drahtextension versorgt. Verbietet sich eine Allgemeinnarkose. so läßt sich der Eingriff ohne große Schwierigkeiten in Periduralanaesthesie ausführen.

Die Patienten werden in typischer Weise in Rückenlage auf dem Extensionstisch gelagert (Abb. 24). Da für den Operationserfolg eine möglichst exakte Reposition wesent-

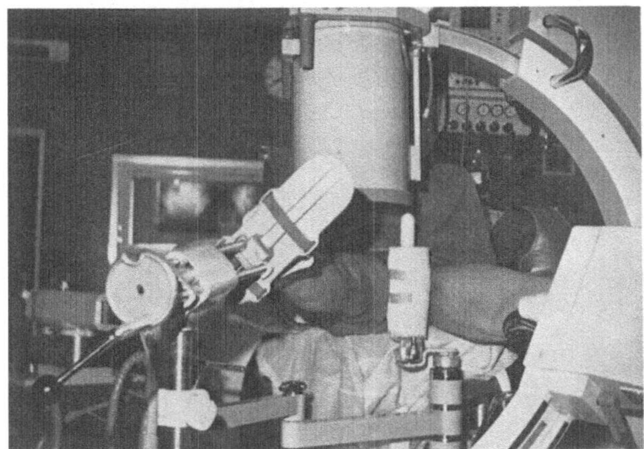

Abb. 24

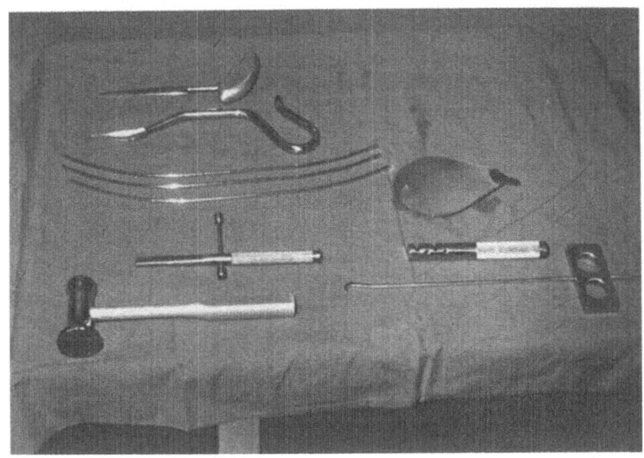

Abb. 25

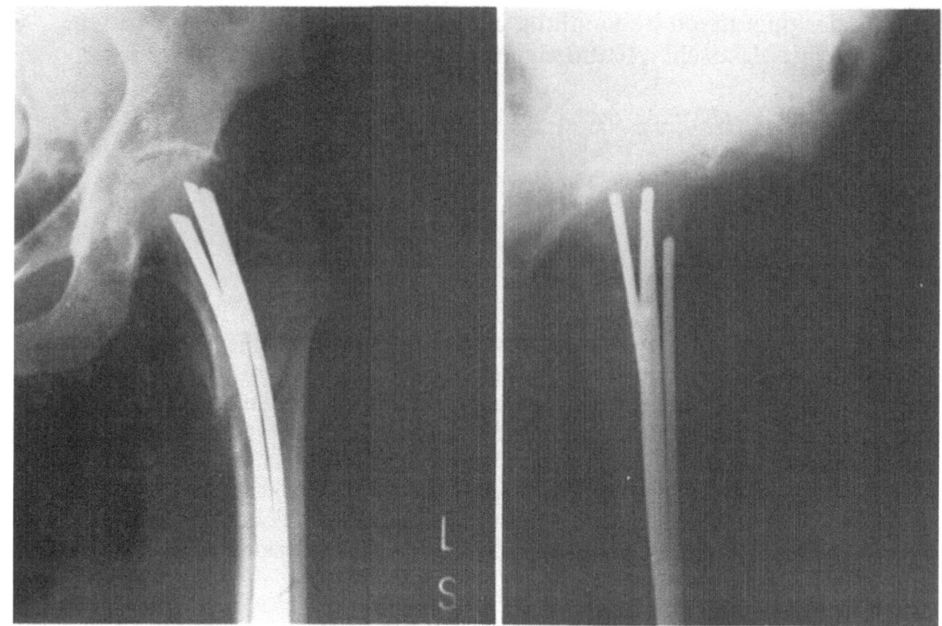

Abb. 26

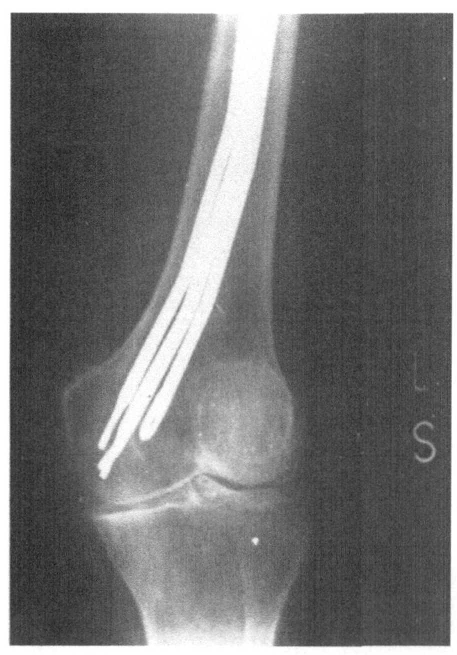

Abb. 27

lich ist, wird diese zuvor vom Operateur vorgenommen. Der Neigung zur postoperativen leichten Außenrotationsstellung kann durch maximale Innenrotation beim Einrichten der Fraktur begegnet werden. Es empfiehlt sich, die Reposition und den operativen Eingriff mit Bildwandlern in 2 Ebenen vorzunehmen. So können jederzeit die Lage und das Vordringen der Nägel in beiden Ebenen kontrolliert werden, ohne zeitraubendes Verstellen eines einzelnen Bildverstärkers.

Der instrumentelle und personelle Aufwand ist im Vergleich zur Versorgung mit der Winkelplatte sehr gering (Abb. 25). Das Instrumentarium besteht aus einem geraden, einem gebogenen Pfriem, dem Ein- und Ausschlaggerät und 3—4 Ender-Nägeln.

Die Markhöhle des Femur wird im Bereich des Condylus medialis mit einem geraden Pfriem eröffnet und anschließend mit dem gebogenen Pfriem frakturwärts erweitert. Um ein Aussprengen eines kleinen medialen Knochenfragmentes zu vermeiden, ist es erstrebenswert, am Übergang vom Femur zum Condylus die Markhöhle zu eröffnen. Durch Vorschlagen eines Probenagels wird die definitive Länge der Nägel bestimmt. Im allgemeinen werden 3—4 Nägel eingetrieben, die sich im Hals- und Kopfbereich möglichst in beiden Ebenen auffächern sollen (Abb. 26). Die Nägel lassen sich mit dem Einschlaggerät entsprechend unter Bildwandlerkontrolle in beiden Ebenen dirigieren. Dabei ist darauf zu achten, daß die Nagelspitze ca. 1 cm von der Hüftkopfgrenze entfernt bleibt und das Nagelende stets knapp aus dem Corticalisfenster heraussteht und nicht fixiert wird, da es u.U. bei der frühzeitigen späteren Belastung zum Eindringen der Nagelspitze ins Hüftgelenk bzw. der Nagelenden in das Condylenmassiv kommen kann (Abb. 27).

Nicht immer gelingt es, die Fraktur präoperativ nagelgerecht zu reponieren, besonders wenn Weichteile bei primärer starker Dislokation der Frakturanteile sperren. In dieser Situation nehmen wir von einem kleinen zusätzlichen Schnitt im Bereiche des Trochanter major eine blutige Reposition vor. Bei unserem Krankengut war dies zweimal notwendig.

Der Eingriff wird nach Einlegen einer Redon-Drainage beendet.

Die Operationsdauer beträgt im Mittel 15—30 min.

An der Chirurgischen Abteilung der Krankenanstalten Düren, des Diakonie-Krankenhauses Schwäbisch Hall sowie des Ev. Krankenhauses Köln-Kalk wurden bei 70 Patienten im Durchschnittsalter von 80,5 Jahren 71mal eine pertrochantere Schenkelhalsfraktur mit elastischen Rundnägeln nach Ender-Simon-Weidner ohne primäre Letalität versorgt.

Die postoperative Lagerung wird auf einer langen Volkmann-Schiene vorgenommen. Besonderen Wert legen wir dabei auf eine generelle Thromboseprophylaxe. Am 1. postoperativen Tag soll der Patient unter Anleitung der Krankengymnastin ein isometrisches Muskeltraining durchführen. Nach Entfernung der Redon-Drainage am 1.—2. postoperativen Tag wird der Patient mobilisiert und auf die Bettkante gesetzt. Je nach Allgemeinzustand ist die weitere Mobilisation im Gehwagen oder mit Stockstützen am 5.—6. postoperativen Tag ohne Belastung möglich. Eine volle Belastung erlauben wir am 10.—12. postoperativen Tag. Alle so behandelten Patienten sind spätestens nach 2—3 Wochen wieder voll belastungsfähig. Die stationäre Behandlung beläuft sich im Durchschnitt auf 4 Wochen.

Ergebnisse der Versorgung trochanternaher Oberschenkelbrüche mit den Ender-, Simon-Weidner-Nägeln

von J. Eitenmüller, H. Goebels und W. Vogel

Aus der Abteilung für Unfallchirurgie der Chirurgischen Universitätsklinik Köln und der Chirurgischen und Unfallchirurgischen Abteilung des Knappschafts-Krankenhauses Würselen-Bardenberg

Von 1974–1977 wurden an der Chirurgischen Universitätsklinik Köln-Lindenthal und am Knappschaftskrankenhaus Würselen-Bardenberg 73 Patienten mit trochanternahen Oberschenkelfrakturen nach der Methode von Ender-, Simon-Weidner operativ versorgt. Es handelte sich um 65 Frauen und 7 Männer. Das Durchschnittsalter der Patienten betrug 78 Jahre.

Von den 73 Patienten verstarben während der stationären Behandlung 21. Die Gesamtletalität beträgt damit fast 29%. Diese hohe Letalität ist nicht verwunderlich, wenn man die im hohen Lebensalter bestehende Gefährdung berücksichtigt. Bei den bis75jährigen Patienten betrug die Letalität 20%, bei den 75–85jährigen lag sie bei 25%. Von den über 85jährigen konnte nur jeder zweite entlassen werden (Tabelle 14).

Tabelle 14. Krankenhausletalität von 73 mit Ender-Nägeln operierten Patienten in Abhängigkeit vom Alter (Chir. Univ.-Klinik Köln-Lindenthal u. Knappschafts-Krankenhaus Würselen – Bardenberg, 1974–1977)

Altersklassen	Gesamtzahl	entlassen	verstorben	Krankenhauseltalität
bis 75 Jahre	20	16	4	20,0%
75–85 Jahre	37	28	9	24,3%
älter als 85 Jahre	16	8	8	50,0%
	73	52	21	28,8% Gesamtletalität

Auffallend war die zunehmende Letalität in Abhängigkeit vom Zeitpunkt der Operation.

Wurde der operative Eingriff unmittelbar nach dem Unfall durchgeführt, lag die Letalität bei 12%. Operierten wir am ersten Tag nach dem Unfall, so betrug sie 20%, am zweiten 30%, am dritten 36%. Ab dem vierten Tag bis zu einem Zeitraum von drei Wochen betrug die Letalität 39% (Tabelle 15).

Unter den 52 Patienten, die entlassen werden konnten, waren zum Zeitpunkt der Entlassung 37 selbständig gehfähig, unter Verwendung einer Stockhilfe, 7mal war eine Unter-

Tabelle 15. Krankenhausletalität bei 73 mit Ender-Nägeln versorgten Patienten in Abhängigkeit vom Zeitpunkt der Operation (Chir. Univ.-Klinik Köln-Lindenthal u. Knappschafts-Krankenhaus Würselen – Bardenburg, 1974–1977)

Zeitpunkt der Operation	Unfalltag	1. Tag	2. Tag	3. Tag	4. Tag bis 3 Wochen
Anzahl der Patienten	16	10	13	11	23
Anzahl der Todesfälle	2	2	4	4	9
Letalität in %	12,5	20,0	30,7	36,3	39,1

stützung durch eine Begleitperson erforderlich. Bei 8 Patienten handelte es sich um Pflegefälle, 3 von ihnen waren schon vor der Operation nicht mehr gehfähig (Tabelle 16).

Zum Zeitpunkt der Entlassung:	
Gehfähig mit Stockhilfe	37
Gehfähig mit Unterstützung durch Begleitperson	7
Pflegefälle (3mal bereits präoperativ)	8
	52

Tabelle 16. Frühergebnisse von 52 mit Ender-Nägeln versorgten Patienten (Chirurg. Univ.-Klinik Köln-Lindenthal u. Knappschafts-Krankenhaus Würselen — Bardenberg, 1974—1977)

Nur 17 Patienten konnten im Zeitraum von 4—12 Monaten nach der Entlassung nachuntersucht werden. Wir fanden zweimal eine Nagellockerung, einmal eine Perforation des Hüftgelenkes und zweimal eine Pseudarthrose. Zwei weitere Patienten waren nicht mehr gehfähig, zehn Patienten waren selbständig gehfähig (Tabelle 17).

Im Zeitraum von 4—12 Monaten nach der Entlassung:	
Nagellockerung	2
Nagelperforation in das Hüftgelenk	1
Pseudarthrosen	2
nicht selbständig gehfähig	2
selbständig gehfähig	10
	17

Tabelle 17. Spätergebnisse von 17 mit Ender-Nägeln versorgten Patienten (Chirurg. Univ.-Klinik Köln-Lindenthal u. Knappschafts-Krankenhaus Würselen — Bardenberg, 1974—1977)

Die Ergebnisse der konservativen Therapie sind deutlich schlechter. Bei Patienten in besserem Allgemeinzustand bevorzugen wir die Winkelplatte der AO. Bei uns wurden im gleichen Zeitraum 287 Eingriffe dieser Art durchgeführt.

Trotz der ungünstigen Gesamtergebnisse sind wir der Meinung, daß die Ender-Nagelung in der höchsten Altersgruppe die Methode der Wahl darstellt, zur Behandlung der trochanternahen Oberschenkelbrüche.

Kontraindikation und Komplikation der Elastischen Federnagelung nach Ender und Simon-Weidner

von E. Knüppel und H. Unland-Schlebes

Aus der Chirurgischen Abteilung des Evangelischen Krankenhauses Oberhausen/Rhld.

Nach der Fülle von positiven Argumenten für die Versorgung des hüftgelenknahen Oberschenkelbruches beim alten Menschen mit den elastischen Rundnägeln nach Ender und Simon-Weidner, möchte ich auf die Kontraindikation und Komplikationen der Methode eingehen.

Die *Kontraindikationen* sind in Tabelle 18 zusammengefaßt.

Tabelle 18. Kontraindikationen

| Junge Patienten |
| Pertrochantere Frakturen bei schwerer Coxarthrose |
| Pathologische Frakturen |

1. Die pertrochantäre Fraktur bei jüngeren Patienten wegen der Gefahr des Außendrehfehlers, der Verkürzung und der Varusfehlstellung, insbesondere bei Aufklappbrüchen mit dorso-medialem Defekt.

Die Federnagelung bei jüngeren Patienten ist jedoch in Betracht zu ziehen, wenn ein Polytrauma vorliegt und aus allgemeinmedizinischer Sicht eine größere Operation nicht zumutbar ist.

2. Die pertrochantäre Fraktur bei gleichzeitiger gelenkimmobilisierender Coxarthrose ist wegen der ungünstigen Hebelarmverhältnisse nicht ausreichend mit den Federnägeln zu stabilisieren.

In diesen Fällen ist das erfolgreichere Verfahren die Spezialprothese nach Müller mit Knochenschaftersatz.

3. Bei der pathologischen Fraktur im trochanternahen Bereich ist auch beim alten Menschen die Verbundosteosynthese der Federnagelung vorzuziehen, da dieses Verfahren, insbesondere bei Defekten am Calcar femoris mit begleitender Osteoporose, eine höhere Stabilität und damit sofortige Belastbarkeit ergibt.

Die *Komplikationen* der Ender-Nagelung sind gering. Wir müssen zwischen den operationstechnischen und den Spätkomplikationen unterscheiden.

Die Tabelle 19 zeigt die *operationstechnischen Komplikationen*.

Tabelle 19. Operationstechnische Komplikationen

| Ausbrechen eines Knochenkeiles an der Einschlagstelle |
| Perforation des Schaftes |
| Rotationsinstabilität |
| Perforation des Kopfes |

1. Ein Knochenkeil kann am proximalen Rand des Einschlagloches ausbrechen, wenn es zu weit schaftwärts angelegt wird.

Diese Komplikation wurde von uns im Anfang 4mal beobachtet, hatte jedoch keinerlei Wirkung auf die Stabilität und die Heilung der Fraktur.

Wird dagegen die Einschlagstelle zu weit proximal angelegt, so ist eine ausreichende Stabilität nicht mehr gegeben.

2. Die Gefahr der Schaftperforation medial besteht nur dann, wenn die Nagelspitzen zu weit vorgebogen werden und außerdem eine ausgeprägte Osteoporose vorliegt.

3. Die fehlende Auffächerung der Nagelenden im Kopf bedingt eine Rotationsinstabilität mit entsprechender Fehlstellung.

Bei der einfachen pertrochantären Fraktur mit breiten Bruchflächen ist das keine wesentliche Gefahr, dagegen kann eine mangelnde Auffächerung bei der lateralen Halsfraktur und besonders bei der subtrochantären Fraktur zu erheblichen Fehlstellungen führen.

Durch verschiedene Krümmungen der Nagelenden und durch unterschiedliche Retro- oder Antetorsion des Nagels ist die Auffächerung in 2 Ebenen meist ohne Schwierigkeiten zu erreichen.

4. Die Perforation des Kopfes unter der Operation ist bei laufender Kontrolle mit dem Röntgen-Bildverstärker in 2 Ebenen weitgehend vermeidbar.

5. Eine Wundinfektion ist sehr selten, sie wurde bei 36 Patienten, die wir seit 1976 nach dieser Methode operierten, nicht beobachtet. Auch Todesfälle als Operationsfolge kamen nicht vor.

Spätkomplikationen (s. Tabelle 20)

Tabelle 20. Spätkomplikationen

| Auswandern der Nägel |
| Varusfehlstellung und Verkürzung |
| Außenrotationsfehlstellung |
| Bewegungseinschränkung |

1. Das Auswandern der Nägel distal an der Einschlagstelle kann folgende Ursachen haben:
Das Zusammensintern des Bruches.
Zu geringe Zahl der Nägel bei weiter Markhöhle
und oder ausgeprägte Osteoporose.

Da die Nagelenden distal nicht fixiert sind, ist die Gefahr einer sekundären Kopfperforation sehr gering.

2. Eine Verkürzung des Beines durch Zusammensintern der Bruchfragmente und sekundäre Varusfehlstellung droht bei Brüchen mit fehlender medialer Abstützung.

Nach der Literatur liegt diese Bruchform in 15% der trochantären Frakturen vor. Die Verkürzung des operierten Beines maximal bis 2 cm wurde von uns 5mal beobachtet. Wegen des hohen Alters der Patienten von durchschnittlich 77,4 Jahren kommt dieser Komplikation keine wesentliche Bedeutung zu.

Bei einer Patientin wanderten die Nägel infolge stärkerer Spannung bei sekundärer Varusfehlstellung durch die abstützende Corticalis an der Einschlagstelle in den Markraum und verursachten starke Kniebeschwerden.

3. Eine Außenrotationsfehlstellung ist bei den selteneren Aufklappbrüchen mit großem dorso-medialem Defekt und mangelhafter präoperativer Reposition zu befürchten.

2mal sahen wir bei unseren Patienten eine Außendrahtfehlstellung. Eine wesentliche Gangbehinderung resultierte daraus jedoch nicht.

4. Zum Zeitpunkt der Nagelentfernung — durchschnittlich 1 Jahr nach der Operation — wies die Mehrzahl der Patienten eine noch deutliche Bewegungseinschränkung des betroffenen Hüftgelenkes auf. Die normalen Bewegungsabläufe, wie Gehen und Sitzen, waren jedoch nicht behindert.

Der hüftgelenknahe Oberschenkelbruch des alten Menschen:
Die Verbundosteosynthese

von G. Muhr und H. Tscherne

Aus der Unfallchirurgischen Klinik der Medizinischen Hochschule Hannover

I. Einleitung

Die Notwendigkeit, bei greisen Patienten eine längerdauernde Immobilisierung mit all
ihren negativen Folgen zu vermeiden, erfordert bei pertrochanteren Oberschenkelbrüchen
die Indikation zum operativen Vorgehen. Zweckmäßigerweise unterscheidet man stabile
Brüche mit erhaltener medialer Abstützung und instabile mit unterschiedlich großen
dorso-medialen Defekten (Abb. 28). Während stabile Brüche mit nahezu allen gängigen
Osteosynthesetechniken zufriedenstellend stabilisiert werden können, treten bei instabilen Frakturen häufig Implantatfehler, Varusdislokationen oder Verkürzungen mit Außen-
drehfehlstellungen des Beines auf.

Zur Lösung dieses Problems empfahl M.E. Müller (1962) die zusätzliche Verwendung
von Knochenzement. Ziel der Technik ist es, eine stabile Implantatverankerung zu erzielen, den spongiösen und postero-medialen Knochendefekt aufzufüllen und dadurch
eine unbehinderte Sofortbelastbarkeit zu erreichen.

Der Sinn des Verbundsystems liegt in der Aufrechterhaltung der Stabilität, bis eine
knöcherne Heilung eingetreten ist (Abb. 29).

II. Indikation

Das Anwendungsgebiet der Verbundosteosynthese liegt bei Patienten mit instabilen
pertrochanteren Frakturen und Osteoporose jenseits des 65. Lebensjahres. Pathologische
Frakturen können das Indikationsalter unter das 65. Lebensjahr reduzieren. Trochantere

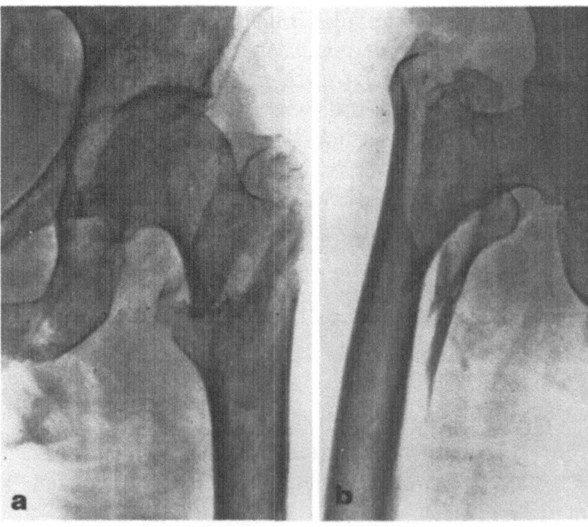

Abb. 28a u. b. Stabile pertrochantere Fraktur **a** im
Gegensatz zur instabilen mit
allen mechanischen Proble-
men **b**

120

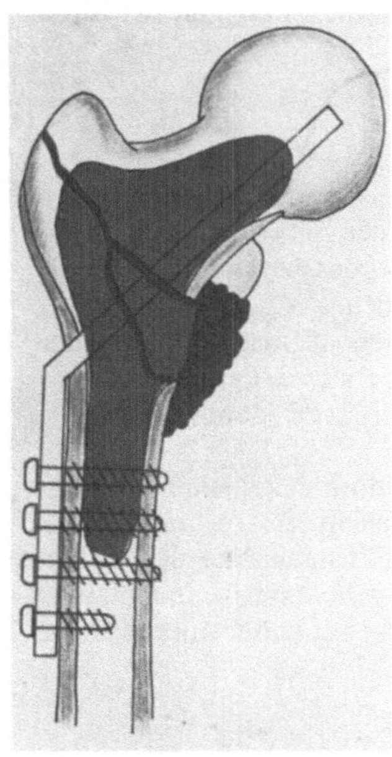

Abb. 29. Schema der Verbundosteosynthese: Der Defekt im Trochantermassiv und dorso-medial ist mit Knochenzement abgestützt, zur Förderung der knöchernen Überbrückung ist medial Spongiosa angelagert

Trümmerbrüche vor diesem Zeitpunkt sind jedoch niemals eine Indikation für diese Technik.

III. Operationszeitpunkt und Technik

Nach Abklärung der kardio-pulmonalen und metabolischen Situation wird versucht, den Eingriff so früh wie möglich, meist noch innerhalb der ersten 24 Std. durchzuführen. Nur extrem selten sind längere Vorbereitungszeiten oder gar ein Ausschluß notwendig.

In Allgemein- oder Regionalanaesthesie wird auf dem Extensionstisch unter Bildwandlerkontrolle eine geschlossene Reposition durchgeführt. Die optimale Stellung ist der physiologische Schenkelhalswinkel oder eine leichte Valgusposition. Unbedingt vermieden werden müssen Distraktionen, Varuspositionen oder Lateralverschiebungen des Schaftes. Nur in extrem seltenen Fällen, meist bei ausgeprägten Seitverschiebungen, ist die offene Reposition notwendig.

Nach Abwaschen und Abdecken wird von einem seitlichen Zugang aus das proximale Femur freigelegt, wobei der Musculus vastus lateralis an seinem proximalen Ansatz L-förmig inzidiert und abgeschoben wird. Je nach Wahl des zu verwendenden Metallimplantates wird auf Höhe des Tuberculum innominatum oder 3 cm distal davon ein 2 x 2 cm großes Fenster in die laterale Femurcorticalis gefräst und die Spongiosa aus dem Trochantermassiv ausgekratzt. Diese Spongiosa wird dann durch den Defekt hindurch dorso-medial angelagert, um die periostale knöcherne Überbrückung zu erleichtern. Wird eine AO-130-Grad-Winkelplatte verwendet, so muß die laterale Trepanationsöffnung groß genug sein, damit es nicht beim Einschlagen des Implantates zu Schaftsprengungen kommt. Unter Bildwandlerkontrolle wird nun das Klingenbett mit dem Plattensitzinstrument vorbereitet und der noch weiche Knochenzement in die Trochanterhöhle und den proximalen Schaftanteil eingepreßt. Jetzt wird die Platte nachgeschlagen und mit Schrauben am Schaft fixiert. Zusätzliche trochantere Fragmente können mit Zugschrauben oder Zuggurtungsdrähten fixiert werden. Spülung, Redon-Drainage und schichtweiser Wundverschluß beenden den Eingriff.

In Abhängigkeit vom Allgemeinzustand wird der Patient am nächsten Tag aus dem Bett gesetzt, Gehen unter Vollbelastung erfolgt 2 bis 3 Tage später. Eindringlich muß vor einer allzu brüsken Mobilisierung dieser greisen Patienten gewarnt werden, durch die der Allgemeinzustand nicht selten verschlechtert wird.

IV. Ergebnisse und Komplikationen

231 Patienten mit pertrochanteren Oberschenkelbrüchen wurden mit einer Verbundosteosynthese stabilisiert. Das Durchschnittsalter war 81 Jahre, der jüngste Patient war 61, der älteste 99 Jahre alt. 80% der Patienten waren Frauen.

Kein Patient wurde vom Eingriff ausgeschlossen, der mittlere durchschnittliche Krankenhausaufenthalt war 14,9 Tage. 51 (22%) verstarben postoperativ an kardio-pulmonalen Komplikationen. Die Letalität jener Patienten, die jünger als 80 Jahre waren, lag bei 10,5%.

Postoperativ zeigten sich 6 Wundheilungsstörungen, die jedoch in keinem Fall zu einer chronischen Osteitis führten. In 7 Fällen kam es durch fehlerhafte Technik (ungenügende Reposition, ungenügende Fixation) zu postoperativen Instabilitäten der Plattenbrüchen. Die Korrektur erfolgte durch Resektions-Valgisationsosteotomien. Es fand sich keine Pseudarthrose, nach stabiler Osteosynthese kam es immer zur knöchernen Heilung (Abb. 30).

V. Nachuntersuchungsergebnisse

Von 231 Patienten verstarben 51, 180 wurden entlassen. 106 dieser Patienten konnten 6 Monate bis 5 Jahr postoperativ nachkontrolliert werden, 44 verstarben in der Zwischenzeit, von den restlichen 30 konnte der Aufenthalt nicht ermittelt werden.

Keine oder nur geringe Schmerzen verspürten 60 Patienten. 35 weitere klagten nach längerem Gehen über zunehmende Beschwerden und nur 4 verspürten Dauerschmerzen. Im Vergleich zur gesunden Seite war die Hüftbeweglichkeit bei 35 Patienten seitengleich. Bei 51 fanden sich Funktionsverluste bis zu 25% des Gesamtumfanges, 20 der 106 Patienten hatten mehr als 50% Funktionsverlust, meist auf Grund vorbestehender Osteoarthrosen.

Nur 12 Patienten, 9 von ihnen schon vor dem Unfall, waren auf fremde Hilfe angewiesen. Alle anderen Patienten waren allein oder mit Stockhilfe gehfähig.

In keinem Fall fanden sich radiologische Zeichen einer Bruchheilungsstörung oder einer Femurkopfnekrose. Auch jene 74 Patienten, die bei der Nachuntersuchung nicht mehr er-

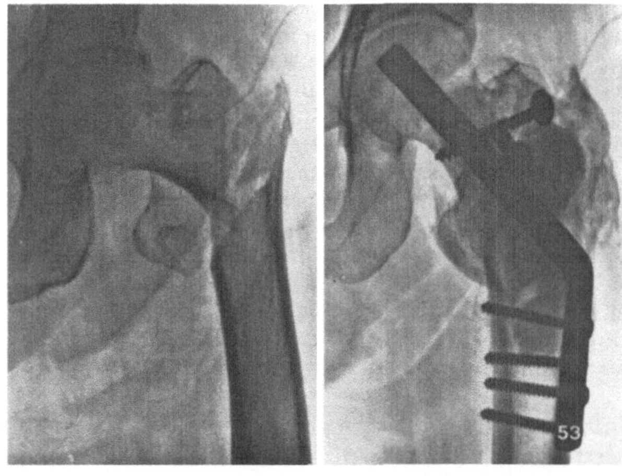

Abb. 30. Instabile pertrochantere Fraktur, 1 Jahr postoperativ solide konsolidiert

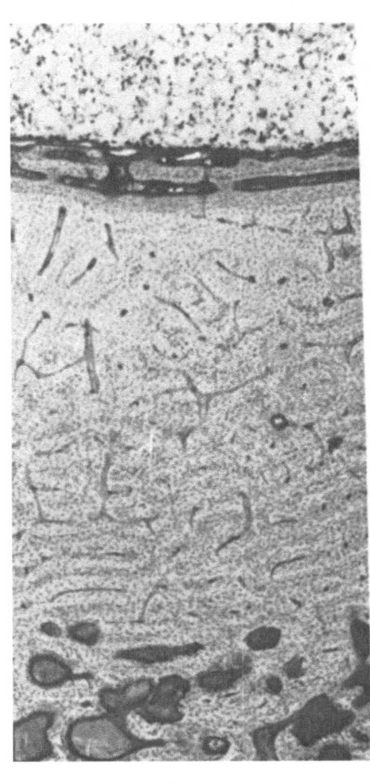

Abb. 31. Teilausschnitt eines Schaftzylinders vom Schaf, 12 Wochen nach Plombierung des Markraumes mit Knochenzement. Deutliche Zeichen endostaler Osteogenese ohne Carticalisnekrose

faßt werden konnten, zeigten bis zur letzten Kontrolle (12 Wochen postoperativ) keinerlei Störungen der Bruchheilung.

VI. Pathophysiologische Anmerkungen und Schlußfolgerung

Die Annahme einer ossären Zirkulationsstörung durch das Einbringen von Acrylharz konnte im Tierexperiment nachgewiesen werden. Diese Untersuchungen zeigten jedoch in weiterer Folge, daß es unter stabilen Voraussetzungen nach kurzer Zeit zur völligen Umkehr der Zirkulationsverhältnisse kommt, aus zentrifugal wird zentripedal.

Die anfänglich bestehende Corticalisnekrose wird vom Periost her revascularisiert, an der Grenzschicht zwischen Knochen und Periost findet eine rege Osteogenese statt, so daß lebende Zellen in unmittelbarer Nachbarschaft des Kunstharzes zu liegen kommen (Abb. 31).

Die periostale Aktivierung führt zu verstärkter Knochenneubildung, im Tierexperiment wurden dabei artifizielle Corticalisdefekte, die mit Knochenzement ausgefüllt waren, periostal überbrückt.

Instabilität dagegen führt zu Nekrose, Resorption, also zur Heilungsstörung. Dies läßt den Schluß zu, daß im Bruchspalt liegender Knochenzement nicht zwangsläufig zur Pseudarthrose führt, sondern unter stabilen Verhältnissen eine knöcherne Überbrückung stattfindet. Da dies jedoch nur über eine Änderung der knöchernen Durchblutung möglich ist, besteht in jenem Zeitraum eine besondere Anfälligkeit gegen Infektion und Instabilität.

Dadurch werden Möglichkeiten und Grenzen der Ausnahmeindikation „Verbundosteosynthese" unterstrichen, denn das Verfahren ist nicht geeignet, Kompromisse hinsichtlich der biomechanischen Prinzipien zuzulassen.

Methoden und Ergebnisse der operativen Versorgung der hüftgelenknahen Oberschenkelfrakturen im fortgeschrittenen Lebensalter

von E. Marx und T. Fritzen

Aus der Chirurgischen Abteilung des St. Antonius-Hospital Kleve

Während der letzten 6 Jahre wurden in der Chirurgischen Abteilung des St. Antonius-Hospitals Kleve insgesamt 216 Patienten mit hüftgelenknahen Oberschenkelfrakturen behandelt. 191 Patienten wurden operativ versorgt, nur 25 Patienten wurden aus unterschiedlichen Gründen konservativ behandelt.

Aufgrund der Thematik wurde die große Gruppe der über 70jährigen Patienten ausgewertet. Es handelt sich dabei um 121 Patienten, von denen 109 operativ versorgt wurden. Das Verhältnis weiblicher Patienten zu männlichen Patienten beträgt in unserem Krankengut 3:1. Im Unfallhergang überwiegen die häuslichen Unfälle. 17 Patienten waren psychisch Kranke der Rheinischen Landesklinik Bedburg-Hau, 14 Patienten waren Bewohner verschiedener Alten- und Pflegeheime (Tabelle 21).

Gesamtpatientenzahl	216	
operativ versorgt	191	
konservativ versorgt	25	
davon Patienten über 70 Jahre		
Gesamtzahl	121	
operativ versorgt	109	
konservativ versorgt	12	

Tabelle 21. Hüftgelenksnahe Frakturen (Chirurgische Abteilung des St. Antonius-Hospitals, Kleve/Niederrhein)

Die Altersverteilung ist in Abb. 32 dargestellt. 67 Patienten gehören zu der Altersgruppe der 70- bis 80jährigen, 36 Patienten zur Gruppe der 80- bis 90jährigen und 6 Patienten zur Gruppe der 90- bis 100jährigen. Das Durchschnittsalter beträgt 75,9 Jahre. Der zahlenmäßige Altersgipfel liegt bei 73 Jahren.

Wir operierten 70 mediale und laterale Schenkelhalsfrakturen, 28 pertrochantere, 8 subtrochantere und 3 sub- bzw. infraprothetische Frakturen, wobei wir unter der letzten Form Oberschenkelbrüche im Bereich einer früher implantierten Hüftprothese verstehen. Entsprechend der ausgewerteten hohen Altersklasse spielen Begleiterkrankungen eine wesentliche Rolle (Abb. 33).

Besonders hervorzuheben sind 54 Patienten mit Herzinsuffizienz, 51 Patienten mit fortgeschrittener Cerebralsklerose bzw. einem Zustand nach Apoplexie, 27 manifeste Hypertonien, 28 Diabetesfälle, 23 pulmonale Erkrankungen und 28 Patienten mit Leber- und intestinalen Erkrankungen. Die Medikamenteneinnahme vor und zu dem Unfallzeitpunkt stand bei einer großen Zahl der Patienten in einer schlechten Relation zu den Begleiterkrankungen (so z. B. ungenügend oder nicht eingestellter Diabetes mellitus, nicht oder unzureichend medikamentös behandelte Herzinsuffizienz, zu hoher Verbrauch von Sedativa oder Psychopharmaka) (Tabelle 22).

8 Patienten wurden sofort operativ versorgt, die übrigen zwecks Vorbereitung nach einer durchschnittlichen Liegedauer von 2,7 Tagen bei angelegter Oberschenkelextension.

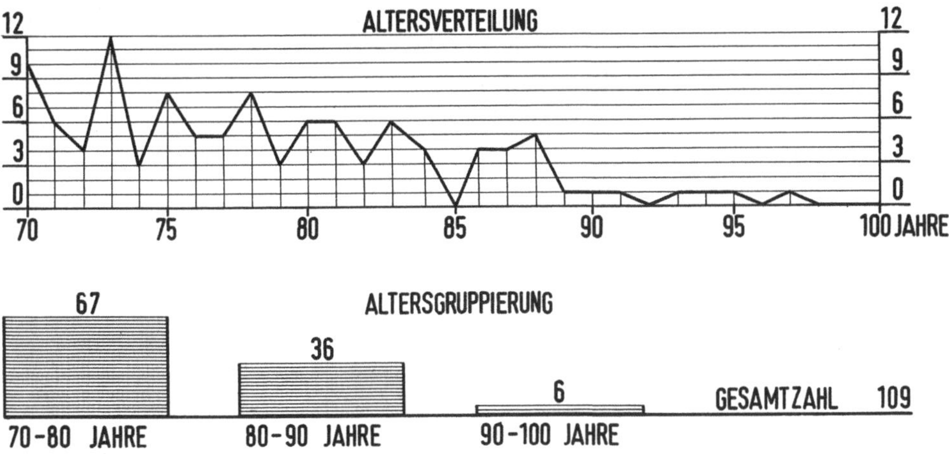

Abb. 32. Hüftgelenksnahe Frakturen älterer Patienten ⩾ 70 Jahre (Chirurgische Abteilung des St. Antonius-Hospitals, Kleve/Niederrhein)

FRAKTURFORMEN

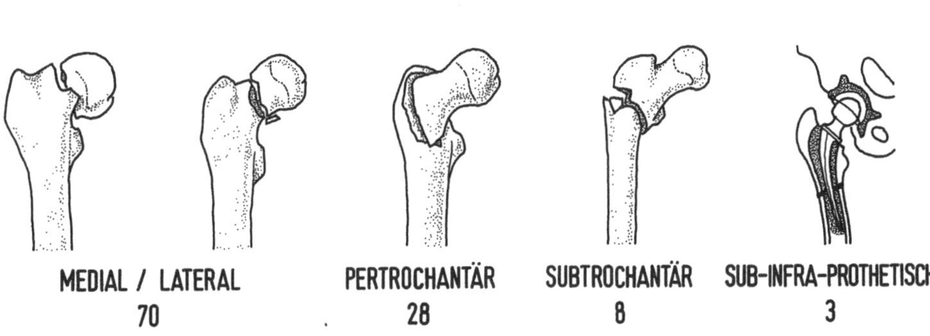

Abb. 33. Hüftgelenksnahe Frakturen älterer Patienten ⩾ 70 Jahre (Chirurgische Abteilung des St. Antonius-Hospitals, Kleve/Niederrhein)

Tabelle 22. Hüftgelenksnahe Frakturen älterer Patienten ⩾ 70 Jahre (Chirurgische Abteilung des St. Antonius-Hospitals, Kleve/Niederrhein)

Begleiterkrankungen	
Herzinsuffizienz	54
Cerebralsklerose Zust. n. Apoplexie	51
Hypertonie	27
Allg. Angiosklerose	31
Diabetes	28
Pulmonale Erkrankung	23
Leber-/Darm-Erkrankung	28
Tumorkrank	9
Polytraumen	6
Rheumatoide Erkrankungen	10
Gynäkolog. Frakturen	9

Das operative Verfahren richtete sich selbstverständlich nach der Frakturform, aber auch
nach dem Allgemeinzustand der Patienten. 45 Patienten wurden in Allgemein-, 64 in
Spinalanaesthesie operiert (Tabelle 23).

Tabelle 23. Hüftgelenksnahe Frakturen älterer Patienten ≥ 70 Jahre (Chirurgische Abteilung des St. Antonius-Hospitals, Kleve/Niederrhein)

Operatives Vorgehen					
media-lateral		pertrochantär		subttrochantär	
AO-130° ∢ 1-Loch-Platte	35	AO-130° ∢ Mehrlochpl.	13	AO-130° ∢ Mehrlochpl.	4
AO-130° ∢ Mehrlochpl.	4	Ender-Nägel	15	AO-95° ∢ Kondylenpl.	2
PEP (Monk, Moore)	15			Ender-Nägel	2
TEP (Müller-Charnley)	16				
Gesamt	70		28		8

Die 1-Loch-Winkelplatten wurden nach geschlossener Reposition auf dem Extensionstisch nach den Richtlinien der AO implantiert, bei den Mehrlochplatten wurde fast immer
offen reponiert (Tabelle 24).

Tabelle 24. Hüftgelenksnahe Frakturen älterer Patienten ≥ 70 Jahre (Chirurgische Abteilung des St. Antonius-Hospitals, Kleve/Niederrhein)

Postoperative Komplikationen	
Pneumonie	37
mangelnde Morbidität	25
Pflegefälle psych.-krank (LKH)	24
gleichmäßiger Bestand einer schweren Vorerkrankung	36
Harnwegsinfekt	18
Lungenembolie	8
Decubitalulcera	20
Gallenblasenempyeme	5
Hiatushernien mit Blutung	4
Todesfälle während stationärer Behandlung	23

Bei Kontaktverlust des Hüftkopfes und Gefahr der Kopfnekrose (entsprechend Typ
Garden III und IV) implantierten wir bei einer geschätzten Lebenserwartung von über
drei Jahren eine Totalendoprothese, sonst eine Partial- bzw. Hemiprothese. Beide Methoden gewährleisten eine sofortige Belastung des Beines. Die Implantation der Hemiprothesen (Moor, Monk) ist weniger belastend, infolge kürzerer Operationsdauer, sie beträgt durchschnittlich 30 min., geringerer Traumatisierung, wesentlich niedrigerem Blutverlust und geringerer Zementimplantation.

Die per- und subtrochanteren Frakturen wurden entweder mit 130°- oder 95°-Mehrloch-Winkelplatten oder mit Ender-Nägeln versorgt. Bei der Ender-Nagelung unter Bildwandlerkontrolle auf dem Extensionstisch wurden jeweils 3 Federnägel eingeführt, wobei
zur besseren Stabilisierung auf eine gute Fächerung der Nagelspitzen im Hüftkopf geachtet wurde. Dieses Operationsverfahren hat sich bei uns besonders bewährt, da bei sehr
kurzer Operationszeit, geringem Weichteildefekt und minimalem Blutverlust Sofortbelastung erreicht wird.

Sonderformen waren drei sog. infra- oder subprothetische Frakturen, die individuell mit
AO-Platten oder einer Krückstockprothese versorgt werden konnten. In der Literatur
wurde bisher nur selten auf Oberschenkelbrüche im Bereich von Hüftprothesen hingewiesen. Ein einheitliches Therapieverfahren ist wohl nicht möglich.

Im Beobachtungszeitraum wurden 35 Patienten mit „low-dose"-Heparin subcutan,
19 mit 3 x 5000 E Heparin über 24 Std in einer Infusion, 25 mit niedermolekularen
Dextranen, 10 mit Marcumar und 6 Patienten mit Thrombocyten-Aggregationshem-
mern behandelt. 14 Patienten waren nicht speziell auf Antikoagulantien eingestellt
worden.

Wir sahen 8 Lungenembolien, wovon 5 tödlich verliefen, 6 dieser Patienten waren antikoagulativ behandelt, 2 nicht. Außerdem sahen wir 11 Thrombosen, wovon 8 Patienten
nicht antikoagulativ behandelt waren. Weitere postoperative Komplikationen waren:
Decubitalulcera bei 20 Patienten, massive Harnwegsinfekte bei 18 Patienten. Nichtmobili-
sierbarkeit bei 25 Patienten, Übergang in reine Pflegefälle bei 24 Patienten, leichte oder
schwerere Bronchopneumonien bei 37 Patienten. Als besonders beachtenswerte Fälle
von Komplikationen sahen wir 4 Blutungen aus Hiatushernien und 5 Gallenblasen-
empyeme, jeweils nach Prothesenimplantation, wobei von den letzten Fällen 3 operativ gesichert wurden. Während der stationären Behandlung hatten wir in der Gruppe
der operativ versorgten über 70jährigen Patienten 23 Todesfälle (=21,2%). Einen Exitus
in tabula sahen wir nicht. Der postoperative Krankenhausaufenthalt betrug in der Gruppe
der 70- bis 80jährigen Patienten 34,9 Tage, in der Gruppe der 80- bis 90jährigen 38,2
Tage, in der Gruppe der 90- bis 100jährigen Patienten 49,5 Tage. Mit Ausnahme von
einigen der Pflegefälle waren alle operierten Patienten bei der Entlassung teils mit, teils
ohne Ganghilfe gehfähig.

Zur Behandlung des hüftgelenknahen Oberschenkelbruchs
mit dem Teleskop-Laschen-Nagel

von H. Manseck

Aus dem Akademischen Lehrkrankenhaus St. Josef-Hospital Oberhausen/Rhld.

Für die operative Behandlung der hüftgelenknahen Oberschenkelfraktur (Abb. 34) hat sich der Teleskop-Laschen-Nagel nach Pough bewährt, da er eine übungsstabile Osteosynthese sowohl bei den Schenkelhalsfrakturen als auch bei den trochanteren Ober-

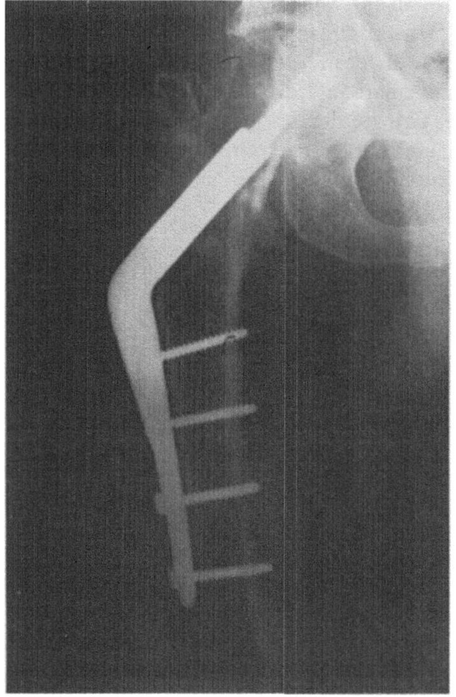

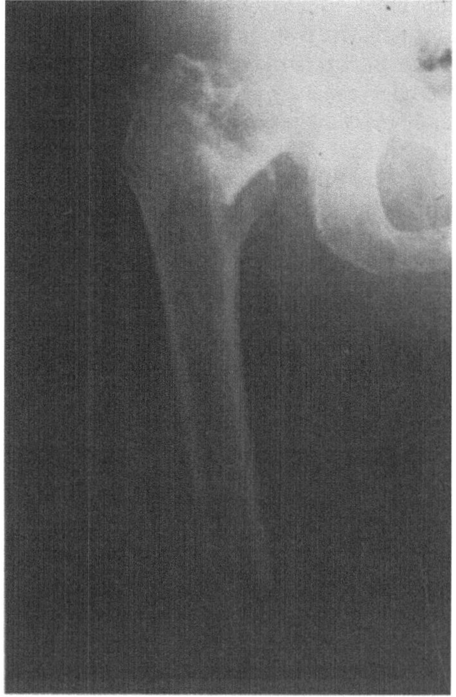

Abb. 34   Abb. 35

schenkelfrakturen herbeiführt. Der entscheidende Vorteil gegenüber den Osteosynthesen mit anderen Platten und Nägeln wird durch den Teleskopmechanismus erzielt, durch den sichergestellt wird, daß der Nagelkopf immer exakt bis an die Corticalis des Hüftkopfes vorgetrieben werden kann (Abb. 35).

Eine Perforation des Hüftkopfes gibt es beim Teleskop-Laschen-Nagel nicht. Sintert die Fraktur zusammen, so gleitet der Nagel in den Schaft des Teleskops zurück. Die Sperrfunktion des Nagels als Ursache für Schenkelhalspseudarthrosen entfällt. Auch das Problem des zu kurzen Nagels gibt es nicht, da der Nagelkopf millimetergenau bis an die Kopf-Corticalis vorgetrieben werden kann.

128

Diagnose	Prozent
Herz-Kreislaufversagen	5,4%
Pneumonie	4,5%
Embolie	1,8%
Urämie	1,8%
Streßblutung	0,9%
Apoplexie	0,9%
	15,3%

Tabelle 25. Prozentuale Verteilung der Todesursachen

Bei 110 Teleskop-Laschen-Nagelungen sahen wir keine Hüftkopf-Nekrosen oder Pseudarthrosen. Die primäre Operationssterblichkeit (Tabelle 25), wozu wir alle Todesfälle innerhalb der ersten postoperativen Woche rechneten, lag bei 6,3%. Das Durchschnittsalter dieser verstorbenen Patienten betrug 83 Jahre.

Behandlung und Ergebnisse von 518 Patienten mit Frakturen des proximalen Femurendes im Alter

von M. Hani und H.G. Wahl

Aus der Chirurgischen Klinik der Städt. Krankenanstalten, Krefeld Abteilung für Unfallchirurgie

In den Jahren von 1970–1977 wurden an unserer Klinik 518 ältere Patienten mit Frakturen des proximalen Femurendes operativ versorgt (397 Frauen, 121 Männer). Die Altersverteilung zeigt Abb. 36. Das Durchschnittsalter betrug 74,5 Jahre, die Aufteilung der Frakturen zeigt Tabelle 26.

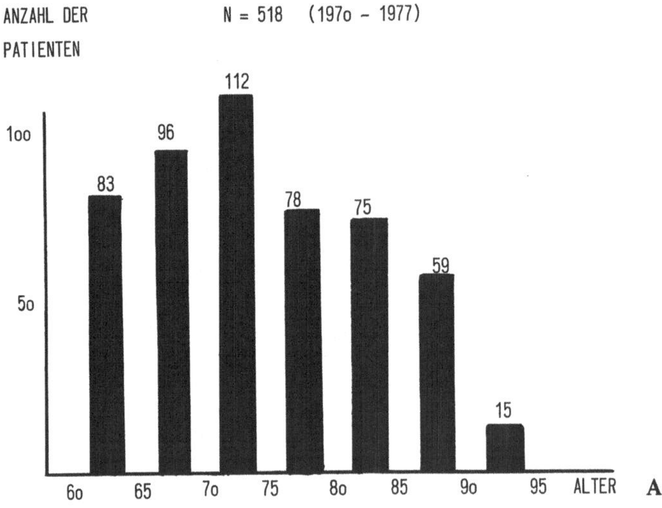

Abb. 36

Frakturtypen	n = 518
Subcapitale und mediale Schenkelhalsfrakturen	230
pertrochantäre Femurfrakturen	213
subtrochantäre Femurfrakturen	75

Tabelle 26. (1970–1977)

Die geringe Zahl der subtrochanteren Frakturen ist typisch bei älteren Unfallpatienten, bei denen die pertrochanteren und medialen Schenkelhalsfrakturen überwiegen.

Tabelle 27 zeigt die Wahl der verschiedenen Operationsverfahren. Bei 8 nicht-narkosefähigen Patienten erfolgten Adaptations-Osteosynthesen zur Pflegeerleichterung in Lokalanaesthesie mit Kirschner-Drähten oder Schrauben.

Der Vorteil der Frühmobilisation der älteren Patienten ist unbestritten und kann nur durch eine ausreichend stabile Osteosynthese erreicht werden, da eine Teilbelastung bei älteren Patienten nur selten durchführbar ist.

Die Versorgung erfolgte den Frakturtypen entsprechend. Mediale Schenkelhalsfrakturen vom Typ Pauwels II und III wurden bei avitalem Kopf in den meisten Fällen mittels einer Totalprothese versorgt, in Zweifelsfällen bezüglich der Vitalität des Femur-

130

	n = 518
Totalprothesen	206
Moore-Prothesen	26
Winkelplatten	164
Condylenplatten	67
Verbundosteosynthesen	23
andere Osteosynthesen	
(Verschraubungen und Nagelungen)	24
Adaptionsosteosynthesen	8

Tabelle 27. (1970–1977)

kopfes haben wir, einem Vorschlag von Schneider folgend, den Femurkopf an verschiedenen Stellen angebohrt. Kam es zu keiner Blutung, erfolgte sofort der Einsatz einer Totalendoprothese. Bei vitalem Kopf, Stabilisierung mit Winkelplatte und Spongiosazuschraube. Lediglich bei sehr alten Patienten, bei denen die Lebenserwartung oder aber die Gehfähigkeit aus Altersgründen an sich schon sehr beschränkt war, wurde nur eine Kopfprothese eingesetzt, ausgehend von der Tatsache, daß diese Patienten die bekannten Spätkomplikationen der reinen Kopfprothetik, wie z.B. Kopfwanderung nach zentral oder cranial, nicht mehr erleben werden.

Bei der pertrochanteren und subtrochanteren Femurfraktur stehen nicht Ernährungsprobleme des Knochens, sondern die Stabilisierung im Vordergrund. In der Regel fanden die Winkelplatten der AO 130 Grad bei pertrochanteren Frakturen und bei subtrochanteren Frakturen die Condylenplatten 95 Grad Verwendung. Zur Neutralisation der im proximalen Kopf-Hals-Bereich einwirkenden Zugkräfte kamen hier zusätzlich zur Winkelplatte Spongiosazugschrauben zur Anwendung. Ein zusätzlicher Trochanterabriß wurde mit einer Zuggurtung oder freien Spongiosaschrauben fixiert. Bei Trümmerfrakturen wurde durch eine entsprechende Valgisierung die mediale Abstützung erzielt. Bei stark osteoporotischem Knochen oder auch in vereinzelten Fällen bei Trümmerfrakturen erfolgte die Stabilisierung als Verbundosteosynthese mit Kunstharz und zusätzlicher medialer Spongiosa-Anlagerung.

Die Komplikationen sind aus der Tabelle 28 ersichtlich, Tabelle 29 zeigt die Letalität und die Aufschlüsselung der Todesursachen.

Komplikationen	n = 518		
Techn.: Plattenbruch			
Plattenlockerung			
Instabilität	22	=	4,24%
Wundheilungsstörungen			
(Serom und Weichteilentzündung)	31	=	5,48%
Osteomyelitis			
(5 geheilt, 2 Restfisteln)	7	=	1,35%

Tabelle 28. (1970–1977)

Letalität (n = 518)	73	=	14,1%
1. Kard.-pulm. Insuffizienz	30	=	5,8%
2. Pneumonie	15	=	2,9%
3. Lungenembolie	12	=	2,3%
4. Apoplexie	6	=	1,1%
5. Herzinfarkt	5	=	1,0%
6. Sepsis (Pyelonephritis, Decubitus)	5	=	1,0%

Tabelle 29. (1970–1977)

Die durchschnittliche Zeit vom Unfall bis zur operativen Versorgung betrug in unserem Krankengut 9 Tage. Diese relativ lange Zeit ist einerseits dadurch bedingt, daß es sich um Patienten handelte, welche aus auswärtigen Krankenhäusern zu uns verlegt wurden, andererseits durch die erforderliche notwendige Vorbehandlung. Wir glauben sicher, daß durch eine primäre notfallmäßige Versorgung die Letalitätsrate von 14% noch gesenkt werden kann. Aus diesem Grund sind wir seit 1977, wenn irgend möglich, dazu übergegangen, den Aktivitätsgrad vor dem Unfall als Kriterium für eine notfallmäßige Operation hinzuzuziehen. Patienten, die aktiv waren, noch einer regelmäßigen körperlichen Tätigkeit nachgingen und keine manifesten Kreislauf- und Atemstörungen aufwiesen, operieren wir seit diesem Zeitpunkt notfallmäßig. Bei ausgeprägter Hypertonie, bei manifesten Insuffizienzerscheinungen von seiten des Kreislaufs und der Atmung und bei belasteter Anamnese (Nierenerkrankungen, Diabetes) stellten wir die notfallmäßige Operation allerdings im Interesse einer weiteren klinischen Abklärung und entsprechender Vorbehandlung zurück.

Der durchschnittliche stationäre Aufenthalt betrug 42 Tage. Diese Zeitdauer ist dadurch etwas hoch, daß bei alleinstehenden älteren Patienten oft längere Zeit bis zur Bereitstellung eines Pflegeplatzes in einem Altersheim verstrich, aber auch dadurch, daß die Altenhilfe durch die Familienangehörigen, die früher selbstverständlich war, heute nur noch selten in Anspruch genommen werden konnte. Eine Pflegeabteilung, welche jedem größeren Schwerpunktkrankenhaus anzugliedern ist, würde diese Probleme vereinfachen.

Eine Letalität von 14%, bei einem Durchschnittsalter der Patienten von nahezu 75 Jahren, ist vertretbar im Vergleich zu einer Letalität bei konservativ behandelten Frakturen des proximalen Femurendes im Alter. Wir glauben, daß bei einer notfallmäßigen Versorgung unter den oben angegebenen Richtlinien die Letalität und auch der Spitalaufenthalt noch weiter verringert werden können, wobei eine Angliederung von Pflege-Abteilungen an größere Krankenhäuser speziell für ältere Patienten nützlich wäre.

Spezielle therapeutische Probleme pathologischer Frakturen des coxalen Fermurendes beim alten Menschen

von H.-D. Strube und G. Ritter

Aus der Unfallchirurgischen Klinik der Universität Mainz

Hüftgelenksnahe Oberschenkelbrüche alter Menschen können Operateur und auch Anaesthesisten nicht selten vor erhebliche therapeutische Probleme stellen. Dies gilt insbesondere auch für pathologische Frakturen dieser Region. Entsprechend der mit einer höheren Lebenserwartung verbundenen Zunahme der meist osteoporotisch bedingten typischen Altersfrakturen des coxalen Femurendes, an der Mainzer Unfallchirurgischen Universitätsklinik z.B. fast 700 in den vergangenen 15 Jahren (Durchschnittsalter 74 Jahre), beobachten wir nicht zuletzt auch wegen der Zunahme bestimmter Malignome gehäuft pathologische Frakturen, meist auf Grund von sekundären Osteolysen und Osteoradionekrosen.

So waren bei den von uns analysierten 95 Patienten (69 Frauen und 26 Männer) aller Altersstufen (Durchschnittsalter 51 Jahre) mehr als ein Drittel (36 Fälle) über 65 Jahre alt (Durchschnittsalter 70 Jahre), wobei das weibliche Geschlecht, wie beim Gesamtpatientenkollektiv, mit 25 Fällen gegenüber 11 männlichen Patienten deutlich überwog (Tabelle 30).

<table>
<tr><td colspan="2">Patienten insgesamt: 36 (Durchschnittsalter: 70 Jahre)</td><td>Tabelle 30. Geschlechtsverteilung und Diagnosen der über 65 Jahre alten Patienten mit pathologischen Frakturen des coxalen Femurendes (Unfallchirurgische Klinik der Universität Mainz, 1964–1978)</td></tr>
<tr><td>weibliche Patienten</td><td>25 = 69%</td><td rowspan="5"></td></tr>
<tr><td>männliche Patienten</td><td>11 = 31%</td></tr>
<tr><td>1. Metastasen</td><td>25</td></tr>
<tr><td>2. Osteoradionekrosen</td><td>6</td></tr>
<tr><td>3. Knochensystemerkrankungen</td><td>3</td></tr>
<tr><td>4. Gutartige Primärtumoren</td><td>2</td></tr>
</table>

Dies erklärt sich daraus, daß bekanntlich vor allem der Brustkrebs mit seiner Neigung zu knöchernen Absiedlungen sowie bestrahlte gynäkologische Tumoren mit daraus resultierenden Osteoradionekrosen häufig zu einer zusätzlichen Knochenstrukturschwächung bei der ohnehin schon vorhandenen hochgradigen Osteoporose führen. Maligne und benigne Primärtumoren sind dagegen ursächlich im Vergleich zu jüngeren Patienten sehr selten.

Nicht selten führen dabei derartige, durch tumorös aufgebrauchte Knochenstrukturen bedingte pathologische Frakturen erst zum Erkennen der Grundkrankheit bzw. des Primärtumors.

Ist es nicht mehr möglich, durch frühzeitiges Erkennen eines pathologischen, hüftgelenksnahen Femurknochenprozesses vor Eintritt einer Fraktur durch eine adäquate Behandlung, d.h. meist operative Maßnahme, einen Knochenbruch vorbeugend überhaupt zu verhindern, so können bei alten Menschen nur schnell entschlossene Maßnahmen den sonst vorzeitigen, raschen Zusammenbruch der ohnehin bereits voll ausgeschöpften vitalen Reserven und somit das Ableben verhindern.

D.h. die passive Einstellung zu einer konservativen Therapie, da der Patient ja doch nicht nur sehr alt, sondern zudem noch schwer krank sei, ist falsch und keineswegs dazu geeignet, das Leben der Patienten noch einigermaßen lebenswert zu machen. Sie führt vielmehr zu einer Erschwerung der Pflege, zu einem raschen Verfall der geistigen Aktivität infolge langer qualvoller Immobilisierung, und insbesondere zu Gefahren wie Decubitus, Drucknekrosen, hypostatischer Pneumonie und Embolie. Es gilt also gerade auch bei alten Patienten mit einer pathologischen Fraktur des coxalen Femurendes der therapeutische Grundsatz, daß der kürzeste Eingriff der beste ist, auch wenn Frühkomplikationen durch eine Operation natürlich nicht ausgeschaltet werden können. D.h. es müssen all unsere Bemühungen darauf hin ausgerichtet sein, so schnell als möglich eine Belastbarkeit oder zumindest Funktionsstabilität des Beines zu erreichen, da diese Patienten häufig nicht mehr in der Lage sind, das operierte Hüftgelenk unter Verwendung von Stützstöcken zu entlasten.

Operativ kommen heute grundsätzlich, je nach Art und Ausdehnung des Knochendefektes bzw. der Frakturlokalisation, die Verbundosteosynthese, Alloarthroplastiken und im Einzelfall und sehr selten verstümmelnde Eingriffe in Frage, wobei die beiden ersteren gleichwertig zur Verfügung stehenden Methoden auch bei unseren Patienten im Vordergrund standen (Tabelle 31).

Tabelle 31. Aufschlüsselung der Diagnosen und Therapie bei pathologischen hüftgelenksnahen Femurfrakturen (Unfallschirurgische Klinik der Universität Mainz 1964—1978)

Aufschlüsselung der Diagnosen (36 über 65 Jahre alte Patienten)		
1. Mamma-Ca	10	
2. Osteoradionekrosen	6	
3. Bronchial-Ca	3	
4. hochgradige Osteoporose	2	
5. Primärtumor unbekannt	2	
6. gutartiger Primärtumor	2	
7. Osteomyelofibrose	1	
8. Hyperparathyreoidismus	1	
9. Metastasen verschiedener Ca	9	(Nebenhoden-Ca, Ovarial-Ca, Plattenepithel-Ca, Hypernephrom, Uterus-Ca, Magen-Ca)

(36 über 65 Jahre alte Patienten)	
1. Totalprothese	9 Fälle
2. Condylenplatte und Zement	7 Fälle
3. Winkelplatte plus Zement	6 Fälle
4. Winkelplatte	4 Fälle
5. Condylenplatte	2 Fälle
6. Spezial-TU-Prothese	2 Fälle
7. Nagelung	2 Fälle
8. Hüftkopf-Prothese	2 Fälle
9. Exartikulation	1 Fall
10. keine Operation	1 Fall

Auch bei pathologischen Frakturen des coxalen Femurendes finden wir diese vornehmlich in medialen, lateralen und pertrochanteren Schenkelhalsbereich lokalisiert, wobei letztere Formen und die subtrochanteren Oberschenkelbrüche häufig kombiniert und als ausgesprochene Stück- und Trümmerbrüche auftreten. Während früher die medialen aber auch lateralen Schenkelhalsfrakturen mit ihrer hohen Rate an Kopfnekrosen,

Pseudarthrosen und postoperativen Komplikationen schon ohnehin ungünstige Voraussetzungen für die Therapie mit sich brachten, so gilt dies um so mehr für pathologische Frakturen bzw. sekundäre Osteolysen infolge der zusätzlich geschwächten Knochenstrukturen. Heute bedeutet durch die Möglichkeit der primären Resektion des Hüftkopfes mit nachfolgendem prothetischen Ersatz diese Bruchform auch bei pathologischen Frakturen die günstigste Konstellation für die Operation und sofortigen Erfolg (Refior u. Holbe, 1973; Knahr u. Salzer, 1974; Puls, 1976). Bei Patienten in schlechtem Allgemeinzustand benügen wir uns mit dem Einsetzen einer Kopfprothese, was bei Rückenlage und Zugang von vorn nach Watson-Jones zusammen mit einer Spinalanaesthesie eine außerordentlich kurze, schonende Operation und Belastbarkeit ab dem ersten Tag ermöglicht. Bei Patienten in besserem Allgemeinzustand bevorzugen wir den totalendoprothetischen Hüftgelenksersatz mit dem Modell nach Charnley-Müller. Als Beispiel dazu eine 76jährige Frau mit beidseitigen Spontanfrakturen im medialen Schenkelhalsbereich wegen Osteoradionekrose nach Bestrahlung eines Genital-Carcinoms (Abb. 37).

Zur Überbrückung ausgedehnter Defekte im Trochanterbereich kommen in Einzelfällen ausnahmsweise auch bei alten Patienten in günstigem Allgemeinzustand langstielige Femurprothesen in Betracht. Allerdings bedeutet ihre Implantation eine ungleich höhere operative Belastung mit Blutverlust und Zerstörung des Weichteilmantels sowie der Muskelansätze, wodurch die angestrebte Fühmobilisation verzögert wird. Wegen der Gefahr der Luxation sowie Infektlockerung ist in derartigen Situationen auch bei alten Patienten meist aber der kürzeste Eingriff, nämlich die Exartikulation, vorteilhafter.

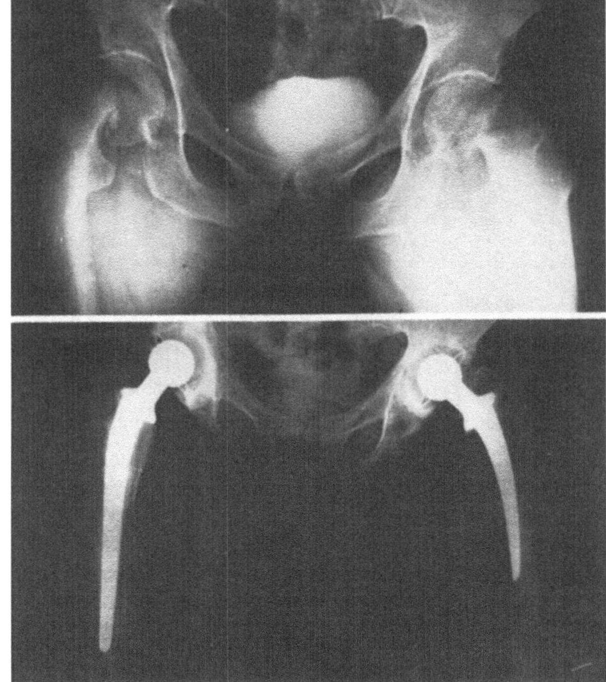

Abb. 37. Med. SH-Fraktur bds. bei Osteoradionekrose und Versorgung durch Totalprothesen (L., E. 76 J., weibl.)

So zogen wir z.B. bei einem 71jährigem Mann mit diffus metastasierendem Hyperne-
phrom einem heroischen Erhaltungsversuch die schnelle und weniger belastende Exartikulation des gebrauchsunfähigen und Ballast bedeutenden Beines vor, so daß anschlies-
send eine Fortbewegung im Rollstuhl möglich war. Während also zumindest bei den medialen und lateralen, pathologischen Schenkelhalsfrakturen die Probleme heute befrie-
digend lösbar sind, stellen uns die per- und besonders die subtrochanteren Frakturen vor
erhebliche Schwierigkeiten. Gerade in Gelenknähe ist die Corticalis sehr dünn und hat
durch die osteoporotischen Veränderungen zusätzlich zu den Osteolysen noch eine wesentlich stärker herabgesetzte spezifische Belastbarkeit gegen jede Art einwirkender
Kräfte. Um unter diesen ungünstigen Bedingungen dennoch eine primär belastungssta-
bile Osteosynthese zu erreichen, bietet sich die kombinierte Verwendung von Metall und
Kunststoff als therapeutische Alternative an. Sie ist weniger eingreifend als der vollständige Ersatz eines großen Femurabschnittes und führt bei weiter Verankerung des Osteosynthesematerials proximal und distal im gesunden Knochen, selbst bei fehlender medialer Abstützung zu einer kurzfristigen stabilen und belastbaren Osteosynthese (Ritter,
1973; Puls, 1976; Muhr u. Mitarb., 1976). Entsprechend erfolgte so z.B. die Verbundosteosynthese bei einer 73jährigen Frau mit metastasierendem Mamma-Carcinom durch
eine AO-Condylenplatte und Zement, welcher als Drucküberträger und gleichzeitig als
Schraubenmutter dient (Abb. 38). Ebenso leistet bei drohenden Frakturen, aufgrund

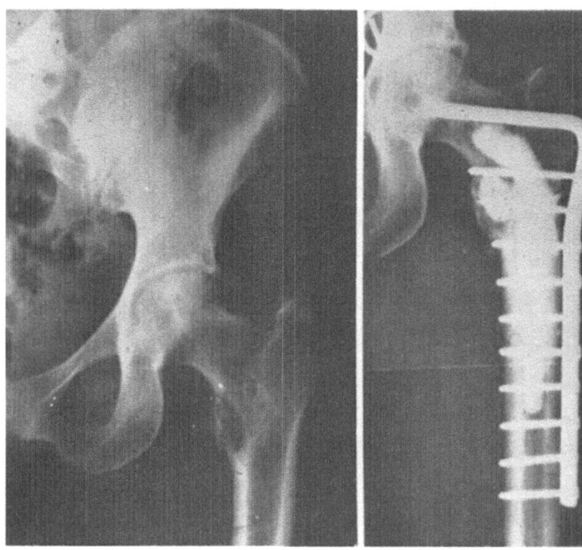

Abb. 38. Osteolysen im SH-
u. Trochanterbereich bei
metastasierendem Mamma-
Ca. Verbundosteosynthese
mit AO-Condylenplatte
(Sch., M. 73 J.)

einer hüftgelenksnah lokalisierten Osteolyse, die Verbundosteosynthese gute Dienste.
Trotz des hohen Alters der betroffenen Patienten und eines eventuell vorhandenen
Tumorgrundleidens sollte man aber darauf achten, eine vielleicht doch noch mögliche
Frakturheilung durch den eingebrachten Knochenzement nicht zu verhindern, d.h. der
Zement sollte in der Markhöhle liegen und nicht die Frakturspalten selbst ausfüllen.
Außerdem sollten die Knochenfragmente außen möglichst wenig devastiert werden, da
beim Auffüllen der Markhöhle mit Zement auch mit einer teilweisen Zerstörung der
Vasa nutritia gerechnet werden muß (Ritter, 1973).
Zusammenfassend stehen uns also, unter Berücksichtigung der präoperativen, kurz-
fristigen, internistischen Vorbereitungsmöglichkeiten sowie der schonenden Narkose-

arten, zur operativen Behandlung von pathologischen hüftgelenksnahen Femurfrakturen und mehr oder weniger ausgedehnten, primären und sekundären Osteolysen sowie zu vorbeugend chirurgischen Maßnahmen, bei drohenden Frakturen bei alten Patienten, die Verbundosteosynthesen einschließlich endoprothetischem Gelenksersatz gleichwertig und speziellen Situationen bestimmte Tumorprothesen, sowie die sog. verstümmelnden Eingriffe, im Ausnahmefall zur Verfügung.

Literatur zum Abschnitt B

Aarburg, R. von, Gruber, U.F.:Prophylaxe postoperativer thromboembolischer Kompli-
kationen bei hüftgelenksnahen Frakturen. Unfallheilkunde *81*, 475 (1978)
Benke, A.: Geriatrische Anaesthesie, In: Anaesthesiologie und Wiederbelebung, Bd. 47,
S. 108, Berlin, Heidelberg, New York: Springer 1970
Böhler, J.: Differenzierte Indikationsstellung bei Schenkelhalsbrüchen. Unfallheilk. *81*,
155 (1978)
Böhler, J., Ender, H.G., Böhler, N.: Erfahrungen mit der percutanen intramedullären
Fixation pertrochanterer Frakturen mit elastischen Rundnägeln nach Ender. Mschr.
Unfallheilkd. *78*, 361 (1975)
Böhler, L.: Die Technik der Knochenbruchbehandlung. Wien: Maudrich 1957
Boitzy, A., Zimmermann, H.: Komplikationen bei Totalprothesen der Hüfte. Arch.
orthop. Unfallchirurgie *66*, 192 (1969)
Brandt, M.: Sturzunfall im höheren Lebensalter — Ätiologie und Unfalltypik. Z. Geron-
tol. *10*, 244 (1977)
Dahl, E., Mikkelsen, A.O.: The Morh. Hiparthroplasty. Acta orthop. scand. *47*, 643
(1976)
D'Arcy, J., Devas, M.: Treatment of fractures of the femoral neck by replacement with
the Thompson-Prosthesis. J. Bone Joint Surg. *58*, 279 (1976)
Debrunner, A.M.: Behandlungsprinzipien für pertrochantere Brüche. Zbl. Chir. *99*, 529
(1974)
Dickreuther, W.: Indikation und Spätresultate bei Versorgung von Schenkelhalsfrakturen
mit Kopfendoprothese. Helv. chir. Acta *45*, 403—411 (1978)
Eberle, H.: Röntgenologische Spätkomplikationen bei Femurkopfendoprothesen nach
Schenkelhalsfrakturen und Hüftkopfnekrosen und deren Behandlungsmöglichkeiten.
Unfallheilkunde *121*, 123 (1975)
Eberle, H.: Röntgenologische Spätkomplikationen nach Femurkopfendoprothesen und
deren Behandlung. Helv. chir. Acta *42*, 43—46 (1975)
Ender, H.G.: Typen trochanterer Frakturen und ihre Fixation mit elastischen Kondylen-
nägeln. Verh. der Dtsch. Ges. f. Chir. 1972
Ender, H.G.: Fixation trochanterer Brüche mit Federnägeln nach Ender und Simon-Weid-
ner. Langenbecks Arch. Chir. *334*, 935 (1973)
Ender, H.G.: Fixierung trochanterer Frakturen mit elastischen Kondylennägeln. Chir.
Praxis *18*, 81 (1974)
Ender, H.G., Schneider, H.: Subtrochantere Brüche des Oberschenkels: Behandlung mit
Federnägeln. Akt. Chir. *9*, 359 (1974)
Ender, J.: Probleme beim frischen per- und subtrochanteren Oberschenkelbruch. H. Un-
fallheilkd. *106*, 2 (1970)
Ender, J.: Fixation trochantärer Brüche mit Federnägeln nach Ender und Simon-Weidner.
Langenbecks Arch. Chir. *334*, 935 (1973)
Ender, J., Simon-Weidner, R.: Die Fixierung der trochantären Brüche mit runden, elasti-
schen Condylennägeln. Acta Chir. Austria *1*, 40 (1970)
Frauscher, H.: Operative Behandlung trochantärer Oberschenkelbrüche mit Endernägeln.
Unfallheilkunde *78*, 1 (1975)
Garden, R.S.: Reduction and fixation of subcapital fractures of the femur. Orth. clin. N.
Amer. *5*, 4 (1974)

Gonon, G.P., Caret, J.P., Fischer, L.P., De Moougues, G.: Les fractures de la région trochantérienne-anatomique et bases biomécaniques de leur traitement. Rapport présenté à la 62e Assemblee annuelle de la Société suisse de médecine des accident et des maladies proffesionnelles, 15/16 Octobre 1976 á Lyon

Harrington, K.D., Johnston, J.O.: The Management of Comminuted unstable Intertrochanteric fractures. J. Bone Joint Surg. *55* A, 1367 (1973)

Hegi, E., Roth, H.: Zum Knochenumbau in der Hüftgelenkpfanne bei Kopfendoprothesen. Helv. chir. Acta *41*, 257–260 (1974)

Hübner, J., Kreuscher, H.: Anaesthesiologische Praxis für die operative Behandlung alter Menschen. Anaesth. Praxis *10*, 29 (1975)

Huggler, A.H.: Die Alloarthroplastik des Hüftgelenkes. Stuttgart: Thieme 1968

Jesserer, H,: Osteoporose. Rhein. Ärztebl. *160*, 619 (1978)

Kaufner, H.K., Friedrich, B.: Indikation zur konservativen Therapie der medialen Schenkelhalsfraktur. Mschr. Unfallheilk. *76*, 360 (1973)

Knahr, K., Salzer, M.: Die Endoprothesenversorgung von Metastasen und primär malignen Knochentumoren des proximalen Femurendes. Z. Orthop. *112*, 1044 (1974)

Krebs, H.: Zur Therapie des medialen Schenkelhalsbruches. Mschr. Unfallheilk. *73*, 393 (1970)

Krokowski, E., Fricke, M.: Die Entstehung der Osteoporose. Med. Welt *29*, 1483 (1978)

Küntscher, G.: Zur operativen Behandlung der pertrochanteren Frakturen. Zbl. Chir. *91*, 281 (1966)

Lange, M.: Die Hüftkopfnekrose nach Schenkelhalsfraktur, ihre Entstehung und Behandlung. Münch. Med. Wschr. *93*, 1925 (1951)

Lüthje, P., Sundin, A., Ketola, A.: Frühergebnisse bei operativ behandelten Schenkelhalsfrakturpatienten. Z. Orthop. *116*, 101 (1978)

Merle d'Aubigne, M., Postel, M.J.: Functional Results of Hip Arthroplasty with Acrylic Prosthesis. Bone Jt. Surg. *36* A, 451 (1954)

Monk, C.J.E., Jackson, D.S.: QA, the howse/Monk system. Liverpool: D. Howse 1977

Muhr, G., Tscherne, H., Reschauer, R.: Pertrochantere Femurfrakturen im hohen Alter. Act. Traumatol. *6*, 217 (1976)

Muhr, G., Tscherne, H., Szyszkowitz, R.: Die Verbundosteosynthese bei pertrochanteren Frakturen. Mschr. Unfallheil. *78*, 35 (1975)

Müller, K.H.: Primärer totalendoprothetischer Ersatz des Hüftgelenkes nach Schenkelhalsbruch. H. Unfallheilkd. *121*, 118 (1975)

Müller, M.E.: Die Verwendung von Kunstharzen in der Knochenchirurgie. Arch. orthop. Unfall-Chir. *54*, 513 (1962)

Müller, M.E., Allgöwer, M., Schneider, R., Willenegger, H.: Manual der Osteosynthese. Berlin, Heidelberg, New York: Springer 1977

Nieminen, S., Satikari, K.: Classification of medial fractures of the femoral neck. Ann. Chir. Gynaecol. Fenn. *64*, 369 (1975)

Nigst, H.: Spezielle Frakturen- und Luxationslehre, Bd. III: Hüftgelenk und proximaler Oberschenkel. Stuttgart: Thieme 1964

Ohl, E., Cmelik, M., Schmid, H.: Kritische Untersuchung einer Serie von 395 Hüfttotalendoprothesen nach dreijähriger Beobachtungszeit. Unfallheilkunde *79*, 287 (1976)

Pallesen, J.: Schußverletzungen im Frieden. Unfallheilkunde *81*, 94 (1978)

Pauwels, F.: Der Schenkelhalsbruch, Stuttgart: Enke 1935

Pauwels, F.: Gesammelte Abhandlungen zur funktionellen Anatomie des Bewegungsapparates. Berlin, Heidelberg, New York: Springer 1965

Persch, F., Birkner, H.: Frühergebnisse der operativen Behandlung trochantärer Oberschenkelbrüche und lateraler Schenkelhalsbrüche mit Condylennägeln nach Simon-Weidner und Ender. Unfallheilkunde *78*, 49 (1975)

Persch, F., Birkner, H.: Fehlerquellen bei der Versorgung pertrochanterer Frakturen nach Ender und Simon-Weidner. Unfallheilkunde *80*, 317 (1977)

Peyer, J.: Zur Frage der Pfannenwanderung nach Implantation von Kopfendoprothesen am Hüftgelenk. Helv. chir. Acta *38*, 381–388 (1971)

Plaue, R., Ackern, v. K., Franke, N.: Vitale Indikation und vitales Risiko der operativen Versorgung pertrochantärer Frakturen. H. Unfallheilkd. *129*, 404 (1977)

Puls, P.: Die Behandlung pathologischer Frakturen der Trochanterregion. Act. Traumatol. *6*, 191 (1976)

Putti, V.: Die operative Behandlung der Schenkelhalsbrüche. Stuttgart: Enke 1942

Raaymakers, E., Marti, R.K.: Zur dislozierten Schenkelhalsfraktur. Unfallheilk. *81*, 248 (1978)

Rahmanzadeh, R., Wessinghage, D., Gaiao, F., Schweikert, C.H.: Zur Indikation und Technik der Behandlung medialer Schenkelhalsfrakturen in der Geriatrie. Actuel. Traumatol. *1*, 221 (1971)

Refior, H.J., Holbe, R.: Möglichkeiten der operativen Behandlung von Tumoren des coxalen Femurendes. Arch. orthop. Unfall-Chir. *76*, 290 (1973)

Reme, H.: Behandlung pertrochanterer Oberschenkelbrüche Zbl. Chir. *99*, 513 (1974)

Ritter, G.: Stabile Kombinationsosteosynthesen in der geriatrischen Unfallchirurgie. Act. Traumatol. *3*, 141 (1973)

Rüedi, Th., Lautenegger, A.: Die Osteosynthesen der subtrochanteren Frakturen. Unfallheilkunde *80*, 183 (1977)

Rueff, F.L.: Probleme der Altersunfallchirurgie. Act. gevon *3*, 219 (1973)

Schneider, I., Schottky, H.: Todesursachen bei hüftgelenknahen Oberschenkelfrakturen der alten Menschen. H. Unfallheilkd. *121*, 160 (1975)

Simon-Weidner, R.: Die Fixierung trochanterer Brüche mit multiplen elastischen Rundnägeln nach Simon-Weidner. H. Unfallheilkd. *106*, 60 (1970)

Søreide, O., Mølster, A., Raugstadt, T.S.: Immediate weightbearing after internal fixation of femoral neck fractures using Van Bahr screws. Acta orthop. scand. *48*, 659 (1977)

Steinbrück, B., Koch, H.: Die postoperative Behandlung des geriatrischen Patienten in der Orthopädie. Z. Orthop. *115*, 523 (1977)

Suva, D., Tornay, P.: Traitement des fractures du col fémoral par prothèse de J. Monk. Médecine et Hygiène *35*, 2441–2446 (1977)

Tscherne, H,: Mschr. Unfallheilk. *71*, 377 (1968)

Turban, K.L., Kaltwasser, B.: Lagerungsverfahren für Querschnittgelähmte anstelle einer Drehbehandlung. Unfallchirurgie *2*, 35 (1976)

Veihelmann, D., Pannike, A., Thielemann, F.: Berechtigt die hüftnahe Fraktur im Alter die Forderung einer absoluten Operationsindikation? H. Unfallheilkd. *121*, 118 (1975)

Wahl, H.G.: Unfallheilkunde *97*, 232 (1968)

Wang Hansen, F., Rechnagel, K.: Wear of the polyethylen head of the prosthesis. Acta orthop. scand. *84*, 394 (1977)

Weber, B.G., Stühmer, G.: Erfahrungen und Ergebnisse der Rotations-Totalprothese für das Hüftgelenk. Actuel. Traumatol. *3*, 225 (1973)

Winkler, W.: Unfälle im höheren Lebensalter unter Berücksichtigung der Verkehrsunfälle. H. z. Unfallheilk. *121*, 6 (1975)

C. Probleme der Bauchchirurgie beim alten Menschen

Podiumsgespräch

Leiter: Herr Pichlmaier, Köln

Ausgangspunkt des Rundtischgespräches ist die langfristige Entwicklung der Lebenserwartung, wie sie für Deutschland über 100 Jahre lückenlos vorliegt. Dabei zeigt sich, daß der 65jährige in 100 Jahren vergleichsweise wenig an Lebenserwartung gewonnen hat (2,5 Jahre für den Mann, 5,5 Jahre für die Frau). Ferner muß davon ausgegangen werden, daß kardio-vasculäre Erkrankungen die Operation im Alter mehr gefährden als operationstechnische oder taktische Gegebenheiten. So finden sich nach Powers in 45% bei Patienten im 7. und in über 90% im 8. Dezennium begleitende kardio-vasculäre Erkrankungen. Eine Mayo-Statistik besagt, daß ein Herzinfarkt in der Anamnese mit 6,6% Häufigkeit einen postoperativen Reinfarkt mit 50%iger Letalität erwarten läßt. Im folgenden wurden einzelne Probleme angesprochen, wobei zunächst die Frage gestellt wurde, ob beim alten Menschen ein eher abwartendes oder konservativ-operatives Verfahren den Vorzug verdient. Die Gesprächsteilnehmer waren jedoch der Meinung, daß frühzeitig appendektomiert werden sollte, zumal gerade ältere Patienten vergleichsweise spät in stationäre Behandlung kommen. Von dem Versuch, zunächst antibiotisch zu behandeln, ist abzuraten. Gleichermaßen soll bei einem Gallenblasenempyem cholecystektomiert und nicht nur drainiert werden.

Bei Wahleingriffen sollten chirurgische Begleiterkrankungen, wenn irgend möglich, vorher saniert werden: So ist an die Versorgung mit Herzschrittmachern bei kardialen Rhythmusstörungen zu denken oder an die Operation von Leistenhernien, wobei hier im Notfall die innere Umstechung der Bruchpforte über die ersten postoperativen Wochen nach einem andersartigen Baucheingriff hinweghelfen kann. Auch extrakranielle Carotisstenosen im Stadium II der cerebro-vasculären Insuffizienz sollten vor dem Wahleingriff beseitigt werden. Von allgemeinem Interesse ist auch die Frage nach Aufklärung und Operationseinwilligung bei schwer cerebrosklerotischen Patienten. Hier kann die schriftliche Operationseinwilligung des Patienten juristisch angefochten werden, und die Einwilligung der Angehörigen ist im rechtlichen Sinn irrelevant. Es sollte in einem derartigen Fall das Vormundschaftsgericht eingeschaltet und ein Pfleger bestellt werden. Im Notfall gilt verständlicherweise eine Regelung analog den Notfällen bei jüngeren Patienten.

Besonderheiten der Diagnostik, Indikation und Technik
(Magen – Galle – Pankreas)

von F. Kümmerle und P. Wendling

Aus der Chirurgischen Universitätsklinik Mainz

I. Einleitung

Verfolgen wir die Entwicklung der Chirurgie der letzten 30 Jahre, die meine Generation
überblicken kann, so tritt die Chirurgie des Alters aus 3 Gründen besonders hervor:
a) Die Zahl der stationär behandelten Patienten über 65 Jahre hat ebenso kontinuierlich
zugenommen, wie
b) die Zahl der bei diesen vorgenommenen operativen Eingriffe, bei denen
c) die Letalität kontinuierlich abgesunken ist.
    Wenn jeder 6. Klinikpatient gleichzeitig an 5 verschiedenen Krankheiten leidet, über
70jährige besonders anfällig für Mehrfacherkrankungen sind und von dieser Altersgruppe
nur bei 5,7% der Behandelten eine einzige Krankheit diagnostiziert wird, dann beleuchten
diese Zahlen zugleich das klinische Panorama, Risiko, Grenzen und Möglichkeiten der geriatrischen Chirurgie. In ihrem Bereich ist heute durchaus Optimismus gerechtfertigt. Dies
gilt besonders auch für Eingriffe in der Bauchhöhle, sowohl was die Altersgruppe als auch
Größe und Ausdehnung der chirurgischen Eingriffe anbetrifft.
    Grundsätzliches zur Diagnostik, Indikation und Operationstaktik (Tabelle 1 u. 2) läßt
sich kurz in der Forderung zusammenfassen, dem alten Menschen diagnostisch und chirurgisch nur das zuzumuten, was unter dem Aspekt der therapeutischen Relevanz und einer
kurzen Hospitalisierung der Erhaltung bzw. Verbesserung seiner Lebensqualität dient.

Tabelle 1

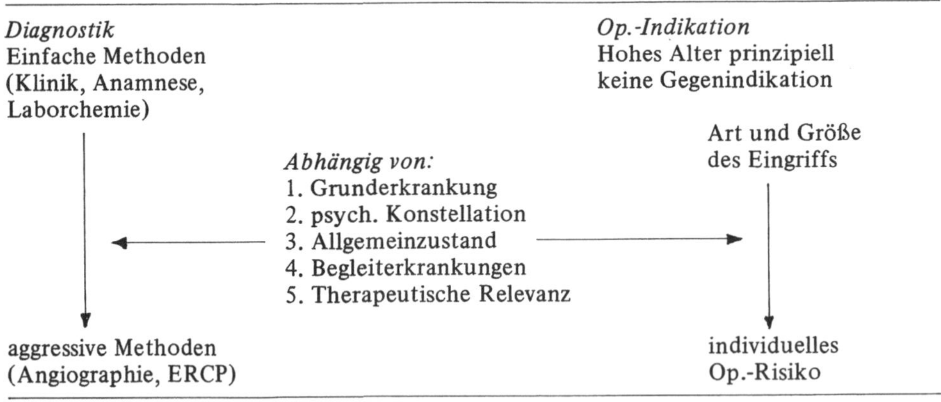

II. Die Ulcuskrankheit im Alter

Stellt sich auch in der Ulcuschirurgie des alten Menschen die Alternative Resektion oder
Vagotomie? Gibt es überhaupt ein sog. Altersulcus? Oder unterscheidet sich das Ulcus der

Tabelle 2. Operationstaktik

1. kurze Vorbereitungszeit (Wiederherstellung der Homöostase)
2. gewebsschonendes, zügiges Operieren durch erfahrenen Operateur
3. keine engstichige Nahttechnik (schlechte Gewebsdurchblutung, verzögerte Heilung)
4. sicherer Bauchdeckenverschluß
5. keine prinzipielle Antibioticagabe
6. postoperativ: frühe Mobilisierung, Atemgymnastik, Thromboseproprophylaxe (Low-Dose-Heparinisierung)

alten Menschen in Pathogenese, Klinik und möglichen Komplikationen nicht von der peptischen Läsion des Jüngeren?

Wenn dies verneint wird, dann deshalb, weil nach der heutigen Kenntnis der Pathophysiologie des Ulcusleidens beim Ulcus duodeni die Hyperacidität, beim Ulcus ventriculi Stase und duodenogastrischer Reflux *auch* beim Alten die wesentlichen auslösenden Faktoren sind.

Ein wesentlicher Unterschied zwischen dem peptischen Ulcus des Alten und des Jüngeren bezieht sich auf das Verhältnis Ulcus duodeni zu Ulcus ventriculi. Letzteres kommt beim Alten häufiger vor, beim Jüngeren überwiegt das Ulcus duodeni. Hierzu die Zahlen der Mainzer Klinik: Von 1412 in 10 Jahren wegen Ulcuskrankheit behandelten Patienten waren 194 (13,7%) über 65 Jahre alt. 66% hatten ein Ulcus ventriculi, 34% ein Ulcus duodeni, die entsprechenden Zahlen im Gesamtkrankengut: 48,5 : 51,5%.

Von den 194 alten Patienten wurden 169 operiert: Ihr Durchschnittsalter betrug 71,2 Jahre, Verweildauer 20,8 Tage (gegen 15,2 im Gesamtkrankengut).

Zur weiteren Betrachtung der Therapie ist die Unterscheidung zwischen unkompliziertem und kompliziertem Ulcus (Blutung, Perforation) erforderlich.

1. Unkompliziertes Ulcus ventriculi

Das unkomplizierte Ulcus ventriculi des alten Menschen ist für uns ebenso wie beim jüngeren eine absolute Operationsindikation, wenn es nicht binnen 4—6 Wochen unter konservativer Therapie abheilt oder wenn Malignitätsverdacht vorliegt. Methode der Wahl ist die Resektion, wenn möglich nach B I aber auch nach B II. Der andernorts geübten Methode der lokalen Ulcusexcision, kombiniert mit einer SPV, stehen wir noch zurückhaltend gegenüber. Prospektive Untersuchungen, die Vagotomie und Resektion vergleichen, beleuchten das Problem (Duthie u. Kwong, 1973). Die häufigeren Rezidive nach Vagotomie, vor allem aber das Auftreten maligner Prozesse im erhaltenen Magen, sprechen eindeutig für die Resektion.

2. Unkompliziertes Ulcus duodeni

Auch beim unkomplizierten Ulcus duodeni des alten Menschen überwiegt die Resektion gegenüber der Vagotomie (26:8). Hier zeichnet sich jedoch ein gewisser Wandel unserer Einstellung ab. Beim unkomplizierten Ulcus duodeni des Jüngeren ist die SPV im Laufe der Jahre zur Methode der Wahl geworden. Nachdem wir von der Zuverlässigkeit des Verfahrens überzeugt sind, wenden wir die SPV zunehmend auch beim älteren Menschen an. Sie ist gegenüber der Resektion der kleinere Eingriff; die sofort einsetzende Säurereduktion führt beim Alten, der genauso hyperacide sein kann wie der Jüngere, zur Abheilung des Ulcus binnen 2—3 Wochen.

Die Letalität der Resektion liegt nach Ergebnissen prospektiver Studien dreimal höher als die der Vagotomie, das gilt in besonderem Maße für die höheren Altersgruppen (Cox u. Alexander-Williams, 1973).

3. Ulcusblutung

Die Ulcusblutung stellt für den alten Menschen ein weitaus bedrohlicheres Ereignis dar als für den jüngeren. Das zeigen deutlich die höheren Letalitätszahlen bei zunehmendem Alter (Tabelle 3). Auch die Komplikation „Blutung" stellt uns im Alter vor die Verfahrens-

Letalität	alle Altersgruppen	über 65 Jahre
unkompliziertes		
Ulcus	3,4	15,9
Blutung	10,2	27,8
Perforation	10,4	30,9

Tabelle 3. Ulcuskrankheit beim alten Menschen: Letalität. Angaben in Prozent. (Chirurgische Universitätsklinik Mainz, 1969–1978)

wahl: Resektion oder Vagotomie. Liegt ein blutendes Ulcus ventriculi vor, wird reseziert; blutet ein Ulcus duodeni, wird — sofern nicht von vorneherein eine Resektion erfolgt — möglichst unter Erhaltung des Pylorus das Duodenum eröffnet, das Ulcus umstochen und eine SPV angeschlossen. Eine sachgemäße Umstechung vermag zuverlässig die Blutung auch aus einem arteriosklerotischen Gefäß zum Stillstand zu bringen. Gegenstand der Resektion sind vor allem große, tief penetrierende Hinterwandgeschwüre, die den Bulbus aufgebraucht haben oder bei der Präparation aufgehen. Zur Lokalisation der Blutungsquelle hat sich auch die *Notfallendoskopie* als hilfreich erwiesen. Sie trägt gerade in dieser Altersgruppe zur Indikation, der Wahl des Operationszeitpunktes und zur Verkürzung der Operationszeit bei.

Ideal ist die Operation im Intervall, d.h. nach sistierender Blutung und Herstellung der Homöostase. Ist dieser Zustand erreicht, sollte *sofort* operiert werden. Ein Blutungsrezidiv verschlechtert die Prognose um ein Mehrfaches.

Leider fehlen bislang verläßliche Studien, die Resektion und Vagotomie bei der akuten Ulcusblutung vergleichen.

4. Ulcusperforation

Wir haben in einer Umfrage aus dem Jahre 1977 festgestellt, daß 27% der deutschen Chirurgen bei freier Perforation eines Ulcus duodeni den Magen resezieren (Rothmund u. Mitarb., 1977). Wir lehnen dieses Vorgehen in jeder Altersgruppe und gerade beim alten Menschen ab, es sei denn, es liege ein Riesenulcus im Magen vor oder die örtlichen Verhältnisse am Bulbus duodeni würden eine Übernähung nicht erlauben.

In jüngerer Zeit gehen wir im allgemeinen so vor: Hat der Patient mit freier Perforation eine Ulcusanamnese, wird übernäht und eine SPV angeschlossen, wenn es das Zeitintervall zwischen Perforation und Operation, das Ausmaß der Peritonitis und der Allgemeinzustand des Patienten erlauben. Die bemerkenswerte Studie von Sawyers (1975), mit geringerer Mortalität und besseren Spätergebnissen nach Übernähung und Vagotomie als nach alleiniger Übernähung, veranlaßte uns zu dieser sog. definitiven Therapie überzugehen. Liegt keine Ulcusanamnese vor, begnügen wir uns im allgemeinen mit der alleinigen Übernähung.

Diese Therapierichtlinien gelten prinzipiell auch für den alten Menschen, jedoch ziehen wir hier eher die alleinige Übernähung vor.

5. Ergebnisse

Die Mainzer Ergebnisse der operativen Behandlung des peptischen Ulcus und seiner Komplikationen entsprechen in etwa denen der Literatur und scheinen geeignet, das eben Gesagte zu unterstreichen (Tabelle 3).

Das unkomplizierte Ulcus ist in allen Altersgruppen mit einer Letalität von *3,4%* belastet, bei über 65jährigen liegt die Sterblichkeit fast 5fach höher. Hauptverantwortlich für die höhere Letalität der über 65jährigen sind Lungenkomplikationen, cardiovasculäre Komplikationen und direkte Folgen des operativen Eingriffs, wie Peritonitis, Nahtinsuffizienz und Platzbauch.

Erwartungsgemäß liegt die Letalität bei Blutungen höher. Nochmals betont werden muß die Notwendigkeit der sorgfältigen, jedoch nicht zu lang dauernden Vorbereitung. Die Letalität liegt mit fast 28% im Rahmen der in der Literatur mitgeteilten Daten. Die Letalität der Perforation ist bei jung und alt am wenigsten abhängig von der Operationsmethode, läßt man die Resektion außer acht.

III. Das Magencarcinom im Alter

Die Häufigkeit, mit der subtotale Resektionen bzw. Gastrektomien beim Magencarcinom durchgeführt werden, zeigt eine gewisse Schwankungsbreite. Sie ist nicht nur abhängig von der Morphologie des Tumors und der individuellen Einstellung des Operateurs, sondern vorrangig von den individuellen Gegebenheiten des Tumorträgers, seinem Alter, seinem Allgemeinzustand, seiner psychischen Einstellung und seinen Begleiterkrankungen. Hieraus leitet sich die Frage ab, ob es auch beim Magencarcinom des alten Menschen gerechtfertigt ist, der Tendenz zur höheren Operationsradikalität, d.h. zur totalen Gastrektomie mit ausgedehnter Lymphknotendissektion zu folgen, wie sie von manchen sogar schon beim Frühcarcinom als Regeloperation gefordert wird.

Die Prinzipien der Tumorchirurgie sind bei alt und jung die gleichen. Sind die Voraussetzungen von seiten des Patienten und von seiten des Operateurs erfüllt, ist auch bei einem über 70jährigen die totale Gastrektomie gerechtfertigt.

Die subtotale Resektion beim Magencarcinom ist nur angezeigt, wenn die Prinzipien der Radikalität gewahrt sind. Sie kommt vor allem bei lokalisierten Carcinomen im distalen Magendrittel in Betracht (Kümmerle, 1976).

Der Sicherheitsabstand nach beiden Seiten muß mindestens 6 bis 8 cm betragen. Bei pylorusnahen Geschwülsten ist die Mitnahme einer Duodenalmanschette erforderlich. Neben der Turmorresketion ist eine möglichst radikale Lymphknotendissektion anzustreben. Wenn die Ergebnisse der proximalen und distalen Teilresektion vielfach unbefriedigend sind und Rezidive zu 2/3 an den Resektionsgrenzen und nur zu 1/3 auf dem Boden von Lymphknotenbefall auftreten, werden offensichtlich in vielen Fällen die notwendigen Sicherheitsgrenzen nicht beachtet. Dies bedeutet, daß bei einem antralen Tumor, der entlang der kleinen Kurvatur den Angulus ventriculi erreicht hat, eher die totale Gastrektomie als die subtotale Resektion in Frage kommt.

Es scheint sich die Ansicht durchzusetzen, daß ein Teil der Rezidive auf primär ungenügender und daher noch steigerungsfähiger Radikalität beruht und somit für die meisten Magencarcinome — auch in der Geriatrie — nur die totale Gastrektomie mit Lymphadenektomie das geeignete Operationsverfahren ist.

Auch wir sind dem Trend bei jung und alt gefolgt. Von 1968 bis 1977 wurden insgesamt 859 Patienten wegen eines Magencarcinoms operativ behandelt. 589 (68%) waren über 60 Jahre alt. Davon entfielen 35% auf partielle Magenresektionen mit einer Letalität von 6% (Gesamtkollektiv 2,5%), 9% auf totale Gastrektomien mit einer Letalität von 20% (Gesamtkollektiv 18%). Seit 1971 wird die jejunale Interposition mit einer Letalität von 12% angewandt. In 56% der Fälle war ein kuratives Vorgehen nicht mehr möglich, wobei 34% auf Palliativeingriffe und 22% auf Probelaparotomien entfallen.

IV. Hiatushernien und Refluxkrankheit im Alter

Im Alter nimmt die Zahl der vorwiegend symptomlosen bzw. symptomarmen axialen
Hiatushernien zu. Radiologisch lassen sich bei über 50jährigen in ca. 30% kleine axiale
Hernien nachweisen. Therapeutische Relevanz erlangen axiale Hiatushernien gerade im
Alter jedoch nur, wenn sie mit pathologischem gastroösophagealem Reflux einhergehen.
Paraösophageale Hernien und gemischte Zwerchfellbrüche müssen dagegen stets operiert
werden.

Die Aufschlüsselung von 351 Patienten nach Altersgruppen, die von 1968 bis Mitte
1978 in Mainz wegen Hiatushernien oder Refluxkrankheiten operiert wurden, zeigt eine
Bevorzugung der 6. bis 8. Lebensjahrzehnte. Das Durchschnittsalter betrug 56,6 Jahre
(Frauen 60,5 Jahre, Männer 52,7 Jahre). 167 Patienten (= 47,5%) waren über 60 Jahre
und 107 Patienten (= 31%) über 65 Jahre alt.

Die graphische Darstellung der Altersprofile von Patienten mit Hiatushernie oder
Refluxkrankheit im Vergleich zum gesamten Patientenkollektiv verdeutlicht die Verschiebung der Altersstruktur zu höheren Altersgruppen (Abb. 1).

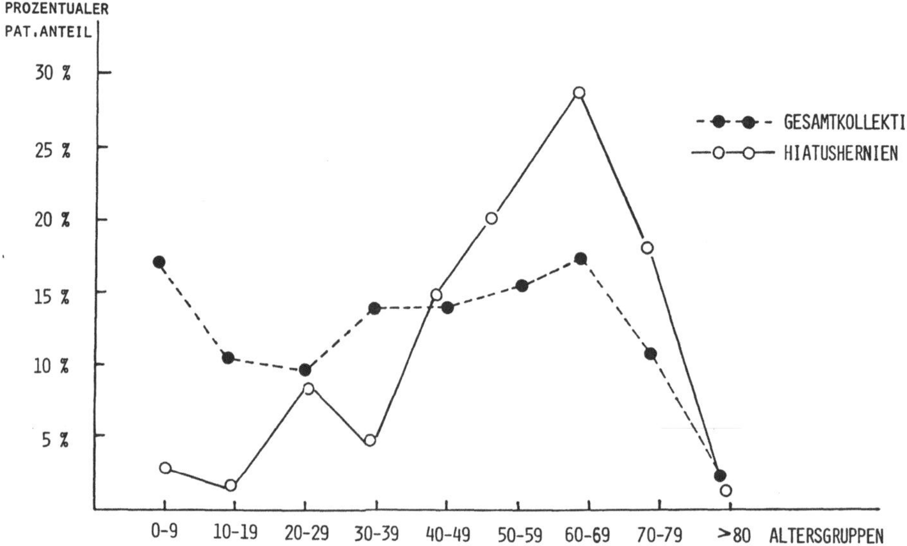

Abb. 1. Altersprofile von Patienten mit Hiatushernien und Gesamtkollektiv (Chirurg.
Univ.-Klinik Mainz, 1968–1978/VI)

Kombinationen mit weiteren Erkrankungen im Abdominalraum, wie Cholelithiasis
und Diverticulose, traten im hohen Alter häufiger auf.

Als Operationsverfahren wurde fast ausschließlich die Fundophrenicopexie gewählt
(Kümmerle u. Grönniger, 1978). Die Fundophrenicopexie erlaubt vom technischen Konzept her – keine Mobilisation, keine Skelettierung – ein gewebeschonendes, zügiges
Operieren, was bei alten Patienten besonders wichtig ist. Die Indikation zur Fundoplicatio
– Refluxkrankheit ohne Hiatushernie, hohe Stenosen und sekundärem Brachyösopha-
gus, Endobrachyösophagus – ist dagegen im Alter nur sehr selten gegeben. Postoperativ
verstarb trotz der ungünstigen Altersstruktur und der hohen Mehrfacherkrankungsrate
kein Patient.

Die postoperative Rezidivquote, wobei unter Rezidiv ein Refluxrezidiv mit Beschwerden verstanden wurde, war bei den über 60jährigen Patienten nicht häufiger als bei den übrigen Altersgruppen.

Prinzipiell ist bei einer nicht unmittelbar vital bedrohlichen Erkrankung wie der — nicht blutenden und nicht incarcerierten — Hiatushernie oder Refluxkrankheit die Operationsindikation mit Vorsicht zu stellen. Bei über 65jährigen ist zunächst ein konservativer, limitierter Behandlungsversuch grundsätzlich gerechtfertigt. Danach darf die Operationsindikation auch im Alter wegen des geringen, begrenzten Operationsrisikos allerdings großzügig gestellt werden.

V. Chirurgie der Gallenwege im Alter

Die höhere allgemeine Lebenserwartung bringt es mit sich, daß wir immer wieder gezwungen sind, alte Patienten mit jahre-, bzw. jahrzehntelang bekanntem Gallensteinleiden wegen einer entzündlichen Komplikation oder einem Verschlußikterus oft notfallmäßig operieren zu müssen. Jeder zweite Gallensteinträger über 60 Jahre ist in der ihm verbleibenden Lebensfrist einer Komplikation ausgesetzt, die einer meist sofortigen operativen Intervention bedarf. Auch in höherem Alter sollte daher ein nachgewiesenes Gallensteinleiden operativ saniert werden — auch wenn infolge einer Schrumpfgallenblase keine Koliken mehr auftreten. Die Komplikationen des Gallensteinleidens im Alter unterstreichen die Forderung, die Operationsindikation prinzipiell beim ersten Nachweis des Gallensteinleidens zu stellen.

Kommt es im Alter zu entzündlichen Komplikationen, zur sog. „akuten Galle" (Hydrops, Empyem, perforationslose gallige Peritonitis, Perforation, Cholecysto-Pankreatitis), sollte die Frage Früh- oder Intervalloperation eindeutig zugunsten der Frühoperation entschieden werden. Nach kurzdauernder Vorbereitung werden die Gallenwege endgültig operativ saniert, zwischenzeitlich weitere Komplikationen vermieden und die Krankheitsdauer verkürzt, durchweg Gesichtspunkte, die angesichts des hohen Alters vieler dieser Patienten von großer Bedeutung sind (Bärlehner u. Fischer, 1975). Was das operativtechnische Vorgehen anbetrifft, ist der Eingriff im Akutstadium nicht schwieriger als im sog. freien Intervall, da im Frühstadium weniger mit schweren Vernarbungen, Fistelbildungen und abgekapselten Abszessen zu rechnen ist. Die Diagnose ergibt sich präoperativ meist eindeutig aus Klinik, Anamnese und Laborchemie, so daß die Sonographie oder das i.v. Chologramm — wenn überhaupt nötig — als Diagnosesicherung genügen.

Eingriffe am Choledochus werden heute durch die verbesserte präoperative Gallengangsdiagnostik wie ERC und PTC wesentlich erleichtert. Wir halten die zunehmend angewandte transhepatische *Feinnadelcholangiographie* mit einer Treffsicherheit von 90—100% dann für indiziert, wenn es um die exakte röntgenologische Darstellung der ableitenden Gallenwege bei Verschlußmechanismen geht: fakultativ vor operativen Ersteingriffen, obligat jedoch bei Rezidiveingriffen.

Die Feinnadelcholangiographie hat durch ihre Weiterentwicklung zur *percutanen transhepatischen Gallenwegdrainage* (PTCD) eine bedeutsame therapeutische Dimension erlangt (Günter u. Mitarb., 1978). Sie stellt besonders beim alten Patienten eine einfache und wirksame nicht-operative Methode der Gallenwegsentlastung dar, die temporär und permanent als externe oder interne Ableitung erfolgen kann. Das Verfahren vermag die Gallenwege präoperativ zu entlasten, bis ein operationsfähiger Zustand erreicht ist. Die Frage des ein- oder zweizeitigen Operierens im Falle des Tumorverschlusses ist, wenn die Entlastung gelingt, dann nicht mehr relevant. Eine Hauptindikation der Methode sind Gallenwegsobstruktionen bei Inoperabilität oder hohem Operationsrisiko.

Wenden wir uns nun der chirurgischen Therapie von Galleabflußstörungen im Bereich der Papille zu, so stehen prinzipiell drei Methoden zur Verfügung:
a) die Dilatation der Papille von einer Choledochotomie aus,
b) die transduodenale Papillotomie und
c) die Umgehung des stenosierten Abschnittes durch eine biliodigestive Anastomose.
Wir bevorzugen die Dilatation zur Behandlung der Papillenstenose (Tabelle 4). Darüber hinaus dienen uns Sondierung und Dilatation als diagnostische Maßnahme. Mit

Operationsverfahren			Letalität	
		n	n	%
Dilatation	Primärverschluß	169	9	5
	T-Drainage	40	6	15
Papillotomie		6	1	17
Biliodigestive Anastomose		13	4	31
Summe:		228	20	9

♂ : ♀ = 1 : 2,1; 22% der Patienten mit Choledochusrevision waren ältet als 65 Jahre

Tabelle 4. Patienten über 65 Jahre mit Choledochusrevision wegen Stein oder Stenose (Chirurgische Universitätsklinik Mainz, 1964–1977)

letzterer schließen wir jede Choledochusrevision ab, auch wenn keine Papillenstenose vorliegt. Die Vorzüge der Dilatation liegen in ihrer Begrenzung, gerade auch im Hinblick auf das Alter, in dem auf die Eröffnung des Duodenums verzichtet und die Sphinkterfunktion weitgehend erhalten werden kann. Das Verfahren bewahrt funktionelle Papillenstenosen, die durch einen Spasmus vorgetäuscht werden oder solche entzündliche Stenosen, die oft nur auf einem bloßen Ödem bzw. einer entzündlichen Schwellung der Papille beruhen und daher reversibel sind, vor einer nichtindizierten Papillotomie. Mit anderen Worten: Die Dilatation dient gleichzeitig der Entscheidung ob tatsächlich eine spaltungsbedürftige Stenose auf dem Boden von Entzündung oder Narbe besteht, die nur durch eine Papillotomie beseitigt werden kann.

Eine Indikation zur Papillotomie (unsere PT-Rate liegt unter 4%) sehen wir nur beim präpapillären Konkrement, das auf andere Weise nicht zu entfernen ist, bei einer organischen Papillenstenose und bei Tumorverdacht.

Relativ neu ist nun die Aufgabe, das operative Vorgehen am Choledochus gegenüber der endoskopischen Papillotomie und Steinentfernung — vor allem im indikatorischen Bereich — abzugrenzen.

Trotz Einsatz von Radiomanometrie, Bildverstärker und Choledochoskopie ist der zurückgelassene Hepatocholedochusstein ein Problem geblieben. Die Residualstein-Quote liegt bei 0,2–1%, bezogen auf alle Eingriffe wegen Cholelithiasis, bei 3 bis 5% bezogen auf Gallengangsrevisionen. Nur ca. 10 bis 20% der Residualsteine gehen spontan ins Duodenum ab. Um die restlichen 80 bis 90% der verbliebenen Steine zu entfernen, ist eine Reoperation notwendig, die mit einer höheren Letalität belastet ist, als der Ersteingriff. Hier setzen nun nichtchirurgische Verfahren an, mit dem Ziel, Residualsteine unblutig und risikoärmer zu entfernen: die chemische Steinauflösung, die mechanische Steinaustreibung, die Steinextraktion durch den T-Drainkanal und die endoskopische Steinentfernung mit Papillotomie (EPT).

Folgende Indikationen zur EPT wurden herausgearbeitet:
a) Choledochuskonkremente mit *Verschluß*symptomatik bei Risikopatienten — auch wenn noch nicht cholecystektomiert ist.

b) Choledochuskonkremente nach einem oder mehreren vorausgegangenen Eingriffen an den Gallenwegen.

Bei alten Patienten ist diese Indikation unstrittig. Bei den damaligen Besprechungen wurde empfohlen, bei Patienten unter 50 Jahren mit intakter Papille den chirurgischen Eingriff vorzuziehen. Heute wird die EPT auch bei jüngeren Patienten vor der chirurgischen Steinentfernung gefordert. Meines Erachtens sollte diese Frage flexibel entschieden werden.

c) Zirkumskripte Papillensklerose, die diagnostisch exakt zu verifizieren ist.

Bei den genannten Indikationen hat die EPT insbesondere bei alten und Risikopatienten einen beachtlichen therapeutischen Stellenwert erlangt. Voraussetzung ist freilich, daß ihre sorgfältige Durchführung in der Hand eines erfahrenen Endoskopen liegt.

VI. Pankreaschirurgie im Alter

1. Die akute Pankreatitis

Die Häufigkeit der akuten Pankreatitis im Alter ist nicht so selten, auch in ihren schweren Verlaufsformen nicht, wie im allgemeinen angenommen wird (Tabelle 5). Für die akute

Tabelle 5. Häufigkeit der akuten Pankreatitis (Chirurgische Universitätsklinik, Mainz, 1971–1978/IV.)

	Gesamt	über 65 Jahre	über 70 Jahre
Ödematöse Verlaufsform	66	9 = 14%	3 = 5%
Hämorrh.-nekrot. Verlaufsform	132	19 = 14%	10 = 8%

Pankreatitis im Alter gilt erst recht der Grundsatz, sie prinzipiell zunächst konservativ zu behandeln. Bei Nichtansprechen auf konservative Maßnahmen, einschließlich Intensivtherapie, ist die Entscheidung zur *frühen operativen Intervention* nur in Ausnahmefällen bei kalkulierbarem Risiko zu stellen. Im postakuten Stadium, d.h. bei Sequestration und Abszeßbildung, sollten im Sinne der verzögerten Operation unter Verzicht auf ausgedehnte Exploration die Sequester abgeräumt und die Abszeßlogen drainiert werden.

Was die Ergebnisse anbetrifft, überrascht es nicht, daß die Letalität der Frühoperation bei ausgedehnter Nekrose im Vergleich zum Gesamtkollektiv im Alter hoch ist. Immerhin überlebten von 8 frühzeitig Operierten über 65 Jahre drei. Günstiger liegen die Resultate bei der verzögerten Operation. Hier überlebten 7 von 10 verzögert Operierten über 65 Jahre, d.h. nicht weniger als in jüngeren Altersklassen. Die Ergebnisse sind zugleich die Bestätigung unseres kombinierten konservativ-operativen Therapiekonzeptes, die Patienten unter Einsatz der Intensiv-Therapie über die akute primäre Bedrohung hinwegzubringen, um sie gegebenenfalls verzögert zu operieren.

2. Die chronische Pankreatitis

Was die chronische Pankreatitis angeht, so zeigt sich,
a) daß sie am häufigsten im 4. und 5. Lebensjahrzehnt auftritt und ab dem 7. Jahrzehnt im chirurgischen Krankengut nur noch eine untergeordnete Rolle spielt (nur 5% über 60 Jahre alt),
b) daß im Verhältnis der Geschlechter eine Verschiebung eintritt von 6:1 Männer zu Frauen in den jüngeren Altersgruppen zu nahezu 1:1 in höherem Alter.

Ätiologisch handelt es sich bei der chronischen Pankreatitis des alten Menschen in erster Linie (70%) um sog. idiopathische Formen, während sie bei jüngeren Patienten zu 70% alkoholbedingt ist. Die von Ammann u. Mitarb. (1977) beschriebene idiopathische *senile* chronische Pankreatitis ist, obwohl calcifizierend, selten Gegenstand operativer Therapie. In bezug auf die Operationsindikation gelten die gleichen Überlegungen wie bei Jüngeren, wobei allerdings das Schmerzsyndrom von geringerer Bedeutung ist (Rückert u. Kümmerle, 1978). Die Operation ist vor allem bei Komplikationen wie Cysten, Choledochus- oder Duodenalkompression bzw. bei biliärer Form der chronischen Entzündung angezeigt. Häufig gilt es, ein unter ähnlicher Symptomatik sich entwickelndes Pankreascarcinom − der typischen Pankreaserkrankung des alten Menschen − auszuschließen. Bei unseren 19 Patienten zwischen 60 und 70 Jahren führten wir immerhin noch in 6 Fällen eine Resektion durch, nämlich 5 Kopfpankreatektomien und 1 Linksresektion, und zwar ohne postoperative Letalität.

3. Das Pankreascarcinom

Beim Pankreascarcinom, das bevorzugt im 6. und 7. Lebensjahrzehnt auftritt, ist die Duodenopankreatektomie (partiell oder total) die einzig mögliche kurative Therapie (Rückert u. Kümmerle, 1978). 37 von 98 Patienten mit einer Duodenopankreatektomie (1964−1977) waren älter als 60, der älteste 74 Jahre. Die Operationsletalität von 16,5% ist in den einzelnen Altersgruppen annähernd gleich. Die beiden über 70jährigen überlebten den großen Eingriff.

Auch beim Palliativeingriff findet sich keine Korrelation zwischen Alter und Letalität (17,7%).

Auf den neuen Weg der präoperativen percutanen Entlastung der Gallenwege (PTCD) möchte ich an dieser Stelle nochmals hinweisen. Nach eigenen, bisher noch begrenzten Erfahrungen scheint sie gerade beim alten Menschen mit malignem Verschlußikterus das Operationsrisiko deutlich zu vermindern. Ist eine permanente palliative Entlastung notwendig, muß nach vorübergehender externer Drainage eine innere Ableitung in Form einer biliodigestiven Anastomose vorgenommen werden.

Eingriffe am Gastrointestinaltrakt im fortgeschrittenen Alter

von D. Moschinski, H. Kivelitz, V.M. Rötzscher und J. Purrmann

Aus der Chirurgischen Klinik A der Universität Düsseldorf

Heute werden die Menschen auch nicht älter als vor 100 Jahren, es werden aber mehr
Menschen alt. Das bedeutet: der chirurgisch tätige Arzt wird vermehrt mit der Frage
der Operationsindikation beim alten Menschen konfrontiert. Das Operationsrisiko hängt
unter anderem von Art und Anzahl der Begleiterkrankungen der zu operierenden Patienten ab, die bei dem hier zu besprechenden Kankengut häufiger bestehen. Bereits bei
einer Begleiterkrankung ist die Überlebenschance um 10 bis 20% vermindert. Bei 3 oder
mehr Begleiterkrankungen ist das Operationsrisiko etwa 5- bis 6mal größer als bei
einem gleichaltrigen Patienten ohne Begleiterkrankung. Die Prognose hängt außerdem
davon ab, ob es sich um einen Noteingriff oder eine Elektiv-Operation handelt. Natürlich hat auch das den Notfall verursachende Leiden erheblichen Einfluß auf das
Operationsrisiko.

Das hier vorzustellende Krankengut umfaßt 196 Patienten, bei denen innerhalb
eines zweijährigen Zeitraumes an der Chirurgischen Universitätsklinik Düsseldorf

Alter in Jahren	Patienten	Todesfälle
65–69	74	17 = 23 %
70–74	72	17 = 23,6%
75–79	33	7 = 21,2%
über 79	17	5 = 29,4%
Gesamt	196	46 = 23,5%

Tabelle 6. Altersverteilung und Letalität bei 196 über 65jährigen Patienten mit Operationen im Bereich des Gastrointestinaltraktes (Chir. Klinik A der Univ. Düsseldorf)

Operationen im Bereiche des Gastrointestinaltraktes durchgeführt worden sind (Tabelle 6). Erst ab dem 80. Lebensjahr findet sich eine mit dem Alter steigende Letalitätsrate. Die Global-Letalität liegt mit 23,5% im Rahmen der Literaturangaben. Wie Tabelle
7 zeigt, steigt die Letalität bei Erkrankungen im Magen- und Duodenalbereich auf 27,8%

Erkrankungsbereich	Patienten	Letalität
Magen, Duodenum	72	20 = 27,8%
Dünn-, Dickdarm	98	24 = 24,4%
Appendix	27	2 = 7,4%

Tabelle 7. Letalität bei 196 über 65jährigen Patienten in bezug auf den erkrankten Organbereich (Chir. Klinik A der Univ. Düsseldorf)

und bei Erkrankungen im Bereiche des Dünn- und Dickdarmes auf 24,5%. Zurückzuführen sind diese ungünstigen Ergebnisse auf die große Zahl der Notfälle bei Erkrankungen in diesen Organbereichen, wie später noch dargestellt werden soll. Die häufigsten
Todesursachen sind das Herz-Kreislauf-Versagen, gefolgt von pulmonalen Komplikationen wie Pneumonie und Lungenembolie.

Tabelle 8. Letalität nach 72 Eingriffen im Bereich des oberen Gastrointestinaltraktes bei
über 65jährigen Patienten

Erkrankung	Patienten	Operationsverfahren	n	Todesfälle	
Ulcus ventriculi bzw. -duodeni	16	funktionelle Eingriffe	4	0	
		Resektionen	12	2	2
Perforiertes-, bzw. blutendes	13	Übernähung	5	2	
Ulcus ventrikuli bzw. duodeni		funktionelle Eingriffe	5	4	
		Resektionen	3	3	9
Magencarcinom	41	Explorative Laparotomie Palliativeingriffe	27	7	
		Resektionen	14	2	9
Magenpolyp	2	Excision	2	0	0
Gesamt	72				20

Mehr als die Hälfte dieser chirurgischen Patienten mit Erkrankungen im Bereiche
des Magens, besonders aber des Dickdarmes, sind an einem Carcinom erkrankt.

Tabelle 8 stellt die Letalität bei Eingriffen im Bereich des oberen Gastrointestinaltraktes in Abhängigkeit von der Grunderkrankung und dem Operationsverfahren dar.
Bei den Elektiv-Operationen wegen benigner Gastroduodenalulcera bei 16 Patienten
waren 2 Todesfälle zu beklagen. Dieses Ergebnis stammt aus dem Zeitraum, in dem
mit der funktionellen Magenchirurgie begonnen wurde. Heute wird, wenn möglich,
eine proximale selektive Vagotomie durchgeführt. Mit diesem Verfahren haben wir
in den letzten Jahren keinen Todesfall gehabt.

Erheblich gefährdet ist der alte Patient durch Komplikationen wegen eines Ge-
schwürleidens, wie Blutung und Perforation. Von 13 Patienten verstarben 9. Ohne
Einfluß scheint dabei das Operationsverfahren. Auch das Magencarcinom als Elektiv-
Eingriff gefährdet den alten Patienten. Der Palliativeingriff schneidet zahlenmäßig gesehen
schlechter ab. Es ist aber zu berücksichtigen, daß es sich hier in der Regel um Patienten
handelte, die sich in einem schlechteren Allgemeinzustand befanden als die Kranken,
bei denen eine Resektion durchgeführt werden konnte.

Ein ähnliches Bild läßt sich bei Erkrankungen im Bereiche des Dünn- und Dickdarmes
erkennen (Tabelle 9). Gefährdet sind vor allem Patienten mit einer Komplikation, d.h.
Notfälle. Von 6 Patienten mit einem Ileus infolge eines Dickdarm- bzw. Rectumcarci-

Tabelle 9. Letalität nach 98 Eingriffen im Bereiche des Dünn- bzw. Dickdarmes bei über
65jährigen Patienten (Chir. Klinik A der Univ. Düsseldorf)

Operationsindikation	Patienten	Todesfälle
Carcinom des Dickdarmes einschließlich Rectumcarcinom	59	11
Ileus bei Dickdarm- bzw. Rectumcarcinom	6	5
Dünn- bzw. Dickdarmileus andere Genese	12	3
Dickdarmperforation bei Carcinom bzw. Diverticulitis	5	2
Diverticulitis	4	1
Dickdarm- bzw. Rectumpolyp	12	2
Gesamt	98	24

noms verstarben 5 bei fortgeschrittener Tumorkachexie, von 5 Patienten mit einer Perforation als Folge eines Carcinoms bzw. einer Diverticulitis starben 2. Des weiteren läßt sich das erhebliche Risiko großer resezierender Eingriffe bei alten Patienten erkennen. Von 27 Patienten verstarben 9, eine gleiche Letalitätsrate ergab sich für die Palliativeingriffe, hier lag die Ursache wahrscheinlich in der fortgeschrittenen Grunderkrankung.

Neben den beiden vorgestellten Erkrankungsbereichen findet sich die Appendicitis bei alten Patienten seltener. Auch hier bestätigt sich die bekannte Tatsache, daß es bei alten Menschen möglicherweise infolge größerer Indolenz häufig zu einer Perforation kommt. Die beiden Todesfälle finden sich in dieser Risikogruppe.

Altersappendicitis

von K. Hupe

Aus der Städtischen Paraselsusklinik Marl Chirurgische Abteilung

Appendicitis und Altersappendicitis unterscheidet nicht nur das Lebensalter der Patienten. Die klinischen Symptome, die allgemeine Reaktion des alten Menschen auf die Infektion, die lokale Entzündung am Wurmfortsatz und schließlich sogar unsere differential-diagnostischen Erwägungen sind andere als wir es bei jüngeren Menschen gewohnt sind.

Die Appendicitis ist — nach Stucke (1961) mit 13 bis 18% — in fast allen chirurgischen Fachabteilungen die häufigste Einweisungsdiagnose. Unser eigenes Krankengut von 8 1/2 Jahren bestätigt dies: 16,65% aller stationären Aufnahmen erfolgten wegen einer Appendicitis.

Die Appendicitis ist eine typische Erkrankung des Jugendlichen. Dies zeigte auch eine Untersuchung, in der wir das Lebensalter unserer Patienten mit einer Appendicitis verglichen haben mit dem der Bevölkerung der Stadt Marl (etwa 100000 Einwohner) und das aller stationär behandelten Patienten unserer Abteilung. Während in der Gesamtbevölkerung der Anteil der ersten beiden Lebensjahrzehnte 28% und im Gesamtkrankengut 18% ausmachen, gehören 2/3 unserer Patienten mit einer Appendicitis diesem Lebensabschnitt an.

Als Altersappendicitis bezeichnen wir nun die Appendicitis bei Patienten über 60 Jahren. Diese Altersgruppe ist in der Bevölkerung unserer Stadt mit 16, in unserem Gesamtkrankengut sogar mit 23% vertreten. Unter den Appendicitisfällen hingegen finden wir sie nur in 3,8 bzw. 4,7%, Zahlen, die auch von Hecker u. Mitarb. (1966), Kümmerle und Brünner (1968), Herrmann u. Mitarb. (1977) u.v.a. mitgeteilt wurden.

Die Altersappendicitis ist also im Gesamtkrankengut einer chirurgischen Abteilung eine relativ seltene Erkrankung, die aber durch einen besonderen klinischen Verlauf und eine hohe Komplikationsrate auffällt. Dies zeigt schon die größere Häufigkeit von Perforationen bei den über 60 Jahre alten Patienten im Vergleich zu den anderen Altersgruppen (Tabelle 10). So fanden wir bei 26 von 104 Patienten über 60 Jahren, d.h. in 25%, eine Perforation der Appendix mit lokaler oder diffuser Peritonitis. Über 50% wiesen darüber hinaus eine akut eitrige, meist phlegmonös nekrotisierende Entzün-

Tabelle 10. Häufigkeit der akuten und perforierten Appendicitis in verschiedenem Lebensalter

	Gesamtzahl	Lebensalter		
		0–20	30–50	*über 60*
	3235	2121	481	*104*
Appendicitis acuta	1201	749	278	*53*
in %	37,1	35,3	57,8	*51,3*
Appendicitis perforata	335	269	40	*26*
in %	10,8	12,7	8,3	*25,0*

dung auf. Bei einer Gesamtperforationsquote unseres Krankengutes von 10,8% fanden wir bei den Patienten zwischen dem 30. und 50. Lebensjahr nur 8,3% perforiert, bei der jungen Altersgruppe 12,7%.

Bei der Altersappendicitis sind gleich hohe Perforationszahlen von Junghanns (1958), Stucke (1961), Reifferscheid (1962), Heinrich (1963) u.v.a. mitgeteilt worden. Die Perforationsquote schwankt zwischen 25 und 50% und übersteigt die in jüngeren Lebensabschnitten immer um das Mehrfache.

Warum perforiert nun die Appendicitis im Alter so leicht? Warum nimmt sie einen so anderen Verlauf als die gleiche Erkrankung bei jüngeren Menschen?

Wir haben, um diese Fragen zu beantworten, aus unseren Krankenblättern klinische und laborchemische Daten herausgezogen und nach 3 Altersklassen geordnet zusammengestellt. In die erste Gruppe wurden Patienten zwischen dem 1. und 20. Lebensjahr eingestuft, in der zweiten Patienten zwischen dem 30. und 50. und in der dritten die über 60jährigen. Letztere ist die Gruppe der Altersappendicitis. Wir haben weiterhin unterteilt in Fälle von akuter und perforierter Appendicitis. In den beiden ersten Altersgruppen wurden jeweils für akut und perforiert 100 Krankenblätter ausgewertet; die Gruppe der Altersappendicitis umfaßt 104 Patienten mit 26 Perforationen.

Zur Anamnesedauer: Wir stellten fest, daß insgesamt 2/3 unserer über 60jährigen Patienten mit akuter oder perforierter Appendicitis erst nach 24 Std, 39 sogar erst nach 48 Std die Klinik aufsuchten. Die Patienten der jüngeren Altersgruppen kamen dagegen früher zur Operation. − Dieser Unterschied kommt bei den Perforationsfällen noch deutlicher zur Darstellung. Hier ist die Zahl der Patienten mit einer Altersappendicitis, bei denen die Anamnese 24 Std und 48 Std beträgt, deutlich höher als bei den jüngeren Kranken. Perforationen mit einer Anamnese unter 12 Std, wie es Engel (1966), Koslowski und Schmolke (1973) sowie Schubert u. Mitarb. (1973) beschrieben haben, sahen wir zwar in den jüngeren Altersgruppen, nie hingegen bei unseren über 60jährigen.

Unsere Patienten mit einer Altersappendicitis kommen also häufig erst sehr spät zur stationären Aufnahme.

Bei der klinischen Untersuchung unserer alten Patienten war der Druck-Klopf-Schmerz meist auf den rechten Unterbauch beschränkt, und zwar nicht nur bei akuten Befunden, sondern auch bei den Perforationsfällen. Trotz einer z.T. diffusen Peritonitis war die übrige Bauchhöhle nicht schmerzhaft. − Bei unseren jüngeren Perforationsfällen dagegen überwogen die mehr diffusen abdominellen Schmerzangaben gegenüber den lokalisierten. − Die Bedeutung des Entlastungsschmerzes − für die Altersappendicitis von Mörl und Stelzner (1973) besonders herausgestellt − können wir für die Perforationsfälle voll bestätigen. Dagegen ist das Psoaszeichen und das von Kramer (1938), Scheibe (1971) und Thies (1955) für die Altersappendicitis als beweisend angegebene Rovsingsche Zeichen in unseren Untersuchungsbefunden nur sehr selten als positiv vermerkt.

Bei unseren perforierten Altersappendiciten wurde meist eine axilläre Körpertemperatur unter 37,5° gemessen, während eine Erhöhung über 38° auch bei diffuser Peritonitis die absolute Ausnahme darstellte. Bei den jüngeren Perforationspatienten lagen die Körpertemperaturen deutlich höher.

Die axillär-rectale Temperaturdifferenz betrug bei den über 60jährigen nur selten über 1,0°. Über die Hälfte unserer Patienten mit einer akuten Altersappendicitis und fast 2/3 mit einer Perforation zeigten sogar nur einen Unterschied von weniger als 0,7°. Unsere jüngeren Patienten dagegen wiesen weitaus häufiger eine höhere Temperaturdifferenz auf.

Als klinisch wichtigen Befund bei der Altersappendicitis haben Arnold (1933), Reifferscheid (1962), Mörl und Stelzner (1973) u.a. die Darmparalyse herausgestellt. Wir können dies voll bestätigen. Besonders bei den Perforationsfällen waren Darmgeräusche gar nicht oder nur spärlich zu auskultieren. Und in der Röntgen-Abdomen-

Übersichtsaufnahme ließen sich fast immer multiple Spiegelbildungen vorwiegend im Ileum erkennen.

Ansonsten kommt der Röntgenuntersuchung in der Diagnostik einer Appendicitis auch im höheren Lebensalter keine Bedeutung zu, wie es Pichelmayr und Grotelüschen (1978) sowie Schreiber (1978) betont haben. Daß uns der Röntgenologe einmal eine Appendixperforation beim Kontrasteinlauf nachweist, wird eine Ausnahme bleiben.

Unsere klinischen Untersuchungsbefunde bestätigen, was Nissen (1951), Heinrich (1963), Hecker u. Mitarb. (1966) u.v.a. bereits betont haben:

Die Altersappendicitis weist nur geringe klinische Symptome auf. Stärkere Druckschmerzangaben, Pulsfrequenz- und Temperaturerhöhungen sowie größere rectal-axilläre Temperaturdifferenz können fehlen. Dagegen sind Entlastungsschmerz und Darmparalyse auch beim alten Menschen häufig nachweisbar.

Nun zu den Laborwerten: Die Bestimmung der Leukocyten ergab bei den perforierten Altersappendicitiden in etwa 2/3 einen Wert unter 10000, d.h. einen Normalbefund. Leukocytenwerte über 15000 waren bei unseren Patienten mit einer akuten oder auch perforierten Altersappendicitis eine Seltenheit, während sie bei jugendlichen Patienten häufiger gefunden wurden.

Die BSG zeigte, daß der am Aufnahmetag bestimmte Wert in allen 3 Altersgruppen übereinstimmend eine mittlere Höhe aufwies und zwar sowohl bei akuter als auch bei perforierter Appendicitis.

Die präoperativen Urinbefunde waren in zweifacher Hinsicht auffallend. Zunächst einmal fand sich in 24% bei allen Perforationspatienten ein positiver Acetonbefund. Da eine Diabeteserkrankung in jedem Fall später ausgeschlossen wurde, nehmen wir an, daß es sich um eine Hunger-Ketonämie gehandelt hat. Zum zweiten fand sich bei fast 50% unserer Patienten mit einer perforierten Altersappendicitis ein positiver Eiweißbefund. Bei jüngeren Patienten sahen wir diesen seltener, und zwar immer nur bei stark erhöhten Körpertemperaturen.

Die Laborwerte bei der Altersappendicitis sind also uncharakteristisch; sie weisen noch nicht einmal auf die massive Entzündung hin, die in Form einer diffusen Peritonitis bestehen kann. Dies gilt besonders für die Leukocytenzahl, wie es Kothe bereits 1907 und später Pfeifer (1961), Koslowski und Schmolker (1973) u.v.a. beschrieben haben.

Dem fortgeschrittenen Lebensalter unserer Patienten mit Altersappendicitis entsprachen zahlreiche Nebenbefunde, wie Diabetes, Hypertension, Herzerkrankungen, arterielle Verschlußkrankheiten (Tabelle 11). Die große Häufigkeit von Emphysembronchitiden erklärt sich aus dem Einzugsgebiet unserer Klinik, in dem zahlreiche ältere Bergleute wohnen. Dagegen dürfte die Erhöhung von Kreatinin und Harnstoff sowie die Vergrößerung der Prostata allgemeinen Alterswerten entsprechen.

Die hohe Zahl klinisch relevanter Nebenbefunde, die bei Patienten mit einer Altersappendicitis auch von Nissen (1953), Geisthövel (1966) Dohrmann und Hoeppener (1972) u.a. beschrieben wurden, ist in zweifacher Hinsicht bedeutsam: zum einen er-

Tabelle 11. Nebenbefunde bei Appendicitis in verschiedenem Lebensalter

Alter		Diabetes	Hochdruck	Herz-krankh.	Arter. Verschlkrh.	Emphysem-bronchitis	Nieренin-suffizienz	Prostata-adenom
0–20	akut	–	–	–	–	–	–	–
	perf.	2	–	–	–	–	–	–
30–50	akut	–	2	–	–	12	–	–
	perf.	2	4	2	2	14	–	–
über 60	akut	10	14	12	14	32	4	20
	perf.	28	16	24	28	36	8	16

klären sie einen Teil der klinischen Fehldiagnosen, zum anderen sahen wir postoperative
Komplikationen, die sich aus diesen Nebenbefunden ableiteten, die z.T. nichts mit der
intraoperativen Grunderkrankung zu tun hatten.

Unser operatives Vorgehen bei der Altersappendicitis unterscheidet sich von dem bei
jüngeren Kranken nur in einem Punkt (Tabelle 12): wir haben bei allen Patienten mit

Tabelle 12. Operationstechnik bei Appendicitis in verschiedenem Lebensalter

Alter		Drainage	Antibiotikum		Stütznaht
			intraperit.	intraven.	
0–20	akut	–	–	8	–
	perf.	32	8	64	–
30–50	akut	2	6	28	–
	perf.	78	14	90	–
über 60	*akut*	*18*	*4*	*96*	*10*
	perf.	*100*	*20*	*100*	*12*

einer perforierten Altersappendicitis die Bauchhöhle drainiert, nicht hingegen bei den
jüngeren, bei denen auch wir immer häufiger von einer Drainage Abstand nehmen. Als
Schnittführung haben wir stets den Pararectalschnitt ausgeführt. Als Vorteil sehen wir
an, daß dieser bei einer notwendigen Erweiterung des operativen Eingriffes ohne
Schwierigkeiten verlängert werden kann. Der Nachteil des Pararectalschnittes bei älteren
Menschen, von Kunz und Kühlmayer (1969) mit einer erhöhten Gefahr von Narbenhernien angegeben, halten wir dagegen für gering. In allen Fällen von Altersappendicitis
wurde die Appendix entfernt. Dies war auch bei den 7 Fällen von Perityphlitis möglich, da die Basis des Wurmfortsatzes nicht in die abszedierende Entzündung einbezogen
war.

Die intraperitoneale Verabreichung von Antibiotica haben wir in früheren Jahren
durchgeführt, inzwischen aber vollständig verlassen. Wir haben bei allen Patienten mit
einer perforierten und bei den meisten mit einer akuten Altersappendicitis intravenös
ein Antibioticum für wenige Tage verabreicht. In wievielen Fällen diese Antibioticagabe wegen des abdominellen Befundes verordnet wurde und in wievielen Fällen sie als
pulmonale Prophylaxe gedacht war, ist aus unseren Krankengeschichten nicht herauszu-
lesen. – Eine Stütznaht haben wir bei älteren Patienten mehrfach angewandt, um einer
Wunddehiszenz vorzubeugen.

Die bakteriologische Keimbestimmung bei unseren Perforationsperitonitiden ergab
übereinstimmend in allen Altersstufen eine polybakterielle Mischinfektion mit gramnega-
tiven Keimen – vor allem Colibakterien, Klebsiellen und Pseudomonas – sowie gram-
positiven, und zwar neben Streptokokken fast immer nicht-pathogene und nicht-toxische
Chlostridien. Die antibiotische Austestung zeigte in den meisten Fällen eine Empfind-
lichkeit gegenüber Ampicillin, Tetracyclin, Chloramphenicol und Cephalosporinen. –
Die perforierten Altersappendicitiden therapierten wir zunächst mit einem Tetracyclin-
oder einem Kombinationspräparat von Penicillin G und Ampicillin.

Wir haben die Diagnosen zusammengestellt, die wir bei unseren alten Patienten statt
der klinisch vermuteten akuten oder perforierten Appendicitis gefunden haben. Es waren
dies ein perforiertes Coecalpol-Carcinom, zweimal eine Sigma-Divertikelperforation, je
eine Mesenterialarterienembolie und -venenthrombose, zwei Gefäß-Aneurysmen und
2 Patienten mit einer Cholecystitis. – Weitere klinische Überraschungsdiagnosen, wurden
von Kunz und Kühlmayer beschrieben.

Einen Teil unserer klinischen „Fehldiagnosen" hätten wir durch eine Ultraschalluntersuchung korrigieren können, die auch alten Patienten mit akuten Abdominalbefunden zuzumuten ist. Wir hätten zwar auch dann alle unsere Patienten laparotomieren müssen, allerdings z.T. unter anderen Voraussetzungen. Die Forderung, jede Altersappendicitis ebenso wie jedes „akute Abdomen" auch im Alter zu schallen, halten wir zwar für berechtigt, z. Z. jedoch, insbesondere im Nachtdienstbetrieb, nicht zu realisieren.

Die postoperativen Komplikationen unserer über 500 ausgewerteten Appendektomien sind in Tabelle 13 zusammengestellt. Bereits beim Überblick erkennt man, daß bei der Altersappendicitis die Komplikationsrate deutlich höher ist als in den jüngeren Lebensaltern: Wundinfektion und Pneumonien kamen bei unseren alten Appendixpatienten gehäuft vor. Einmal mußten wir wegen einer arteriellen Nachblutung relaparotomieren. Bei einem Patienten traten nach frischem Herzinfarkt Herzrhythmusstörungen auf, die eine Herzschrittmacherimplantation erforderten. Die Zahl postoperativer Lungenkomplikationen war bei unserem pulmonal vorgeschädigtem Krankengut erwartungsgemäß hoch. Embolien sahen wir bei unseren Altersappendicitiden dreimal ohne tödlichen Ausgang.

Wie man aus der Tabelle weiterhin ersehen kann, haben wir von den insgesamt über 3000 Patienten in der direkten postoperativen Phase nur 2 verloren: einen 33jährigen Patienten am 7. Tag an einer massiven Lungenembolie und eine 63jährige Patientin an den Folgen der nicht beherrschten Pyozyaneusperitonitis.

Die stationäre Verweildauer unserer Patienten mit akuter oder perforierter Appendicitis geht aus Tabelle 14 hervor. Sie läßt sich allerdings nur bedingt mit anderen Statistiken vergleichen, da wir zum einen Säuglinge und Kleinkinder nach der Operation sofort in benachbarte Kinderkliniken überweisen und zum anderen Patienten mit kardialen und pulmonalen Komplikationen auf unsere interne Fachabteilung verlegen. Es ist zu ersehen, daß bei akuter Appendicitis unsere über 60jährigen Patienten 13,11 Tage im Durchschnitt in der Klinik geblieben sind, gegenüber 8,17 und 10,33 Tagen bei den jüngeren. Bei der perforierten Appendicitis ist die jüngste Gruppe durch Langlieger belastet, bei denen sich u.a. eine intraperitoneale Kotfistel ausgebildet hatte. Bei der Altersappendicitis entspricht unsere Zahl mit 15,7 Tagen den Angaben von Schlag und Kielkopf (1978).

Aus den klinischen Befunden allein läßt sich die Frage der erhöhten Perforationsquote bei der Altersappendicitis nicht beantworten. Zwar finden wir, daß unsere über 60 Jahre alten Patienten bei einer Appendicitis verspätet zur stationären Aufnahme kommen und sie trotz einer diffusen Peritonitis nur wenige klinische und labor-chemische Symptome aufweisen. Eine Erklärung für die zahlreichen hochakuten Befunde, und besonders die Perforation, ist das aber nicht.

Von Stelzner und Lierse (1972) wissen wir, daß die Blutversorgung der Appendix der von Endarterien entspricht und daß der anatomische Aufbau des Wurmfortsatzes eine akute Wanddehnung nicht zuläßt. Das bedeutet, daß insbesondere bei alten Menschen mit allgemeinen oder lokalisierten Gefäßveränderungen die Appendix sich aus anatomischen Gründen keine stärkere entzündliche Schwellung leisten kann, ohne ihr durch lokale Blutumlaufstörungen zu erliegen. — Zum anderen ist der untere Dünndarm und die Appendix Sitz lokaler Antikörperbildung, die vorwiegend in den Payerschen Plaques bzw. in den Lymphfollikeln des Wurmfortsatzes beheimatet sind. Das Vorkommen der Antikörperaktivitäten im Darm nimmt mit zunehmendem Lebensalter ab, die lokale immunologische Reaktion verläuft anders als beim jüngeren Menschen. Lokalisierte Durchblutungsstörungen und geringerer Gehalt an IgM und IgG am Wurmfortsatz im Alter dürften mit entscheidend sein für den stürmischeren Verlauf der Altersappendicitis.

Die klinisch gestellte Diagnose Altersappendicitis ist für uns stets gleichbedeutend mit der Indikation zur Laparotomie. Auch wenn die Symptome nur angedeutet und laborchemische Untersuchungsbefunde sogar gegen eine massive Infektion sprechen, so operieren wir dennoch bei klinischem Verdacht. Unser aktiv-chirurgisches Vorgehen

Tabelle 13. Komplikationen nach Appendektomie in verschiedenem Lebensalter (Angaben in %)

	n	Wund-infekt	intraperit. Abszesse	Perito-nitis	Ileus paral.	Ileus mech.	Nach-blutung	Relapa-rotomie	Nieren-versagen	Herz-infarkt	Chole-cystitis	Pneu-monie	Embolie	Todes-fälle
0–20 akut	100	2	2	–	–	–	–	2	–	–	–	–	–	–
perf.	100	5	–	–	2	–	–	–	–	–	–	1	1	–
30–50 akut	100	6	–	–	–	–	–	–	1	–	–	–	2	*1 Embolie*
perf.	100	9	–	–	2	1	–	1	1	–	–	3	–	–
über 60 akut	100	22	1	1	–	1	1	1	–	1	1	19	3	–
perf.	100	–	–	–	–	–	–	–	–	–	–	–	–	*1 Peri-tonitis*

Alter		
0–20	akut	8,17
	perf.	17,00
30–50	akut	10,33
	perf.	14,30
über 60	*akut*	*13,11*
	perf.	*15,70*

Tabelle 14. Stationäre Verweildauer in Tagen bei Appendicitis in verschiedenem Lebensalter

findet seine Bestätigung in dem eklatanten Rückgang der Mortalität bei der Altersappendicitis (Abb. 2). Während Kirschner (1926) diese für das Jahr 1900 mit über 80% noch angab, für 1910 mit fast 50%, ging sie nach Literaturangaben in den folgenden Jahrzehnten kontinuierlich zurück und liegt jetzt um etwa 5%. Von einem abwartend konservativen Verhalten, wie es Kirchmaier und Steiner um 1960 noch empfahlen, raten wir dringend ab.

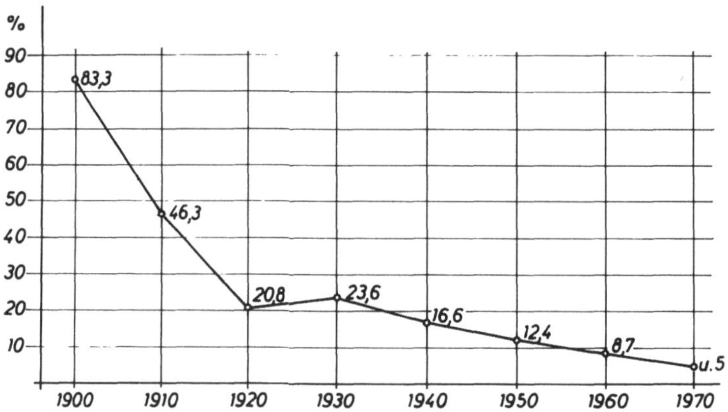

Abb. 2. Letalität bei Altersappendicitis

Zur Problematik der Altersappendicitis

von K.Littmann und K. Albrecht

Aus der Abteilung für Allgemeine Chirurgie der Chirurgischen Universitätsklinik und Poliklinik, Klinikum der Gesamthochschule Essen

Von 1969 bis 1977 wurden an der Chirurgischen Klinik des Universitätsklinikums Essen 1057 Patienten appendektomiert. Die Diagnose wurde durch histologischen und intraoperativen Befund gesichert. Für die vorliegende Untersuchung wurde die Appendicitis nach anatomisch-pathologischen Kriterien in vier Stadien (I–IV) eingeteilt: Stadium I entspricht einer blanden, Stadium II einer ulcerösen, phlegmonösen oder gangränösen, Stadium III und IV unter Berücksichtigung des intraoperativen Befundes einer gedeckt bzw. frei perforierten Appendix. Die Intervall-Appendektomie wurde mit J bezeichnet.

Abb. 3 stellt für drei Altersgruppen den prozentualen Anteil des jeweiligen Stadiums dar. Man erkennt die erhebliche Zunahme der schweren Appendicitisformen im fortgeschrittenen Lebensalter. Bei den älteren Menschen fanden sich 42% Perforationen im Vergleich zu 9% bzw. 15% bei den jüngeren Patienten.

Im folgenden werden die Patienten über 60 Jahre der Gesamtheit der unter 60jährigen gegenübergestellt. Bei den älteren überlebenden Patienten lag die postoperative Komplikationsrate bei 44%, bei den jüngeren bei 12%. Mit fortschreitendem Stadium nahmen die Komplikationsraten in beiden Altersgruppen deutlich zu. Diese Zunahme verläuft für beide Gruppen etwa parallel. Für die älteren Patienten lag jedoch ein höheres Ausgangsniveau vor, da die Komplikationsrate im Stadium I hier mit 27,5% gegenüber 4,9% deutlich höher lag. Am häufigsten waren Wundheilungsstörungen, die bei den jüngeren Patienten stark überwogen, wohingegen bei den älteren andere schwerere Komplikationen hervortraten.

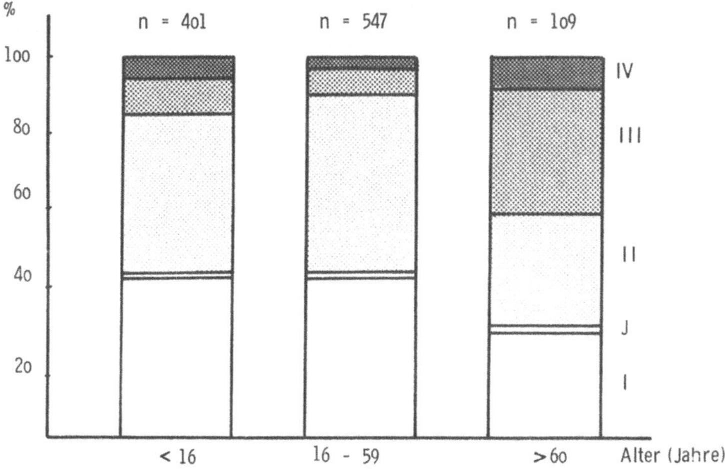

Abb. 3. (Abt. Allg. Chirurgie Universitätsklinikum Essen: 1969–1977) Prozentuale Verteilung der Stadien nach Appendektomien in 3 Altersgruppen; n = 1057

Die Gesamtletalität nach Appendektomie betrug in unserem Krankengut 1,2%. Die
Tabellen 15 und 16 zeigen die Letalität für die beiden Altersgruppen. Sie liegt bei 9,2%
bzw. 0,3%. Die Gesamtletalität war also im wesentlichen durch die Altersappendicitis
bedingt. Die hohe Letalität bei den älteren Patienten entfällt überwiegend auf die Stadien

Stadien	n	+	% n	
I	389	0	—	
II	441	0	—	
III	85	0	(0%)	} 2,6%
IV	29	3	(10,3%)	
J	4	0	—	
	948	3	(0,3%)	

Tabelle 15. Letalität nach Appendektomie der Patienten unter 60 J. (1969–1977)

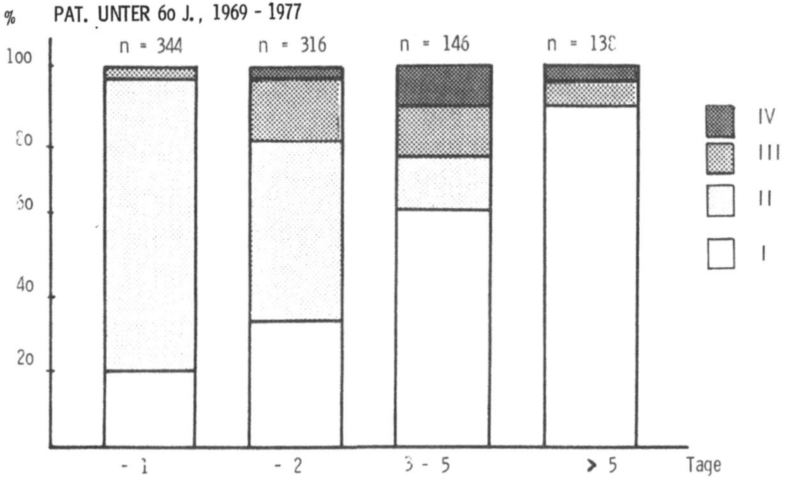

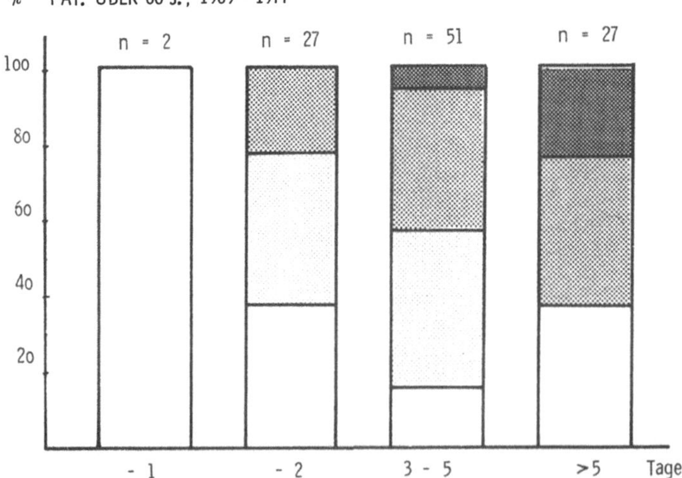

Abb. 4. Prozentuale Verteilung der Stadien in Abhängigkeit von der Beschwerdedauer

Stadien	n	+	% n	
I	30	1	(3,3%)	
II	32	2	(6,25%)	
III	36	6	(16,7%)	} (15,5%)
IV	9	1		
J	2	0		
	109	10	(9,2%)	

Tabelle 16. Letalität nach Appendektomie der Patienten über 60 J. (1969–1977)

mit Perforation. Die Analyse der 10 Todesfälle bei den älteren Patienten zeigt, daß 5 an thrombo-embolischen Komplikationen, 2 davon an einer Mesenterialarterien-Thrombose, 2 an einer Lungenembolie und 1 Patient an einem frischen Herzinfarkt verstorben sind. 4 Patienten hatten einen septischen Verlauf, darunter 1 Patient mit einer blanden Appendicitis, wobei hier erschwerend eine beidseitige Bronchopneumonie hinzu kam. 1 Patient verstarb an einer Aspirationspneumonie. Seit 1973 hatten wir bei den Stadien I und II keinen Todesfall mehr.

Daß Begleiterkrankungen für die Letalität mit entscheidend sind, zeigt sich daran, daß 2 Patienten bei der Operation bereits eine Darmischämie hatten (Tabelle 17). 1 verstorbener Patient (Stadium IV) hatte eine Hirnatrophie, die die sehr lange Anamnesedauer von 14 Tagen erklärt. Nur 1 verstorbener Patient hatte keine Begleiterkrankung.

Tabelle 17. Begleiterkrankungen bei 10 Verstorbenen Patienten über 60. J. nach Appendektomie (1969–1977)

Stadien		Alter	Begleiterkrankung
I		78	Cerebralsklerose, Adipositas
II		85	absol. Arrhythmie, Adipositas
	*)	72	schwere Arteriosklerose, Emphysembronch.
III		78	Arteriosklerose, Hypertonie
		73	schwere Arteriosklerose, Darmischämie
		70	keine
		65	Op. wegen gyn. Carcinom
	*)	64	Diabetes mellitus
	*)	76	absol. Arrhythmie, Darmischämie
IV	*)	72	Hirnatrophie, Diabetes mell., Adipositas

*) = Sektion

Die Annahme, daß bei älteren Patienten die Verzögerung bis zur Operation eine wesentliche Rolle spielt, konnte auch an unserem Krankengut bestätigt werden. 7 der verstorbenen Patienten kamen im Stadium der Perforation zur Operation. Abb. 4 zeigt, daß beim Vergleich der Beschwerdedauer beider Altersgruppen ältere Menschen eine längere Anamnesedauer hatten. Dies gilt insbesondere für die Stadien II und IV. Bei einer Beschwerdedauer von mehr als 5 Tagen fand sich der Anteil der perforierten Appendicitiden bei 63%.

Möglichkeiten und Grenzen der Eingriffe am Colon und Rectum beim alten Menschen

von J. Kort, Ch. Reusch und C.A. Schlegtendal

Aus der Chirurgischen Klinik der Krupp Krankenanstalten gGmbH Essen

Die besonderen Probleme der Chirurgie am Colon und Rectum beim alten Menschen ergeben sich aus den für das hohe Alter typischen patho-physiologischen Veränderungen des Organismus. Auf diese besondere Problemstellung haben meine Herren Coreferenten bereits hingewiesen, und nach eingehender Analyse uns bedeutsame Parameter an die Hand gegeben.

Die Folgen des physiologischen Alterungsprozesses, die Residuen früher durchgemachter Erkrankungen, bisher nicht erkannter Erkrankungen, Veränderungen im psychischen und physischen Bereich, die durch Lebensweise, soziale Verhältnisse, das Milieu gegeben sind, bedingen eine spezielle Reaktionsweise gegenüber dem Trauma des chirurgischen Eingriffes. Die stark geminderten Reserven einzelner Organe oder Organsysteme und ihre geringe Belastbarkeit müssen entscheidenden Einfluß auf Indikationsstellung, operatives Vorgehen und Vor- und Nachbehandlung nehmen.

Hier sei noch ein weiterer Gesichtspunkt angeschnitten, der erwähnenswert erscheint. Dem überwiegenden Teil der Patienten jenseits des 65. Lebensjahres ist durch Gesetz, Konvention oder Arbeitsunfähigkeit die Teilnahme am Erwerbsleben versperrt.

Jede Verstärkung einer Invalidität bedeutet eine zusätzliche Belastung für jene, die für den Unterhalt der Gealterten aufzukommen haben.

Der Zustand der Pflegebedürftigkeit bedeutet ein schweres zusätzliches psychisches Trauma.

Es sollte das Ziel des Chirurgen sein, die körperliche Integrität so weit zu erhalten, daß nach Klinikentlassung eine wesentliche Pflegebedürftigkeit nicht mehr besteht.

Ich habe mich mit den Eingriffen am Colon und Rectum im hohen Alter zu beschäftigen.

Die ärztlichen Maßnahmen sollen die Qualität eines vorgegebenen befristeten Daseins, dessen Wert durch Vorbeugung denkbarer Komplikationen bestimmt wird, beinhalten. Gleichzeitig sollte dem Kranken das Gefühl für die Persistenz des Leidens genommen oder, wenn nicht anders möglich, diese doch verschleiert werden.

Ich möchte als Prämisse vorausschicken, daß die Chirurgie des Colon und Rectum, unter der wir im hohen Alter in erster Linie die Krebschirurgie verstehen, keinen prinzipiellen Beschränkungen unterworfen ist.

Die Indikationsstellung zur Operation und insbesondere zum operativ-taktischen Vorgehen sollte individuell erfolgen. Ein allgemeine Gültigkeit erheischendes Schema gibt es nicht. Die Frage, in welcher Verfassung der Patient eine möglichst lange Überlebenszeit erreichen kann, sollte immer Berücksichtigung finden. Der Anus praeter als protektive Maßnahme kann keine Alternative sein.

Indikationsstellung nach Grewe (1975):
1. Die Tumorlokalisation (lokale, regionale, allgemeine Ausbreitung).
2. Der Allgemeinzustand des Patienten.
3. Begleit- oder übergeordnete Erkrankungen.
4. Lebensalter.
5. Die Funktion des Kontinenzorganes.

Bei elektiven Eingriffen bleibt ausreichend Zeit die Multimorbidität im Greisenalter zu analysieren und die einzelnen Organe und Organsysteme präoperativ zu therapieren. Unter allen Umständen ist die Medikation von Arzneimitteln im höheren Alter sorgsam abzuwägen, wegen unerwünschter oder gar gefährlicher Nebenwirkungen. Die Multimorbidität darf nicht zur Multitherapie führen.

Die Darmvorbereitung mit oder ohne Antibioticagabe befindet sich immer noch in der Diskussion. Dickdarmkeime können eine ursächliche Rolle für Anastomoseninsuffizienzen nach Kontinuitätsresektionen spielen.

Kommt es nach Antibioticagabe zur Dysbiose, vermindern sich die obligat anaeroben Keime bei gleichzeitigem Ansteigen der Aerobier. Der Überwucherungsvorgang ist neben dem Fehlen von bakteriellen Antagonismen abhängig von den lokalen und allgemeinen Abwehrkräften des Organismus. 5—7 Tage nach Absetzen der Antibiotica kommt es zur Normalisierung der Darmflora (Haenel, 1963).

Wäßrige Stuhlentleerung nach präoperativer Antibioticagabe, in deren Folge eine Dysbakterie auftrat, haben wir nur vereinzelt gesehen. Sie waren leicht zu beheben.

Nach Yale sollten geeignete Antibiotica oral, systemisch und lokal gegeben werden.

Antibiotica sind, verglichen mit dem möglichen Erfolg und den ihnen innewohnenden Risiken, verantwortbar.

Die Aussage wird durch die Untersuchungen von Poth, Nichols und Cohn gestützt.

Wir bereiten unsere Patienten, die zum elektiven Eingriff anstehen, mit einem schwer löslichen Sulfonamid 4 Tage präoperativ vor und verabfolgen die letzten beiden Tage vor dem geplanten Eingriff je 1g Neomycin oral.

Wesentlicher als die präoperative Darmkeimreduzierung erscheint uns die Darmreinigung. Nach Diagnosestellung wird der Kranke breiig-flüssig ernährt, es wird ihm täglich — wenn nur ein relatives Darmpassagehindernis vorliegt — ein mildes Abführmittel gegeben. Es kommen täglich Reinigungseinläufe mit 250 ml 10%iger Kochsalzlösung zur Anwendung, die den Patienten kaum belästigen. So ist der Dickdarm bis zum geplanten Eingriff keimreduziert und sauber.

Über die orthograde Darmreinigung mit mehreren Litern Ringerlösung, liegen keine eigenen Erfahrungen vor, eine Umfrage hat jedoch gezeigt, daß diese Prozedur für das Greisenalter weniger geeignet erscheint.

Jenseits des 65. Lebensjahres ist mit einer Multimorbidität zu rechnen. Bei alten Menschen ist deshalb eine sorgfältige Vorbereitung hinsichtlich des Wasser-, Elektrolyt-, des Säure- und Basenhaushaltes durch präoperative gezielte Infusionstherapie von ganz besonderer Bedeutung. Bei Berücksichtigung der altersmäßigen Einschränkung der Kompensationskapazität wird eine modifizierte klinische Symtomatologie der Störungen in diesem Bereich auffallen.

Für uns ist die Bestimmung der Vitalkapazität obligat. Sie beträgt bei einem 70jährigen zwischen 2,0 und 2,5 l, bei einem über 80jährigen sinkt sie bereits auf 1,5 l ab. Das Atemvolumen eines Erwachsenen mittleren Alters beträgt 500 ml, bei einem 70jährigen ist es auf 400 ml reduziert, bei einem 80jährigen unter 350 ml.

Ist ausreichend Zeit vorhanden, wird eine spirometrische Untersuchung einen tieferen Einblick in die Belastbarkeit der Lungen geben.

Die präoperative Röntgentherapie hat keine Verlängerung der Überlebensrate gebracht, wie unter anderem auch Reifferscheid (1974) ausführt. Sie kann aber unter Umständen die Resektion erleichtern oder, wie Dwight in seiner prospektiven Studie 1972 auswies, erst möglich machen.

Eine postoperative Bestrahlung verbessert jedoch keineswegs die Ergebnisse.

Wir konnten uns bisher nicht entschließen, prä- oder postoperativ zu radiieren. Präoperativ scheint mir eine zusätzliche Verzögerung bis zum geplanten Eingriff nicht vertretbar.

Auch eine Kombination von chirurgischen Maßnahmen mit Gabe von Cytostatica, sei es prä-, intra- oder postoperativ und/oder intraperitoneal-intraluminal, schließlich systemisch oder selektiv intraarteriell, ist u.E. für das Greisenalter nicht geeignet.

Zum operativ taktischen Vorgehen: Es ist kaum möglich, auf jedes einzelne Problem hier einzugehen. Die Diverticulose des Dickdarms im hohen Alter hat u.E. nur einen geringen Stellenwert. Im allgemeinen verhalten wir uns konservativ. Bei Vorliegen einer Diverticulitis mit drohender Perforation stellt sich die Frage des operativen Eingriffs. Ein kritisches Abwägen des Risikos der Erkrankung einerseits gegenüber dem der Operation andererseits ist in jedem einzelnen Fall von besonderer Bedeutung.

Im Ileuszustand muß eine operative Entlastung vorausgehen. Eine Coecalfistel scheint mir nicht ausreichend, die Entscheidung zur Anlage eines doppelläufigen Anus praeter wird dann erleichtert, wenn die Möglichkeit der Rückverlagerung nach Resektion des erkrankten Dickdarmabschnittes zu einem späteren Zeitpunkt gegeben ist.

Die Rectumcarcinome werden nach Dukes oder Broders klassifiziert. Praktisch brauchbar scheinen mir diese Einteilungen der Indikationsstellung zur Operation weniger. Erst durch Schnellschnittuntersuchungen intraoperativ können exakte Klassifizierungen vorgenommen werden. Wir richten uns bei der Indikationsstellung nach dem Lokalbefund, dem Alter des Patienten, nach systemischen und lokalen Begleitkrankheiten und der allgemeinen Belastbarkeit.

Bei elektiven Eingriffen bevorzugen wir unbedingt das einzeitige Vorgehen.

Coecum und Colon ascendens-Carcinome werden durch die rechtzeitige Hemikolektomie, unter besonderer Berücksichtigung des Lymphknotenbefalls, therapiert. Der nahe der Flexuren liegende Querdarmtumor wird ebenfalls obligat durch Hemikolektomie behandelt.

Das im mittleren Drittel lokalisierte Quercoloncarcinom resezieren wir grundsätzlich mit Ligatur der Arteria colica media an der Basis, unabhängig von sichtbaren Metastasen. Der Eingriff wird abgeschlossen mit einer spannungsfreien End- zu Endanastomose, einreihig oder zweireihig genäht. Das Primat hat die Spannungsfreiheit hier wie bei jeder anderen Dickdarmanastomose.

Linksseitig gelagerte Prozesse, die eine Resektion erfordern, werden durch Linkshemikolektomie behandelt. Der Eingriff wird mit einer protektiven Querdarmfistel, ggf. Anus praeter, abgeschlossen.

Eine Vorlagerungsresektion nach Mikulicz-Bloch bei perforiertem Carcinom und kotiger Peritonitis kommt nur in Ausnahmefällen in Betracht. Dieser Eingriff kann zur Kontinuitätsresektion nach Devine mit getrennten Stomata ausgebaut werden.

Der Tumorunterrand des Rectums bei 10 cm Höhe bildet die Grenze zwischen Exstirpation und kontinenzerhaltener Resektion. Trotzdem mag im Einzelfall ein Abweichen von dieser Standardgröße möglich sein. Wir operieren nach Miles, wenn amputiert werden muß und nach Schloffer-Dixon, wenn die Kontinenzresektion möglich ist. Im vorgerückten Alter und im reduzierten Allgemeinzustand sehen wir keine Kontraindikation zur Resektion. Unsere positiven Erfahrungen stimmen mit dem Schrifttum überein.

Der Eingriff zur Exstirpation des Rectums bedeutet u.E. eine größere Gefährdung des Patienten. Ausgiebige Drainagen des Operationsgebietes bieten zusätzliche Sicherheit. Nach der Resektion ist auf eine protektive breite Transversusfistel oder, je nach Situation, auf einen doppelläufigen Transversumkunstafter nicht zu verzichten.

Einem versierten Operateur steht allerdings auch die innere Drainage nach Alexander, d.h. ein transanal eingeführtes, über die Anastomose reichendes weiches Darmrohr mit intermittierendem Sog zur Verfügung. Wir haben bei entsprechender Darmvorbereitung nur günstige Erfahrungen gemacht. Der Gesichtspunkt des Verzichts auf eine Colostomie, und sei sie nur passager, ist vor allem im Greisenalter von eminenter Bedeutung.

Nicht-radikale Maßnahmen finden nicht unsere Zustimmung. Mit der Erweiterung der Indikationsstellung ist eine Steigerung der Radikalität und eine gleichzeitige Senkung des Operationsrisikos zu erreichen.

Tumorbeseitigung bedeutet Verhinderung von Blutung, Schleimverlust, Elektrolytdysregulation, Tumorverjauchung-Eiterung, Perforationsabzeß und den kaum zu beeinflussenden Tenesmen bei tiefer Tumorlokalisation.

Bei sehr tief sitzenden Tumoren des Rectums bietet sich unter Umständen die transanale Tumorexcision im Gesunden mit konsekutiver Schleimhautnaht an. Ebenso können die tiefen begrenzten Tumoren des Rectums elektro-chirurgisch angegangen werden, dann allerdings nur mit temporärem Erfolg. Mit der Kryotherapie, die zu einer radikalen Vernichtung des Tumors führen kann, wird man erfolgreicher sein.

Mit Hilfe der Kryotherapie können tiefsitzende Tumoren unter Umständen bis zum natürlichen Ende des Tumorträgers unter Kontrolle gehalten werden.

Die Kryotherapie hat bei ihrer nekrotisierenden Wirkung gleichzeitig den Vorteil der hämostatischen Wirkung. Allerdings sollten die Patienten in strenger Kontrolle bleiben, da nach Abstoßung von Nekrosen eine Nachblutung auftreten kann. Ein weiterer Vorzug der Kältetherapie ist die Dosierbarkeit der Kälteeinwirkung, die Schmerzarmut bis völlige Schmerzfreiheit gegenüber dem Kältetrauma. Die Indikation zur Kryotherapie sollte sehr eng und kritisch bei Rectumcarcinomen gestellt werden, bei denen eine lokale oder allgemeine Inoperabilität gegeben ist.

Die Letalität ist in der Dickdarm- und Rectumchirurgie in den letzten beiden Jahrzehnten deutlich und unumstritten geringer geworden. Als Ursache sehe ich eine Verkürzung des Zeitraumes zwischen Beginn der Erkrankung und Einsetzen der Therapie und der aufgrund besserer patho-physiologischer Kenntnisse differenzierteren chirurgischen Maßnahmen.

Zum Erfolg einer Operation im höheren Alter gehört, daß der Patient wieder reibungslos in seine alte Umgebung integriert werden kann, denn der Lebenswille ist auch im fortgeschrittenen Alter im allgemeinen ungebrochen. Beim greisen Menschen muß ein höchstmöglicher Grad von Beschwerdefreiheit und persönlicher Unabhängigkeit unser Behandlungsziel sein. Nur wenige alte Menschen werden von ihrer Umgebung so versorgt, daß sie ihre Abhängigkeit nicht als unerträgliche Last empfinden.

Eine therapeutische Resignation im Greisenalter ist deshalb nicht angezeigt.

Unsere Erfahrung, die sich mit der anderer Autoren deckt, zeigt eben doch, daß der Tumor und nicht das Alter allein den Kranken schwächt.

Auch der Greis verdient eine therapeutische Chance.

Chirurgische Aspekte der Therapie des Colon- und Rectumcarcinoms im hohen Lebensalter

von B. Lingemann und D. Rühland

Aus der Chirurgischen Klinik und Poliklinik der Westfälischen Wilhelms-Universität Münster, Abt. Allgemeine Chirurgie

Das Colon- und Rectumcarcinom ist eine der häufigsten malignen Neubildungen und wohl das häufigste Carcinom des alten Menschen (Abb. 5).

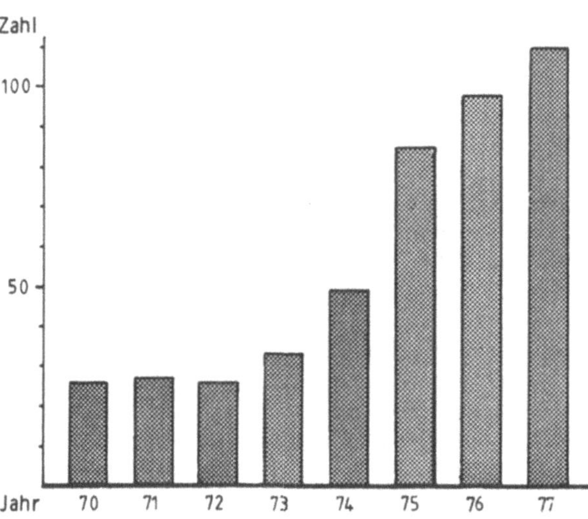

Abb. 5. Die Häufigkeit colorectaler Carcinome (Chir. Univ.-Klinik Münster, 1970–1977)

Von 1973 bis 1977 wurden an der Chirurgischen Universitätsklinik Münster 367 Patienten wegen eines Colon- oder Rectumcarcinoms behandelt. Der steile Anstieg der Häufigkeit ist dabei auf die 1973 erfolgte Einrichtung einer proktologischen Sprechstunde zurückzuführen (Abb. 6).

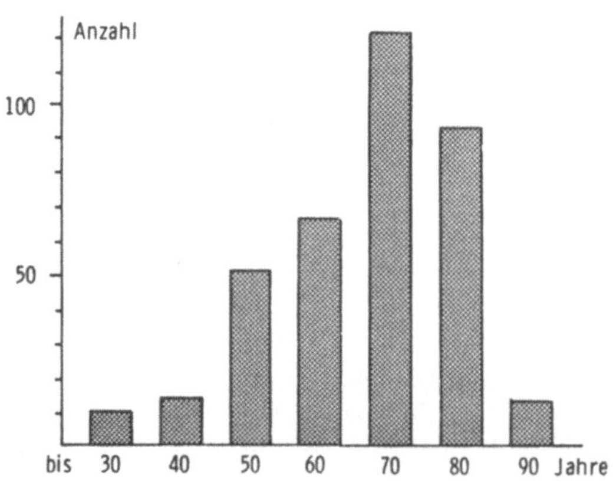

Abb. 6. Altersverteilung colorectaler Carcinome (367 colorectale Carcinome 1973–1977)

1. Herz- Kreislauferkrankungen	129	(56,3%)	
2. Lungenfunktionsstörungen	37	(16,1%)	
3. Stoffwechselstörungen	35	(15,3%)	
4. keine Risikofaktoren	71	(31%)	

Tabelle 18. Die häufigsten Risikofaktoren. 229 über 60jährige Patienten, Colon- und Rectumcarcinome

Die Altersverteilung der bei uns behandelten Patienten ergab dabei eine größte Häufigkeit im 7. Lebensjahrzehnt, 229 unserer Patienten, entsprechend 62%, waren älter als 60 Jahre.

In ihrer Wirksamkeit ist die chirurgische Therapie des Dickdarmcarcinoms bisher ohne Alternative. Oberstes Ziel ist die radikale Entfernung des Carcinoms mit den dazugehörigen Lymphbahnen, also die Heilung.

Ist dieses nicht möglich, bleibt die Erhaltung oder Wiederherstellung der Darmpassage zur Abwendung der drohenden Gefahr des Verschlusses oder schließlich die Verhinderung oder Verzögerung der Tumorinfiltration in benachbarte Strukturen und der sich daraus ergebenden Komplikationen als bescheidenstes Ziel.

Der operativen Behandlung des Colon- und Rectumcarcinoms des alten Menschen sind dabei natürlich Grenzen gesetzt, die sich aus dem Abwägen der bestehenden Notwendigkeit und der drohenden Gefahren ergeben.

Die besondere Situation des alten Menschen besteht im wesentlich höheren Operationsrisiko bei durchschnittlich geringerer Lebenserwartung.

Das Operationstrauma führt zu erheblichen Veränderungen des gesamten Stoffwechsels. Dadurch werden erhöhte Anforderungen an alle Organsysteme, die an der Steuerung des Stoffwechsels, am Stofftransport, der Synthese und dem Umbau beteiligt sind, gestellt.

Beim alten Menschen trifft diese Leistungsanforderung auf limitierte Leistungsreserven. Das endokrine System, die Leber, Niere, das Herz und die Lunge haben eine eingeschränkte Möglichkeit dieser Anforderung zu genügen oder sie befinden sich sogar im Stadium der kompensierten Insuffizienz im Bereich des „Existenzminimums". Die Alterschirurgie bleibt deshalb mit erhöhtem Risiko verbunden.

An der Spitze der Risikofaktoren stehen Herz-Kreislauf-Erkrankungen mit 56,3%, gefolgt von Lungenfunktionsstörungen und Stoffwechselstörungen. Nur bei 31% unserer Patienten waren präoperativ keine Risiken nachzuweisen (Abb. 7).

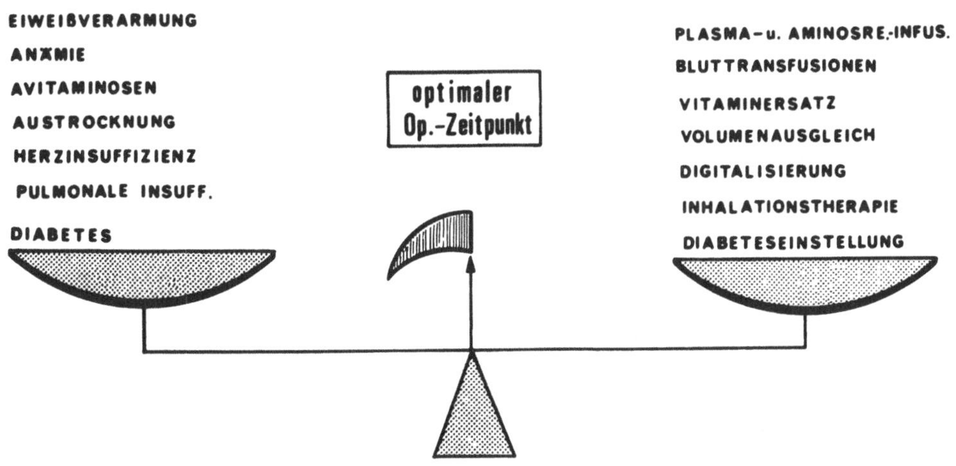

Abb. 7. Vorbereitende Therapie

Außer diesen Faktoren wird die Chirurgie des Dickdarmcarcinoms des alten Menschen durch eine Potenzierung der ohnehin außerordentlich hohen Infektionsgefahr beim alten Menschen durch intraoperative Keimverschleppung belastet. Durch eine sorgfältige Vorbereitung, wir bevorzugen bei nicht stenosierenden Carcinomen die perorale Darmspülung mit 5 l Elektrolytlösung ohne Zusatz von Antibiotica, läßt sich diese Gefahr in Verbindung mit einer intraoperativ begonnenen parenteralen Antibiotica-Therapie in Grenzen halten.

Zwingt nicht eine vitale Indikation, z.B. ein Ileus oder eine Blutung zum sofortigen Eingreifen, bedarf der alte Mensch mit einem Dickdarmcarcinom einer sorgfältigen Vorbereitung mit Ausgleich möglichst aller Funktionsstörungen oder Defizite.

Erst wenn Begleiterkrankungen behandelt und Mangelerscheinungen ausgeglichen sind, sollte der Eingriff geplant werden.

Bei unseren Patienten fand sich 108mal ein Coloncarcinom, 121mal ein Rectumcarcinom. 74,7% konnten radikal operiert werden, d.h. der Tumor konnte bei Resektion oder Amputation makroskopisch und histologisch im Gesunden entfernt werden. Bei 20,5% wurde nach nicht-radikaler Tumorentfernung eine Colostomie angelegt. Bei einigen Patienten aus dieser Gruppe stellte sich erst nach einer Kontinenzresektion heraus, daß Tumorreste oder befallene Lymphbahnen in situ verblieben waren.

Lediglich 11 von 229 Patienten konnten wegen schlechten Allgemeinzustandes oder technischer Inoperabilität nicht operiert werden (Tabelle 19).

Ort	108 Colon	121 Rectum	229 insges.
Radikal	82 (75,9%)	89 (73,6%)	171 (74,7%)
Palliativ	22 (20,4%)	25 (20,7%)	47 (20,5%)
Probelap.	3 (2,8%)	5 (4,1%)	8 (3,5%)
Nicht Op.	1 (0,9%)	2 (1,6%)	3 (1,3%)

Tabelle 19. Behandlung von 229 über 60jährigen Patienten

Bei den postoperativen Komplikationen standen Störungen von Herz und Kreislauf sowie Lungenembolien mit insgesamt 31,6% entsprechend den bestehenden Risikofaktoren, im Vordergrund. Mit 21,5% waren die postoperativen Infektionen häufiger als normal.

Die postoperative Letalität betrug bei Patienten älter als 60 Jahre 18%, bei allen operierten Patienten hingegen 12,5% (Tabelle 20).

Komplikationen	
Kardiovasculär	(31,6%)
Infektionen	(21,5%)
Letalität	
älter als 60 (229)	(18,0%)
alle Pat. (367)	(12,5%)

Tabelle 20. Postoperative Komplikationen

An der Spitze der Todesursachen stehen Komplikationen von seiten des Herzens und des Kreislaufes. Es sind selten lokale, sondern fast immer generalisierte Störungen des durch das Operationstrauma überforderten Organismus. Das hohe Risiko kann nur durch eine sorgfältige Analyse der Leistungsfähigkeit des alten Menschen kalkulierbar werden.

Problematik der Dickdarmchirurgie im hohen Lebensalter

von F. Beersiek, W. Niebel und V. Kindhäuser

Aus der Abteilung für Allgemeine Chirurgie der Chirurgischen Universitätsklinik und Poliklinik, Klinikum der Gesamthochschule Essen

Auch große, abdominelle Eingriffe werden von alten Patienten gut toleriert, insbesondere, wenn es sich um Elektiveingriffe mit der Möglichkeit einer präoperativen Vorbehandlung handelt.

Von 1974 bis September 1978 wurden an der Chirurgischen Universitätsklinik 107 Patienten von 65 Jahren und mehr dickdarmchirurgischen Eingriffen unterzogen. Das entspricht 21% der Gesamtzahl der Patienten, die in dieser Zeit wegen Dickdarmerkrankungen chirurgisch behandelt wurden. Das Durchschnittsalter der 107 Patienten lag bei 71,5 Jahren. Das Krankengut ist seit 1974 kontinuierlich gewachsen, was dem allgemeinen Trend der absoluten Zunahme von Dickdarmtumoren zuzuschreiben ist.

Mehr als 20% aller Patienten waren 76 und mehr Jahre alt, wobei die älteste Patientin, eine 87jährige Frau, bei Ascendens-Tumor mit Ileus hemicolektomiert und mit einer Ileotransversostomie versorgt wurde. In Tabelle 21 sind die Daten über unser Krankengut zusammengestellt.

Die ausgeführten Eingriffe sind in Tabelle 22 aufgeschlüsselt. Die höhere Zahl der Eingriffe resultiert aus Doppeleingriffen, die, wie z.B. die Anlage eines präliminären Anus praeter im Ileus, erforderlich wurden. Zahlenmäßig spielt die Gruppe der Transversum-, Descendens- und Sigmaresektionen die wesentliche Rolle. 50 Patienten wurden einem solchen Resektionsverfahren unterzogen, wobei 8mal eine End-zu-End-Anastomose ohne Protektion erfolgte. 23 Patienten erhielten zur Entlastung der Anastomose eine selbstheilende Cöcalpolfistel, 13 Patienten wurden mit einem protektiven doppelläufigen Anus praeter versorgt.

Aus der Gruppe der Patienten mit Rectumcarcinomen soll neben den 12 durchgeführten abdomino-perinealen Rectumamputationen hingewiesen werden auf 3 peranale Coloanostomien bei tiefsitzendem Rectumcarcinom. Dieses Operationsverfahren erspart einen Anus praeter, ein Vorteil, der besonders beim alten Menschen von großem Gewicht ist.

Tabelle 21. 107 Patienten über 65 J. mit Dickdarmeingriffen (Zeitraum 1974 bis Sept. 1978)

n = 107 ⟨ 56 ♀ / 51 ♂	(21% sämtlicher Patienten mit Dickdarmeingriffen)	
Durchschnittsalter: 71,5 Jahre		
Altersverteilung:	Lebensalter in Jahren	n
	65–70	47
	71–75	37
	76–80	14
	81	9
		107

Tabelle 22. 120 Eingriffe bei Patienten über 65 J. mit Dickdarmerkrankungen (Zeitraum 1974 bis Sept. 1978)

„Radikal"-Operationen		
Hemicolektomie re.	12	
Transversumresektion	8	(ohne Protektion)
Hemicolektomie li.	50 ← 23	(mit Cöcalpolfistel)
Sigmaresektion	19	(mit Anus praeter)
Hartmann'Op.	4	
Abdomino-perineale Rectumamputation	12	
Peranale Coloanostomie	3	
Palliative Eingriffe		
Palliativer Anus praeter	23	
Enteroanastomose	4	
Kryotherapie	4	
Lokale Excision	8	
n =	120	

Von den in Tabelle 22 angeführten Palliativeingriffen sei besonders auf die bei 5 Patienten durchgeführten kryochirurgischen Behandlungen wegen eines Rectumcarcinoms hingewiesen. Die Erfolgsbeurteilung dieser Therapie erscheint schwierig. In einem Fall konnte nach nun fast einjähriger Beobachtung durch diese Behandlung bei stenosierendem tumorösen Prozeß in der Ampulla recti die Anlage eines Anus praeter naturalis verhindert werden. 8mal wurde ein Rectumcarcinom lokal excidiert, davon in 7 Fällen peranal, in 1 Fall durch eine Rectotomia posterior nach Mason (1977). Wenn auch die lokale Excision besonders im fortgeschrittenen Tumorstadium nicht unbedingt die Forderung an Radikalität voll erfüllt, so sollte beim alten Menschen diese schonende und kontinenzerhaltende Möglichkeit der Behandlung erwogen werden.

Von den 107 behandelten Patienten über 65 Jahre verstarben 16. Differenziert nach Elektiv- und Notfalleingriffen findet sich bei 91 Elektiveingriffen eine Letalität von 11%, während bei den notfallmäßig durchgeführten Operationen — im wesentlichen Resektionen oder Hartmannsche Operationen — von 16 Patienten 6 verstarben (Tabelle 23).

Eingriffe	n	Letalität
elektiv	91	10 = 11%
Notfall	16	6 = 37%
insgesamt	107	16 = 14,9%

Tabelle 23. Todesfälle bei 107 Patienten über 65 J. mit Dickdarmeingriffen (Zeitraum 1974 bis Sept. 1978)

Aus diesen Zahlen wird die Bedeutung einer allgemeinen Operationsvorbereitung und insbesondere die präoperative Dickdarmsterilisation in Verbindung mit dem prograden „washout" ersichtlich. Der notfallmäßig durchgeführte Eingriff ist mit einer wesentlich höheren Letalität belastet.

Bei den verstorbenen Patienten ist der hohe Anteil von Diverticulitis-Tumoren mit Perforation auffällig (Tabelle 24). Die in der Mehrzahl dieser Fälle bereits bestehende generalisierte Peritonitis ließ den letalen Ausgang nicht verhindern.

Von beim älteren Menschen fast obligaten Begleiterkrankungen ist der manifeste Diabetes besonders zu beachten. Im Gesamtkrankengut von 107 Patienten waren 10 mit

Diverticulitis mit Perforation	5
Perforierte Appendicitis mit Cöcalpol-Tumor	1
Dickdarmcarcinom (1 x mit Perforation, 2 x mit Ileus)	6
Radiogene Dickdarmveränderungen (bei gynäkologischem Carcinom)	2
Lymphoreticuläre Erkrankungen mit Dickdarmbeteiligung	2

Tabelle 24. Diagnosen der 16 verstorbenen Patienten über 65 J. mit Dickdarmeingriffen (Zeitraum 1974 bis Sept. 1978)

insulinpflichtigem Diabetes mellitus. Allein unter den 16 Todesfällen waren 7 Diabetiker, was die Problematik dieser Erkrankung mit ihren Auswirkungen auf Herz und Arteriensystem unterstreicht.

Schlußfolgerung: Der elektive Eingriff am Dickdarm wird auch vom alten Menschen gut toleriert. Eine gezielte Dickdarmvorbereitung (Dickdarmsterilisation mit nicht-resorbierbaren Antibiotica) und allgemeine präoperative Maßnahmen senken das Operationsrisiko. Der Diabetes mellitus belastet die Operation in besonderem Maße. Mit der Möglichkeit einer peranal durchgeführten Coloanostomie (Parks u. Mitarb., 1978) kann der Prozentsatz der Rectumamputation bei tiefsitzendem Rectumcarcinom zugunsten einer Kontinenzerhaltung vermindert werden, ein Faktum, das ganz besonders für den alten Menschen wichtig ist. Bei fortgeschrittenem Tumorstadium ist beim alten Menschen die Möglichkeit der peranalen lokalen Excision zu erwägen, auch wenn nicht unbedingt die Kriterien einer lokalen Tumorchirurgie erfüllt sind.

Ergebnisse der Chirurgischen Therapie des Dickdarmcarcinoms beim über 70jährigen Patienten

von H.G. Beger, H. Gögler, E. Kraas, H. Schulz und R. Bittner

Aus der Chirurgischen Universitätsklinik und Poliklinik im Klinikum Charlottenburg
der Freien Universität Berlin

I. Einleitung

Bei adominellen Krankheiten haben Verbesserungen in der endoskopischen Diagnostik
ebenso wie große Fortschritte der Operations- und Narkoseverfahren und der postoperativen Intensivtherapie dazu geführt, daß häufiger auch bei über 70jährigen Patienten Elektivoperationen ausgeführt werden. Im Bereich des Abdomens stellen die Dickdarmcarci-
nome die häufigste maligne Erkrankung des alten Menschen dar. Die Indikation zur
Operation ist bei > 70 jährigen Dickdarmcarcinom-Trägern nicht nur infolge häufiger Multimorbidität der Patienten sehr problematisch; eine kurative oder palliative Therapie ist
darüber hinaus nur durch einen großen abdominellen Eingriff zu erreichen.

II. Krankengut

In einem 9-Jahreszeitraum sind 171 Patienten im Alter über 70 Jahre mit einem Dickdarmmalignom operiert worden. 93 Patienten waren weiblich, 78 männlich. Bei einem
Durchschnittsalter von 74,6 Jahren ergab sich für die 171 Patienten folgende Altersverteilung: 70–75 J. 96 Patienten; 76–80 J. 53 Patienten; 81–85 J. 18 Patienten; 86-90
J. 4 Patienten.

III. Klinik des Dickdarmcarcinoms

Wie aus Tabelle 25 hervorgeht, wird der alte Mensch — im Vergleich zum unter 70jährigen
Patienten mit einem Dickdarmcarcinom — weniger durch Blutabgang oder Schmerzen,
sondern infolge Gewichtsabnahme auf eine Dickdarmerkrankung aufmerksam. 56% der
über 70jährigen Patienten hatten zum Zeitpunkt der Diagnosestellung einen abdominell
oder transanal sicher tastbaren Tumor. 11% der Patienten kamen als Notfallpatienten
ganz überwiegend mit einem Dickdarmileus zur klinischen Therapie. Die präoperative
Diagnostik zur Einschätzung der Morbidität der zur Operation vorgesehenen Patienten
mit colorectalem Carcinom ergab, daß bei jedem 2. Patienten ein zusätzlicher Risikofaktor

Gewichtsabnahme	80%
Rectaler Blutabgang	76%
Abdom./rectale Schmerzen	73%
Leistungsknick	74%
Palpabler TM	53%
Wechsel Diarrhoe/Opstip.	34%
Dickdarm-Ileus	13%

Tabelle 25. Symptome und Befunde bei > 70-
jährigen mit colorectalem Carcinom
(n = 171 Pat.)

174

bzw. eine Zweit- oder Drittkrankheit bestand. Im einzelnen ergab die präoperative Diagnostik, daß 56% eine Herzinsuffizienz, 20% einen arteriellen Hypertonus, 18% eine pulmonale Insuffizienz, 16% einen Diabetes mellitus und 7% eine renale Insuffizienz hatten. Jeder 3. Patient kam trotz der malignen Dickdarmerkrankung mit einem Übergewicht zur operativen Therapie.

Bei den 171 Patienten im Alter über 70 Jahre mit colorectalem Carcinom war bei 54% das Malignom im Rectum und Rectosigmoid lokalisiert und bei 46% im Colon. Die Lokalisation der einzelnen Tumoren im Bereich des Dickdarmes geht aus Abb. 8 hervor.

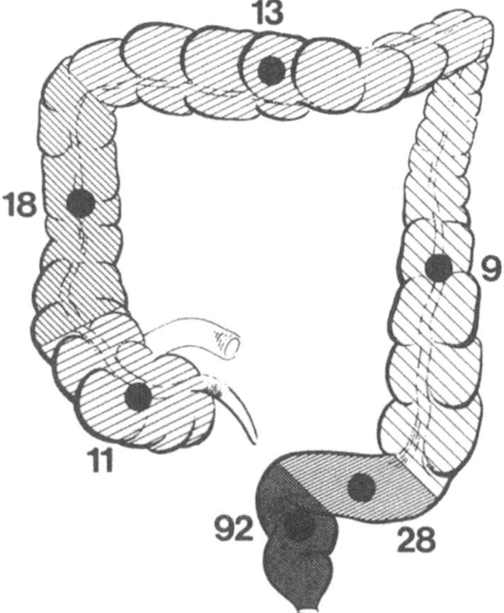

Abb. 8. Lokalisation des Carcinoms bei 171 Patienten im Alter über 70 Jahre mit colorectalem Carcinom (54% Rectum recto-sigmoid, 46% colon)

Bei den Patienten mit einer elektiven Operationsindikation erfolgte die Vorbereitung zur Dickdarmoperation nach folgenden Grundsätzen: 6 Tage vor der Operation Beginn mit einer schlackenarmen, hochcalorischen oralen Nahrung (2400–3000 kcal pro Tag); Abführmittel je nach Art und Lokalisation der Tumorstenose; 2 Tage vor dem Op.-Termin Cavakatheter und zusätzlich parenterale Calorienzufuhr sowie Bluttransfusionen bei Hb unter 10g%; am Tage vor der Operation in Abhängigkeit von der Tumorlokalisation und Grad der Tumorstenose eine rectale Darmspülung zur mechanischen Reinigung des Dickdarmes. Am Operationstag, vor Beginn der Operation, parenterale Applikation eines Antibioticums für mehrere Tage.

IV. Operationsverfahren

Die Entscheidung für ein Operationsverfahren wurde in Abhängigkeit von der Lokalisation des Tumors, vom Tumorstadium und nur bei über 80jährigen Patienten auch abhängig vom Alter getroffen. Bei 77% der Patienten war ein tumorresezierender Eingriff möglich; eine nach makroskopischen Kriterien radikale Operation konnte jedoch nur bei 57% der Patienten ausgeführt werden. Der hohe Anteil von Probelaparotomien (23% aller Patienten) muß mit der Altersselektion der 171 Patienten erklärt werden.

Die Patienten mit einer Probelaparotomie hatten diffuse, intestinale Metastasierung sowie Lebermetastasen und Tumorinfiltrationen in Nachbarorgane. Bei 2/3 aller Patien-

Abdomino perineale R. E.	44 Pat.
Anteriore R.	13 Pat.
Sigma R.	21 Pat.
Hemicolektomie	33 Pat.
Transversum R.	6 Pat.
Transanale E. R.	12 Pat.
Andere Op., P. L.	42 Pat.

Tabelle 26. Op.-Verfahren bei > 70jährigen mit colorectalem Carcinom (n = 171 Pat.)

ten mit einem tumorresezierenden Eingriff konnte die Stuhlkontinenz erhalten bleiben; bei 1/3 der Patienten wurde eine abdomine-perineale Rectumexstirpation mit endständigem Anus praeter sigmoideus ausgeführt. Wie aus Tabelle 26 über die Häufigkeit der angewandten Operationsverfahren hervorgeht, mußte die für einen über 70jährigen Patienten sehr große Operation der abdomino-perinealen Rectumexstirpation 44mal ausgeführt werden. Bei der Beurteilung des Tumorstadiums nach dem modifizierten Duke-Schema ergab sich, daß nur bei 5% der Patienten das Malignom im Tumorstadium Duke A war; 48% hatten Duke B, 17% Duke C und 30% Duke D. Auch nach der Beurteilung von Infiltrationstiefe und Ausbreitungstyp nach Duke (1932) wurde der größte Teil der über 70jährigen Patienten in einem fortgeschrittenen Tumorstadium operiert. Die Kliniksletalität (Tabelle 27) war bei den elektiv operierten Patienten 16%. Unter Einbeziehung

	n	%
Operationsart:		
Radikal		57%
Palliativ		20%
Probelaparotomie/andere Op.		23%
Kliniksletalität:		
Notfall- u. Elektiv-Operierte	43	25%
Elektiv-Operierte	25	16%

Tabelle 27. Ergebnisse nach operativer Therapie bei Pat. mit colorectalem Carcinom im Alter über 70 Jahre (n = 171 Pat.)

der Notfallpatienten ergibt sich daraus eine Gesamtletalität von 25%. Während bei den Patienten mit abdomino-perinealer Rectumexstirpation nur 2 Patienten — das entspricht einer Letalität von 4,5% — verstarben, war andererseits die Letalität der Patienten, die zum Operationszeitpunkt im Alter über 80 Jahre waren (22 Patienten) 50%. Die häufigste Todesursache waren Herzinsuffizienz und pulmonale Insuffizienz. Als direkte Op.-Folge mit eitriger Peritonitis verstarben insgesamt nur 3 Patienten.

Zur Therapie des Dickdarmileus im Greisenalter

von K.A. Lennert

Aus der Chirurgischen Abteilung des Evangelischen Krankenhauses Oberhausen/Rhld.

Nach Galle- und Pankreaserkrankungen ist der Ileus die zweithäufigste Ursache für die Noteinweisung eines alten Menschen in eine chirurgische Abteilung. Infolge der herabgesetzten Reaktionsfähigkeit des alten Menschen wird das Grundleiden häufig vom Patienten oder Arzt verkannt und fehlgedeutet. Das *fortgeschrittene Grundleiden,* die *Notsituation* und *verborgene Altersleiden* sind Gründe für die hohe Sterblichkeit.

Das führende *Symptom* des Dickdarmileus ist die hartnäckige Obstipation mit Zunahme des Leibesumfanges. Gelegentlich werden Erbrechen und krampfartige Schmerzen im gesamten Bauch angegeben. Zur Diagnose reicht in der Regel die klinische Untersuchung und eine Abdomenübersichtsaufnahme im Stehen aus. Die Rektoskopie bzw. der Colonkontrasteinlauf dienen als ergänzende diagnostische Maßnahme. Voruntersuchung und Operationsvorbereitung sind auf ein Minimum zu beschränken und sollen nicht länger als 6 Std in Anspruch nehmen.

Die *Behandlung* des alten Menschen muß darauf abzielen, Beschwerdefreiheit und weitgehende persönliche Unabhängigkeit zu erreichen. Daher zwingt uns der Dickdarmileus im Greisenalter häufig vom standardisierten Vorgehen abzuweichen, uns auf eine palliative Maßnahme zu beschränken oder uns auf einen atypischen, risikoreichen Eingriff einzulassen. Die Forderung des kleinsten und kürzesten Eingriffes, der eine sichere Stuhlableitung gewährleistet, erfüllt der Quercolonafter. Dieser wird meist im rechten Oberbauch durch einen Transrectalschnitt angelegt (Abb. 9). Bei abgemagerten, kachektischen Patienten soll das Quercolon dort herausgeleitet werden, wo ein sicherer Verschluß durch den Klebebeutel möglich ist. Das Quercolon wird nach Vorlagerung über einen Glasreiter eröffnet und mit 4—6 Einzel-atraum. Chromcatgutknopfnähten an der Haut fixiert. Scheidet die Möglichkeit der späteren Kontinenzresektion wegen des schlechten Allgemeinzustandes aus, dann wird unter die vorgelagerten Darmschlingen

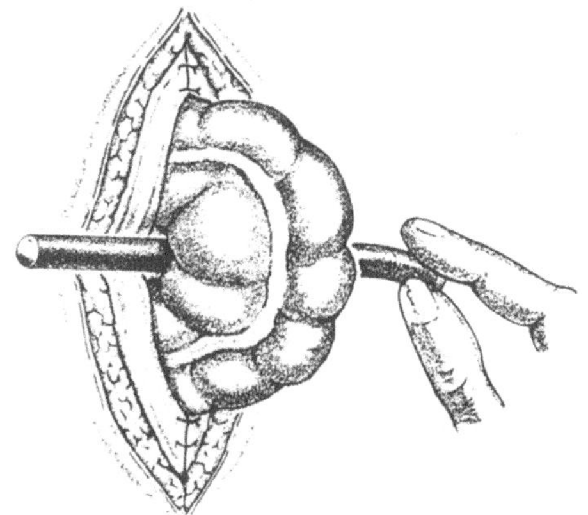

Abb. 9

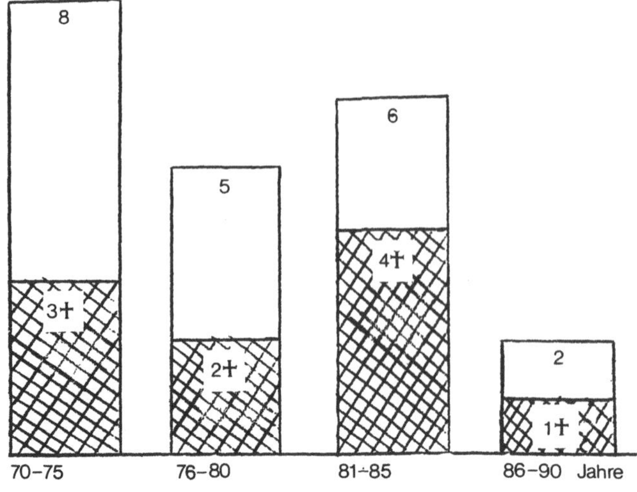

Abb. 10. Dickdarmileus im Greisenalter: Altersverteilung und Sterblichkeit

ein gestieltes Hautläppchen genäht, um einem Prolaps vorzubeugen. Der Sigmaafter dagegen erfordert mehr Zeit und erschwert u.U. einen möglichen Zweiteingriff. Von der Cöcalfistel sollte man im hohen Alter absehen, da sie den Stuhl nicht vollständig ableitet und die Pflege erhebliche Probleme aufwirft.

Wir haben in den letzten Jahren 21 Patienten mit dem klinischen Bild eines kompletten Dickdarmileus stationär aufgenommen und behandelt. Wie aus Abb. 10 hervorgeht, fanden sich 8 Patienten zwischen 70 und 75 Jahren, 5 Patienten zwischen 76 und 80 Jahren, 6 Patienten zwischen 81 und 85 Jahren und 2 Patienten zwischen 86 und 90 Jahren.

Wie Tabelle 28 zeigt, handelte es sich in 18 Fällen um einen mechanischen Verschluß des Dickdarmes, der 16mal durch ein Carcinom und 2mal durch eine Diverticulitis be-

Ursachen des Dickdarmileus	Anzahl	†	Tabelle 28
Mechanisch	18	8	
Carcinom	16		
Quercolon	1	1 (71)	
Colon descendens	1		
Sigma	8	1 (79)	
Rectum	6	5 (75, 80, 81, 83, 87)	
Divertikulitis	2	1 (85)	
Paralytisch	3	2	
Dekompensierte Obstipation	1	1	
Cholelithiasis	1	1 (81)	
Totalnekrose	1	1 (73)	

dingt war. 3mal lag ein paralytischer Ileus vor, der 1mal durch eine dekompensierte chronische Obstipation, 1mal durch ein Gallensteinleiden und 1mal durch eine Nekrose des gesamten Dickdarmes infolge einer arteriellen Durchblutungsstörung verursacht wurde.

178

Tabelle 29. Eingriffe beim Dickdarmileus (n = 21)

Eingriffe	Anzahl (Alter)	†
A. p. duplex transversalis	13 (71, 78, 80, 80, 84)	8 (71, 75, 79, 80, 81, 83, 85, 87)
A. p. duplex sigmoideus	1 (81)	–
Kontinenzresektion (3zeitig)	3 (71, 74, 75)	–
Kontinenzresektion (1zeitig)	1 (70)	–
A. p. duplex transversalis u. Verschluß	1 (87)	–
Probelaparotomie	2 (73, 81)	2

Tabelle 29 gibt die einzelnen operativen Eingriffe wieder. Bei 13 Patienten wurde lediglich ein Ap duplex transversalis angelegt, von denen 8 Patienten verstarben. Bei 3 Patienten im Alter von 71, 74 und 75 Jahren wurde eine dreizeitige Resektion durchgeführt und bei einem 70jährigen Patienten eine Kontinenzresektion im Ileus vorgenommen, wobei die Anastomose durch ein transanales Gummirohr entlastet wurde.

Tabelle 30

Todesursachen	Anzahl	Alter	Postop. Tage
Kardio-pulmonale Insuffiz.	7	75, 79, 80, 81, 81, 85, 85	5., 6., 7., 9., 14., 14., 17. Tg.
Cerebrale Insuffizienz	1	83	13. Tg.
Irreversibler Schock	2	73, 71	1., 1. Tg.

Wie Tabelle 30 erkennen läßt, wurde die postoperative Sterblichkeit nicht durch den operativen Eingriff, sondern durch altersbedingte Erkrankungen belastet. Im Vordergrund standen kardio-pulmonale Insuffizienzerscheinungen. In 2 Fällen — es handelte sich dabei um eine Totalnekrose des Dickdarmes bzw. um einen paralytischen Ileus bei Cholelithiasis und Cerebralsklerose — führte ein irreversibler Schock zum Tode einen Tag nach dem Eingriff.

Ein- oder mehrzeitiges Vorgehen in der Colonchirurgie beim alten Menschen

von B. Ulrich und A. Jünemann

Aus der Chirurgischen Universitätsklinik A Düsseldorf

Die Operationsverfahren der Coloncarcinomchirurgie, sind heute entsprechend dem Tumorsitz, den anatomischen Verhältnissen, insbesondere der Gefäßversorgung und der Lymphdrainage, im wesentlichen standardisiert.

In der Literatur wird jedoch die Frage nach der Notwendigkeit einer vorgeschalteten, entlastenden Darmfistell bei Resektionen am linken Colonabschnitt immer noch unterschiedlich beantwortet. In der Chirurgischen Universitätsklinik Düsseldorf, werden seit 1974 fast regelmäßig Schutzcolostomien bei Linkshemicolektomien durchgeführt.

Von 1963 bis 1977 wurden an unserer Klinik 142 Ca.-Träger, die älter als 65 Jahre alt waren, einer Linkshemicolektomie unterzogen. Es handelte sich dabei um 65 Männer und 77 Frauen. Das Durchschnittsalter betrug 72 Jahre. Der älteste Patient war 82 Jahre alt.

Tabelle 31 zeigt die durchgeführten Operationsverfahren. Es wurden 52 Resektionen *mit* und 65 ohne Schutzcolostomie durchgeführt. Bei 20 mehrzeitigen Verfahren zwan-

Resektion *mit* A. p.	52
Resektion *ohne* A. p.	65
Mehrzeitige Verfahren	20
Hartmann-Op.	5

Tabelle 31. Aufschlüsselung des operativen Vorgehens bei 142 Patienten über 65 J. (Chirurgische Universitätsklinik A, Düsseldorf 1963 bis 1977)

gen ein Ileus oder eine Peritonitis zu einer Tumorverlagerung. Diese Maßnahme wurde nur als Notmaßnahme durchgeführt, da die spätere Tumorabtragung und Darmreanastomosierung fast ausschließlich einen palliativen Charakter hat.

Das Hartmannsche Verfahren wurde in 5 Fällen jeweils bei tiefem Sigmacarcinom vorgenommen.

In 8 Fällen wurden erweiterte Resektionen durchgeführt, zwei mit und sechs ohne Schutzcolostomie. Es handelte sich dabei um die Mitnahme des Blasendaches, eines Ileumanteils, der Niere mit Ureter, des Uterus sowie der Adnexe. Alle 8 Patienten überlebten.

63 der 142 Resektionspräparate zeigten bereits einen Lymphknotenbefall im mitresezierten Mesocolon, d.h. es fand sich bei fast der Hälfte bereits eine lymphogene Ansiedlung von Tumorzellen. Bei 10 Patienten lagen bereits Lebermetastasen vor.

Bei 52 Resektionen mit Schutzcolostomie beobachteten wir vier Nahtinsuffizienzen, die in drei Fällen zum Tode führten. Einen Patienten verloren wir an Nierenversagen bei vorbestehender Pylonephritis, ein weiterer starb nach Lungenembolie (Tabelle 32).

Bei den 20 mehrzeitigen Verfahren beobachteten wir eine Stuhlfistel nach Rückverlagerung bzw. Reanastomosierung, die sich spontan verschloß. Bei drei Patienten trat eine Wunddehiscenz auf. Nach zwei Rekonstruktionsversuchen entwickelte einer dieser Patienten eine Ileumfistel. Er verstarb an einem toxischen Kreislaufversagen. Auch in dieser Gruppe verstarb ein Patient nach fulminanter Lungenembolie.

Komplikationen		Letalität
Nahtinsuffizienz	4	3
Pneumonie	5	
Nierenversagen	1	1
Lungenembolie	1	1
	11	5

Tabelle 32. Komplikationen und Letalität von 52 Linkshemicolektomien *mit* A.p. bei Patienten über 65 J. (Chirurgische Universitätsklinik A, Düsseldorf 1963–1977)

In der Gruppe der 65 Resektionen ohne Colostomieschutz war eine hohe Komplikationsrate auffällig. 11mal trat eine Nahtinsuffizienz auf, die 6mal zum Tode führte, obwohl in 6 Fällen sekundär eine Entlastunsfistel vorgeschaltet wurde (Tabelle 33).

Komplikationen		Letalität
Nahtinsuffizienz	11	6
Mech. Ileus	1	1
Dünndarmatonie	1	
Anastomosenstenose	1	
Bauchdeckenabszeß	6	
Herz-Kreislaufversagen nach postoperativer Pneumonie	1	1
	21	8

Tabelle 33. Komplikationen und Letalität von 65 Linkshemicolektomien *ohne* A. p. bei Patienten über 65 J. (Chirurgische Universitätsklinik A, Düsseldorf 1963 bis 1977)

In einem Fall machte ein mechanischer Bridenileus eine Relaparotomie erforderlich. Dieser Patient starb nach längerem Krankenhausaufenthalt infolge Kachexie.

Weitere Komplikationen waren eine konservativ erfolgreich behandelte Dünndarmatonie und eine Anastomosenstenose, die sekundär durch einen Anus praeter entlastet werden mußte.

Bei 6 Patienten traten Bauchdeckenabszesse mit partieller Platzbauchbildung auf. Ein Patient aus dieser Gruppe verstarb nach postoperativer Pneumonie.

Bei 52 Resektionen mit Anus praeter traten 11 Komplikationen und 5 Todesfälle auf, jedoch standen nur drei Todesfälle in Zusammenhang mit der Nahtinsuffizienz.

Bei den 65 Resektionen ohne Schutzcolostomie war die Rate der postoperativen Komplikationen mit 21 Fällen bedeutend höher. Es traten 11 Nahtinsuffizienzen – 6mal mit tödlichem Ausgang – auf.

Vergleicht man die gegenübergestellten Ergebnisse mit den entsprechenden Ergebnissen unseres Gesamtkrankengutes des gleichen Zeitraumes, Durchschnittsalter 61 J., so sieht man, daß in der Gruppe der über 65jährigen die Rate der Nahtinsuffizienzen angestiegen ist (Tabelle 34).

	Resektionszahl	Anastomosen insuffizienz
Gesamtkollektiv:		
ohne A. p.	209	25 (12,0%)
mit A. p.	152	4 (2,6%)
Patienten über 65 J.:		
ohne A. p.	65	11 (16,8%)
mit A. p.	-52	4 (7,6%)

Tabelle 34. Gegenüberstellung des Gesamtkollektivs (Durchschnittsalter 61 J.) und der Patientengruppe über 65 J. nach Linkshemicolektomie mit und ohne A. p. (Chirurgische Universitätsklinik A Düsseldorf, 1963–1977)

Aus dem bisher Gesagten und der noch nachzutragenden Tatsache, daß kein Patient
nach Anus praeter-Rückverlagerung verstarb, läßt sich u.E. ableiten, daß eine notwendig
werdende Linkshemicolektomie bei alten Menschen mit einem vorgeschalteten Anus
praeter verbunden werden sollte.

Das Rectumcarcinom beim alten Menschen

von H.P. Müller und F. Deucher

Aus dem Chirurgischen Departement Abteilung für allgemeine Chirurgie, Kantonsspital Aarau

I. Allgemeines

Nach Goligher (1975) sind bis zu 57% aller malignen Dickdarmtumoren Rectumcarcinome. Dabei rechnet Goligher die Tumoren am sigmoido-rectalen Übergang noch zu den Rectumcarcinomen. Das Rectumcarcinom ist auf jeden Fall das weithaus häufigste Dickdarmmalignom.

Wir haben am Kantonsspital Aarau von 1959–1977 671 Rectumcarcinome behandelt (Tabelle 35). In knapp 90% der Fälle ließ sich der Tumor entfernen, entweder durch

abdomino-perineale Amputation	62,5%
abdominale Resektion	21,1%
lokale Excision	6,0%
nur Kolostomie oder Exploration	9,1%
keine Operation	1,3%

Tabelle 35. Rectumcarcinom (1959–1977) n = 671

abdomino-perineale Amputation (62,5%), durch abdominale Resektion (21,1%) oder durch lokale Excision (6%). In 10% der Fälle war der Tumor zum Zeitpunkt der Operation nicht mehr resezierbar, in der Regel wurde laparotomiert, meistens eine Colostomie angelegt.

II. Das Rectumcarcinom im Alter

Bei den Rectumcarcinomfällen der letzten 5 Jahre haben wir die Auswirkung des Alters auf die Behandlungsart speziell untersucht. In diesem kleineren Kollektiv von 155 Fällen sind ein Drittel der Patienten unter 60 Jahre, ein Drittel zwischen 60 und 70 Jahre und ein Drittel über 70 Jahre alt. Zum Vergleich eine frühe Statistik von Goligher aus dem Jahre 1941 mit 50% aller Patienten unter 60 Jahren, 50% über 60 Jahren.

Die Behandlungsstatistik des Gesamtkollektivs der letzten 5 Jahre verglichen mit dem Drittel der über 70jährigen Patienten ergibt folgendes Bild (Tabelle 36). Die Amputations-

Tabelle 36. Rectumcarcinom im Alter; n = 155

	Alle Patienten	über 70 Jahre
abdomino-perineale Amputation	58,6%	52%
Resektion	25,4%	24%
nicht resezierbar	16,0%	24%

rate ging also bei den über 70jährigen Patienten um knapp 7% zurück, die Resektionsrate (abdominale Resektion und lokale Resektion zusammengenommen) blieb praktisch gleich, während die Inoperabilität von 16% auf 24% anstieg. Aus diesen Zahlen geht hervor, daß das hohe Alter erstaunlich wenig an der Operationstaktik ändert.

III. Behandlungsrichtlinien (Tabelle 37)

Wir stellen beim Rectumcarcinom die Indikation zur Tumorentfernung bewußt sehr weit. Ein klinisch als inoperabel erscheinender Tumor ist häufig doch noch resezierbar, weil sich intraoperativ die Tumorfixation als entzündlich erweist. Wir streben die lokale Tu-

1. Amputation	wenn immer möglich	**Tabelle 37.** Rectumcarcinom. Therapie beim alten Menschen
2. abdominale Resektion	hoher Tumorsitz	
3. lokale Excision	tiefer Tumorsitz	
	Tumor beweglich	
	keine sakralen LK-Metastasen	
4. Verkochung	inoperabler Tumor	
(Kryochirurgie)	Tumorblutung	

morentfernung auch als palliative Maßnahme gegen die z.T. unerträglichen Folgen der Tumorausbreitung im kleinen Becken an. Im Vordergrund stehen hier die Schmerzen, hervorgerufen durch das Einwachsen des Carcinoms in den Plexus sacralis, Tenesmen, lokale Blutung und Tumorzerfall sowie Penetration und Perforation in die Nachbarorgane. Die palliative Tumorresektion führen wir auch bei Vorhandensein einzelner Lebermetastasen, lokaler peritonealer Aussaat und paraaortalem Lymphknotenbefall durch. Die Überlebenszeit solcher palliativ behandelten Patienten ist signifikant höher als die der unbehandelten Patienten. Wir kennen einen Fall, der mit seiner Lebermetastase 16 Jahre überlebt hat.

Die Rectumamputation ist wohl ein großer chirurgischer Eingriff, bei der kombinierten Ausführung durch eine abdominale und perineale Equipe, die bei uns zur Anwendung kommt, wird aber die Operationszeit drastisch verkürzt. Bei ausgedehntem, lokal fast inoperablem Tumor können sich die beiden Operateure schrittweise in die Hand arbeiten. Intraoperative Komplikationen sind selten, bei unsicherer Blutstillung kann die Wundhöhle nach Mikulicz tamponiert werden. Wesentlich ist auch, daß bei der Amputation die Darmanastomose entfällt, die bei einem alten Patienten mit eingeschränkten Abwehrfunktionen schicksalbestimmend sein kann, wenn eine Nahtinsuffizienz eintritt.

Die lokale Tumorexcision kommt in ausgewählten Fällen zur Anwendung. Zur Hauptsache handelt es sich dabei um die Abtragung von polypösen, seltener ulcerösen Carcinomen. Meist gehen wir transanal vor (Parks), gelegentlich verwenden wir auch eine Rectotomia posterior oder den Zugang nach Mason mit Spaltung des ganzen Sphincterapparates in der hinteren Medianlinie.

Seit wir wissen, daß das Rectumcarcinom praktisch nicht longitudinal, sondern quer zur Darmwand wächst, operieren wir bei alten Patienten und kleinem (unter 3 cm Durchmesser), nicht hoch sitzendem Carcinom vermehrt lokal. Das Carcinom muß aber noch mit der Darmwand beweglich sein, palpable Lymphknoten schließen eine lokale Abtragung aus (clinical staging nach Mason, Grad I—III). Unabdingbar ist eine regelmäßige klinische und endoskopische Nachkontrolle dieser Patienten, zuerst alle 3, dann alle 6 Monate während 2 Jahren.

184

Bei hohem Operationsrisiko bleibt als Alternative zur Rectumamputation die lokale Verkochung des Tumors. Diese Methode dient uns aber als ultima ratio bei lokalen Komplikationen wie z.B. der Blutung. Erfahrungen mit der Kryochirurgie, die sich für diese Fälle anbietet, haben wir keine.

Analyse unserer 671 Fälle von Rektumcarcinom der Jahre 1959–1977, davon der 5 letzten Jahrgänge speziell im Hinblick auf das Alter der Patienten. Ein Drittel der Patienten ist über 70 Jahre, ein Drittel zwischen 60 und 70 Jahre, ein Drittel unter 60 Jahre alt.

Im Vergleich zum Gesamtkollektiv sinkt bei den über 70jährigen Patienten die Amputationsrate von 58,6% auf 52%, die Resektionsrate (abdominal und lokal) bleibt praktisch gleich hoch, die Inoperabilität steigt von 16 auf 24%.

Das hohe Alter ändert wenig an der Operationstaktik. Die Indikation zur Tumorentfernung ist auch im Alter vor allem zur Elimination der lokalen Tumorausbreitung weit zu stellen. Ermöglicht wird die Radikaloperation durch moderne Anaesthesie und kombinierte Operation in 2 Equipen.

Die lokale Tumorexcision führen wir bei alten Leuten in den letzten Jahren vermehrt durch, wobei der Carcinomtumor lokal aber noch beweglich sein muß.

Indikationen und Kontraindikationen der Kryochirurgie

von M. Küppers

Aus der Chirurgischen Klinik der Städtischen Kliniken Dortmund

Als lokale Tumorbehandlung konkurriert die Kryochirurgie mit der Hochfrequenzchirurgie sowie, wie neuere Mitteilungen erkennen lassen, mit der Laserstrahltechnik.

In Tabelle 38 sind die Vorteile der Kryochirurgie zusammengestellt. Die absolute Hämostase gewährleistet während des gesamten Gefriervorganges eine gute Übersicht,

Absolute Hämostase mit guter Übersicht
Adhaesive Wirkung
Narkose meist nicht erforderlich
Mögliche günstige immunologische Tumorbeeinflussung
Ambulante Behandlung

Tabelle 38. Vorteile der Kryochirurgie

so daß gezielt krankes Gewebe erfaßt werden kann. Außerdem läßt sich bei exophytischem Tumorwachstum die Gefriertiefe übersehen. Schon zu Beginn der Kälteapplikation friert die Kryosonde am Tumor an, so daß die Geschwulst von dem umgebenden gesunden Gewebe weggezogen werden kann und sich eine Verletzung benachbarter Bezirke vermeiden läßt. Von den meisten Autoren wird bestätigt, daß der Eingriff auch in sensiblen Bereichen häufig schmerzlos und eine Narkose in der Regel nicht erforderlich ist. Unsere Erfahrungen stimmen mit dieser Beobachtung aber nur insofern überein, als dies nur zu Beginn der Behandlung der Fall ist. Mit zunehmendem Tumorwachstum und Dauer der Behandlung treten häufig während des Gefriervorganges erhebliche lokale Schmerzen auf, die eine Anaesthesie erforderlich machen. Klinische Beobachtungen von Remissionen metastasierender Tumoren nach kältechirurgischer Behandlung ließen an eine mögliche günstige immunologische Tumorbeeinflussung durch vermehrte Tumorantikörperbildung denken. Die bisher vorliegenden, z.T. divergierenden Ergebnisse lassen aber eine eindeutige Stellungnahme hierzu noch nicht zu. Bei allen Eingriffen ohne Anaesthesie kann die Behandlung ambulant vorgenommen werden.

Die möglichen Risiken und Nachteile der Methode sind in Tabelle 39 aufgeführt. Während der Nekroseabstoßung zwischen der zweiten und dritten Woche nach Gefrierung können Nachblutungen auftreten, welche aber selten bedrohlichen Charakter annehmen und sich in der Regel durch erneute kryochirurgische Behandlung beherrschen lassen. Da eine genaue Tiefenbestimmung der Gefrierzone nicht erfolgen kann, ist eine Begleitver-

Nachblutungen
Begleitverletzung benachbarter Organe
Organperforation
Belästigende Sekretion während der Abstoßungsphase
Häufige Behandlungen

Tabelle 39. Mögliche Risiken und Nachteile der Kryochirurgie

letzung benachbarter Organe sowie eine Organperforation möglich. Während der Abstoßungs- und Reparationsphase treten häufig erheblich fäkulent riechende und den Patienten belästigende Sekretionen auf. Wir haben die Erfahrung gemacht, daß mit zunehmendem Tumorwachstum bei inkuralbem Rectumcarcinom die Abstände zwischen den einzelnen Behandlungen immer kürzer gewählt werden müssen, um einer kompletten Stenosierung des Darmlumens vorzubeugen. Hierdurch ergibt sich ein hoher personeller und zeitlicher Aufwand.

Die Kryochirurgie wird bevorzugt eingesetzt bei der lokalen Tumorbekämpfung und zwar als Palliativ- und Kurativbehandlung. Anhand von Literaturangaben und eigenen Erfahrungen haben wir die chirurgischen Indikationen der Kryochirurgie zusammengestellt (Tabelle 40).

A. Lokale Inoperabilität maligner Tumoren
z.B. Rectum-, Sigma-, Oesephaguscarcinom
B. Klinische Inoperabilität
Schwere Allgemeinerkrankungen
Fernmetastasierung
Ablehnung eines größeren Eingriffs
Hohes Alter
C. Akute Tumorblutung
D. Behandlung von Metastasen
Lungen-, Leber-, Peritonealmetastasen

Tabelle 40. Chirurgische Indikationen der Kryochirurgie

Das Hauptanwendungsgebiet sind die mit starren Endoskopen zugänglichen Tumoren des Intestinaltraktes. Prinzipiell muß zwischen einer lokalen und klinischen Inoperabilität unterschieden werden. Die häufigste Indikation stellt das lokal inoperable Rectum- und Sigma-CA dar. Die Tumoren lassen sich in der Regel gut rektoskopisch einstellen und unter Sicht gefrieren. Mittels der Kryotherapie ist es möglich, einer drohenden Darmstenosierung vorzubeugen bzw. eine einmal eingetretene Stenose zu durchbrechen, so daß die Anlage eines Anus praeter vermieden werden kann. Zur Behandlung von inoperablen Oesophagus-Carcinomen zur Vermeidung einer Witzelfistel müssen wegen der Beziehung des Oesophagus zum Mediastinum und den dadurch bedingten größeren Risiken noch breitere klinische und experimentelle Erfahrungen gesammelt werden, so daß eine routinemäßige klinische Anwendung in diesem Bereich z.Z. noch nicht angezeigt ist.

Schwere internistische Erkrankungen und ausgedehnte Fernmetastasierungen verbieten einen radikal-chirurgischen Eingriff. Auch wird gelegentlich vom Patienten ein grösserer Eingriff sowie eine Colostomie abgelehnt. Hohes Alter stellt bei den modernen Narkoseverfahren nur bedingt eine Kontraindikation für ein radikales Vorgehen dar. Wir haben die Erfahrung gemacht, daß bei Tumorblutungen die Kryotherapie wertvolle Dienste leisten kann. Durch den hämostatischen Effekt der Gefrierung kommt es zu einer sofortigen und meist anhaltenden Sistierung der Blutung.

Die bisherigen klinischen Versuche bei der Behandlung von Lungen- und Lebermetastasen sowie bei intraabdominellen inoperablen Tumoren ließen erkennen, daß nach Tumordestruktion z.T. unlösbare Drainageprobleme auftreten, so daß hier die Kryochirurgie nur in besonderen Einzelfällen zu verwenden ist.

Die Kryotechnik sollte u.E. nur dort angewendet werden, wo sie eine echte Verbesserung der herkömmlichen Behandlungsverfahren darstellt. Ob die Kryotherapie auch bei benignen Tumoren der Körperoberfläche sowie bei Hämorrhoidalknoten und Analfissuren eingesetzt werden soll, muß zumindest als fraglich erscheinen. Hier lassen sich gegenüber den konventionellen Methoden keine wesentlichen Vorteile erkennen, zumal sich die länger anhaltenden Abstoßungsvorgänge als sehr nachteilig erweisen.

Bei den von uns behandelten Patienten, war es bei 13 von 14 Rectumcarcinomträgern möglich, die Darmpassage ohne Anlage eines Anus praeter aufrecht zu erhalten. Dabei lag die durchschnittliche Behandlungszahl bei 7 kryotherapeutischen Eingriffen. Bei einem Patienten mußte wegen eines nicht zu beherrschenden Tumorwachstums eine Colostomie angelegt werden. Daß die Methode in ausgesuchten Fällen auch einen kurativen Effekt hat, zeigt die Beobachtung eines aus internistischen Gründen nicht radikal zu operierenden Patienten mit einem kleinen Rectumcarcinom. Der Tumor wurde in 3 Sitzungen jeweils 3 min gefroren. Der Patient ist nunmehr seit 4 Monaten rezidivfrei, was auch histologisch belegt werden konnte.

Wegen des hohen Alters der Carcinompatienten an unserer Klinik und der damit verbundenen Vielseitigkeit der Aufgaben ist die Kryochirurgie für uns ein unentbehrliches Instrument in der Tumorchirurgie geworden. Bei richtiger Indikation und technischer Durchführung leistet diese Methode wertvolle Dienste.

Der Ileus

von K.P. Herfurth, R. Sengupta und H.-J. Streicher

Aus der Chirurgischen Klinik des F.-Sauerbruch-Klinikums Wuppertal-Elberfeld

„Trotz aller Fortschritte in der Chirurgie ist die Letalität der Operationen wegen Darmverschluß immer noch erschreckend hoch. Muß sie so hoch sein, oder haben wir die Möglichkeit, unsere Resultate zu verbessern?" So begann Perthes vor mehr als 50 Jahren sein Referat über den Ileus vor der deutschen Gesellschaft für Chirurgie.

Damals betrug die Sterblichkeit etwa 50%. Sie ging dann im 2. Viertel des Jahrhunderts dank der Infusionsbehandlung auf etwa 25 bis 30% zurück (Waldron u. Hampton, 1961; Mengel u. Mitarb., 1971).

Bessere Anaesthesieverfahren, wirksame Antibiotica, gezielte Wasser- und Elektrolytsubstitution haben nun in den letzten 25 Jahren die Letalität nur um weitere 5–10% zu senken vermocht. Diese Verbesserung wurde jedoch durch die Zunahme alter Menschen am Krankengut in großen Statistiken wieder weitgehend zunichte gemacht.

Der Anteil der über 60jährigen wird heute mit 45–50% angegeben (Giehl, 1971; Mengel u. Mitarb., 1971); in unserer Klinik ist er auf 70% angestiegen (Abb. 11). Nur 18% unserer Patienten waren unter 50 Jahre alt. Unser Krankengut scheint daher besonders geeignet, im Hinblick auf die Problematik des Ileus im Alter untersucht zu werden.

In den letzten 9 Jahren wurden in unserer Klinik 355 Patienten mit einem Ileus behandelt. Hierin sind auch solche mit Begleitperitonitis, Peritonealcarcinose, Mesenterial-

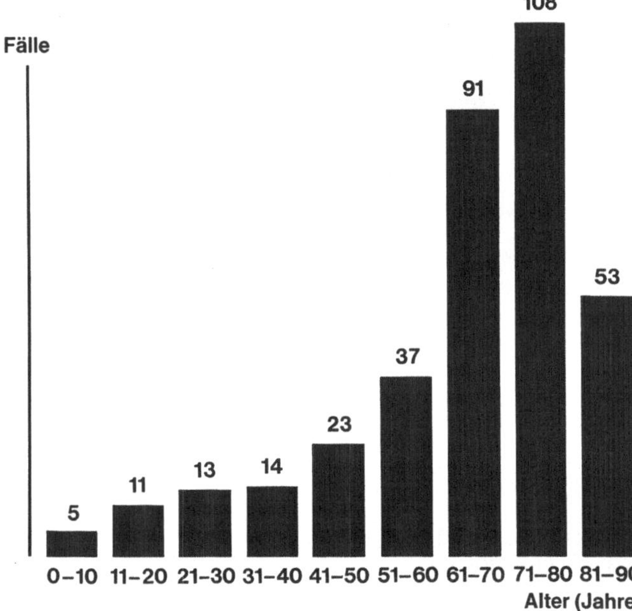

Abb. 11. Ileus, Altersverteilung (n = 355, 1969–1977)

infarkt und postoperative Darmverschlüsse, die manche Autoren ausschließen, enthalten. Obwohl sich die Zusammenstellung verschiedener Kliniken deshalb statistisch schlecht miteinander vergleichen lassen, kommen die Autoren doch zu ähnlichen Ergebnissen.

In rund 17% unserer Fälle fand sich eine Darmatonie oder eine schwere *Koprostase*. Diese Subileuszustände machen nur 1% aller Ileusfälle unter dem 50. Lebensjahr, aber 31% bei den über 60jährigen aus. Sie können ohne mechanisches Hindernis eine vollständige Ileussymptomatik mit allen Folgen des mechanischen Darmverschlusses entwickeln. Dies ist die Besonderheit des Ileus im Alter.

Relativ und absolut ist die *Ileushäufigkeit* bei den 60–80jährigen am höchsten. Insgesamt hatten 295 unserer Patienten einen kompletten Ileus, dies sind 83%; 17 dieser Fälle (11,8%) wurden nicht operiert, da sich der Ileus mit konservativen Maßnahmen lösen ließ oder die Patienten moribund waren. Der Rest, 278, wurden operiert (Tabelle 41 und Abb. 12).

Tabelle 41. Ileus

	n	%	Mortalität %
Darmatonie oder Obstipation	60	16,9	18,3
Ileus	295	83,1	36,6
davon operiert	278	94,2	35,6
zusammen	355	100	36,2

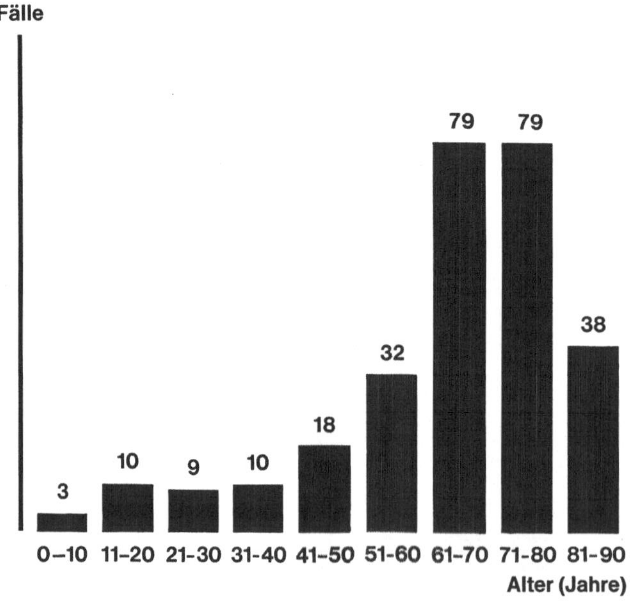

Abb. 12. Ileus, operierte Fälle (n = 278)

Die *Sterberate* steigt erwartungsgemäß mit dem Alter an. Zwischen dem 30. und 50. Lebensjahr beträgt sie 9,3%, bei den über 70jährigen starb jeder zweite. Man fragt sich natürlich, worauf dies zurückzuführen ist (Abb. 13).

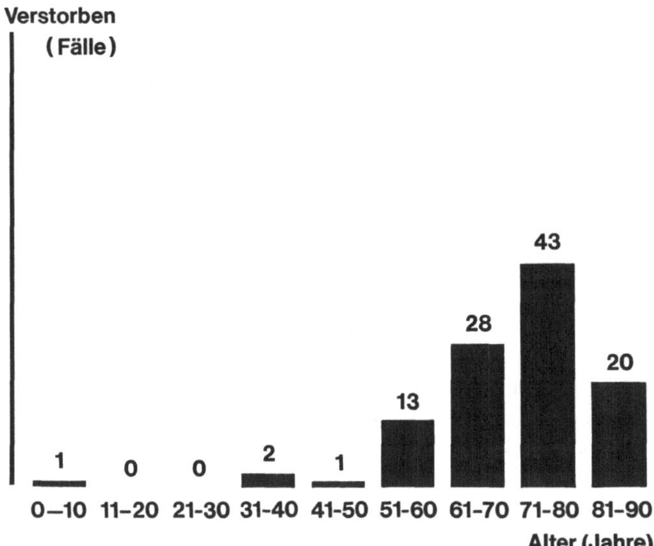

Abb. 13. Ileus, Sterblichkeit (n = 295)

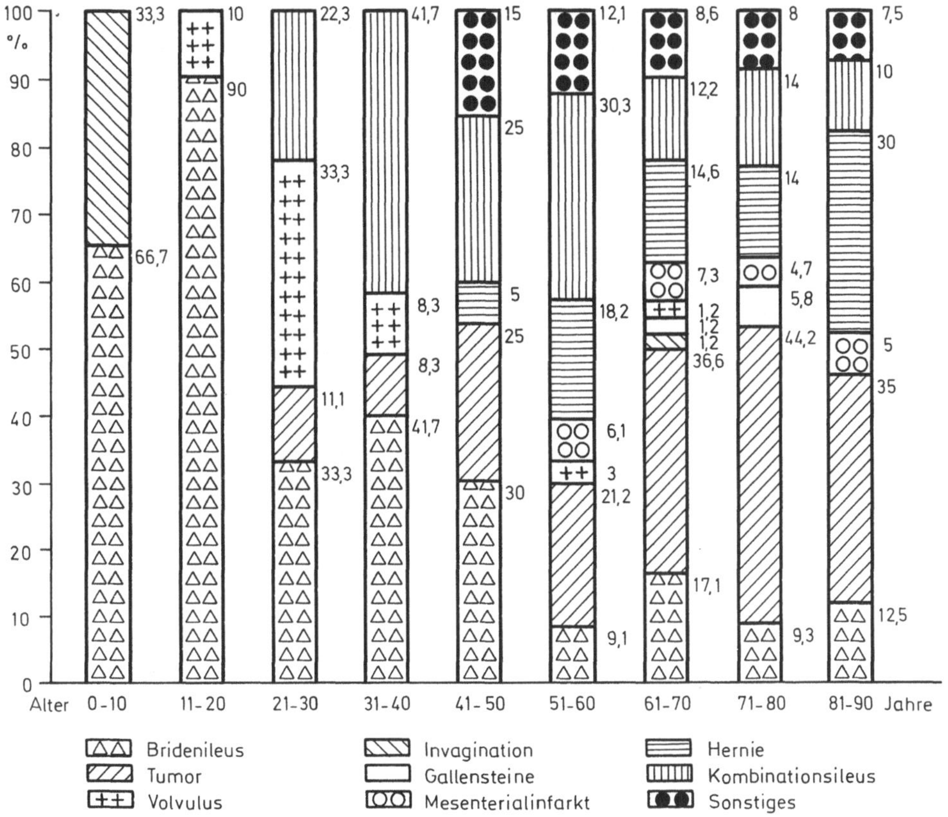

Abb. 14. Ursachen des Ileus, prozentuale Verteilung innerhalb der Altersgruppen (n = 278)

191

Die *subjektiven Beschwerden* sind im Alter geringer oder werden als Symptome einer bekannten Cholelithiasis, chronischen Obstipation oder rheumatischen Erkrankung, vom alternden Menscen, evtl. auch von seinen Ärzten bagatellisiert. Auch die *objektiven* Symptome sind weniger eindrucksvoll; lebhafte, stark beeindruckende Hyperperistaltik des jüngeren Ileuspatienten fehlt oft, bei einer Durchwanderungsperitonitis vermißt man meist die Bauchdeckenspannung, ebenso Fieber und Leukocytose. Geringere Beschwerden und diskrete Symptome verzögern die Klinikeinweisung. Das Fehlen der Dramatik und die Möglichkeit, daß beim alten Menschen eine Obstipation mit Koprostase einen kompletten Ileus vortäuschen kann, verführen den Arzt gelegentlich zu langen konservativen Therapieversuchen. Die Sterblichkeit aber ist abhängig von der Ileusdauer bis zur Therapiebeginn und nicht vom Ausmaß der Beschwerden.

Auch die Häufigkeit verschiedener *Ileusursachen* ändert sich mit dem Alter. In der deutschsprachigen Literatur stehen Hernien an erster Stelle, gefolgt von Tumoren und Adhäsionen. In der amerikanischen Literatur ist ein kontinuierlicher Anstieg von Adhäsionen und Briden, offensichtlich eine Folge der Operationsfreudigkeit, bei kontinuierlichem Rückgang der Hernien feststellbar (Waldron u. Hampton, 1961). Abweichend hierzu ist in unserem Krankengut der letzten 9 Jahre der Darmtumor — und zwar vor allem das Coloncarcinom — die häufigste Ileusursache im Alter; dieser geht die Zunahme der Coloncarcinome im Gesamtkrankengut parallel.

An zweiter Stelle stehen die Briden und Adhäsionen. Bis zum 50. Lebensjahr sind sie die häufigste Ileusform. Sie sind meist relativ leicht zu operieren, oft genügt nur ein Scherenschlag um den Strang zwischen massiv überblähtem Dünndarm und dem poststenotischen Hungerdarm zu durchtrennen. Invaginationen beobachteten wir nur im ersten Lebensjahrzehnt. Der Volvolus scheint nach unseren Beobachtungen eine Domäne des mittleren Lebensalters zu sein. Auch diese Ileusursachen sind bei der Operation meist leicht und rasch zu beseitigen.

Incarcerierte Hernien sind, wie Geschwülste, eine typische Ileusursache des alten Menschen. Bei unter 50jährigen führen diese Incarcerationen offenbar so schnell zur Operation, daß sie als Ileusursache selten in Frage kommen. Mit zunehmendem Alter nehmen auch die Operationen am Darm selbst, also Resektionen bei incarcerierten Hernien zu. Aus beiden Beobachtungen läßt sich indirekt auf eine Zunahme der Anamnesedauer beim alten Menschen schließen.

Die Kombination von Obstruktion, Entzündung und Darmparalyse, der Kombinationsileus, hat ebenso wie der Mesenterialinfarkt und der Gallensteinileus im Alter seine besonderen Gefahren.

Früher wurde der Ileus für um so gefährlicher gehalten, je höher das Hindernis im Darmtrakt saß. Die Beobachtungen an unserem Krankengut zeigen, daß prinzipiell die Höhe des Hindernisses eine untergeordnete Rolle spielt. Beim alten Menschen ist die Gefahr bei tiefsitzenden Darmverschlüssen größer als bei hochsitzenden. Die schlechteste Prognose hat ein kompletter Ileus beim Rectumcarcinom.

Welche *Operationen* wurden nun bei unseren Patienten ausgeführt? In der Hälfte der Fälle war eine Darmresektion oder eine Colostomie erforderlich. Es folgte eine große Zahl von Probelaparotomien. Hierbei fand man Peritonitiden, Abscesse, inkurable Darmgangrän, perforierte Divertikel, Peritonealcarcinosen und Darmparalysen. Bei einem Teil dieser Fälle war eine Dekompression des Darmes erforderlich. Es folgen Strangdurchtrennungen und Hernienoperationen (Tabelle 42). Ziel der Therapie ist die Beseitigung oder Umgehung des Hindernisses, der Ausgleich von Flüssigkeits- und Elektrolytverlusten und die Dekompression des überdehnten Darmes.

Taktisch geht man am besten folgendermaßen vor: Während der sogleich eingeleiteten bilanzierten Infusionstherapie versuchen wir durch Einlegen einer Sonde und mechanisches und medikamentöses Abführen den Darm zu dekomprimieren und die Koprostase

	n	%	**Tabelle 42.** Ileus, Operationen (n = 278)
Strangdurchtrennung bzw. Adhaesiolyse	45	16,2	
Herniotomie	36	12,9	
Laparotomie	48	17,3	
Darmresektion	70	25,2	
Colostomie	67	24,1	
Enterostomie	26	9,4	
Detorsion	9	3,2	
Desinvagination	1	0,4	

zu beseitigen. In einem Teil der Fälle, gerade bei alten Patienten, ist gelegentlich damit der Ileus behandelt. Das Absetzen von Stuhl beweist jedoch nicht die Beseitigung des Ileus. Eine genaue Kontrolle der Befunde einschließlich des Röntgenbildes und der Laborwerte ist deswegen erforderlich. Während der Vorbereitung und der Basistherapie komplettieren wir die Diagnostik und bereiten den Patienten zur Operation vor, die bei Mißlingen der konservativen Therapie möglichst bald erfolgen muß. Ein Zeitraum von 3 bis höchstens 6 Std nach der Klinikaufnahme sollte nicht überschritten werden.

Die Operationssterblichkeit geht sprunghaft in die Höhe, wenn der Darm eröffnet und abgesaugt werden mußte, noch höher, wenn reseziert wird. Dies geht aus unseren Beobachtungen und aus der Literatur eindeutig hervor (Mengel u. Mitarb., 1971). Intraoperativ ist deshalb der kleinste Eingriff, der den Darmverschluß beseitigt, sinnvoll. Im Idealfall ist dies eine Bridendurchtrennung oder eine Detorsion; bei anderen Kranken ist eine genügend große Darmfistel oder eine Enteroanastomose erforderlich. Nur in besonderen Fällen soll man resezieren.

Bei der Entscheidung der Frage, ob man den Darm intraoperativ durch Absaugen dekomprimieren soll, muß bedacht werden, daß ein überblähter Darm oft innerhalb kurzer Zeit sich wieder mit Flüssigkeit füllt. Was traumatisierender ist, das Einbringen einer Sonde durch das Duodenum in den Dünndarm oder das Absaugen durch eine Ileotomie, kann man nur von Fall zu Fall entscheiden. Niemals aber soll man die am stärksten geblähte Schlinge dicht vor dem Hindernis eröffnen, sondern stets eine möglichst ungeblähte Darmschlinge weit oral des Stops. Die Nahtstelle wird dann durch eine Nachbarschlinge im Sinne eines Teil-Noble gedeckt (Wangensteen, 1964; von Elzenbaum, 1975; Ileus-Symposion, 1976). In zwei verzweifelten Situationen haben wir eine Miller-Abbott-Sonde durch eine obere Jejunumschlinge eingelegt und diese Schlinge im Sinne eines Witzel-Kanals versorgt, durch den dann die Sonde herausgeleitet werden konnte. In beiden Fällen mit Erfolg.

Es ist dies nicht der Ort, um Prinzipielles über das Einlegen von Drainagen zu sagen. Soviel muß festgehalten werden: das Peritoneum als Ganzes können wir aufgrund der Anatomie nicht drainieren. Eine Drainage zwischen den Darmschlingen oder quer durch den Bauchraum verlegt, muß zu Komplikationen führen. Eine Drainage ist nur dann sinnvoll, wenn sie in einer Absceßhöhle subhepatisch oder am tiefsten Punkt des kleinen Beckens, also im Douglas-Raum liegt. Auch in beiden Flanken läßt sich ein Drain plazieren. Hier kann es auch zur Sicherung einer dort gelegenen Anastomose dienen.

Welche *Schlußfolgerungen* ergeben sich aus diesen Beobachtungen für die Therapie?
1. Auch der Ileusverdacht sollte zur Klinikaufnahme führen.
2. Rasche Diagnostik, die mit der präoperativen Therapie korreliert werden muß, ist anzustreben.
3. Möglichst frühzeitige Operation, nach Versuch, die Homöostase durch gezielte Infusionstherapie wieder herzustellen, möglichst innerhalb von 3—6 Std.
4. Der kleinste zum Erfolg führende Eingriff ist im Alter stets anzustreben.

5. Die Summe unserer Maßnahmen muß geeignet sein, einen postoperativen erneuten
   Ileus zu vermeiden, denn nichts hat eine höhere Mortalität, als ein Ileus nach Ileus-
   operation.
   Schließlich muß man hervorheben, daß eine *Ileusprophylaxe* möglich und auch dringend nötig ist. Denn prophylaktische Maßnahmen sind sicherlich in der Lage, manchem
alten Menschen einen Ileus zu ersparen. Wodurch kann dies erreicht werden?
1. Durch prinzipiell sorgfältigstes, atraumatisches Operieren bei allen, auch den kleinsten
   Operationen im Bauchraum. Nicht selten verdecken kleine kosmetische Hautschnitte
   große Traumatisierungen in der Tiefe des Abdomens.
2. Durch selektive Hernienchirurgie im Alter. Die früher gültige Regel, daß eine Hernie
   jenseits des 60. Lebensjahres nicht mehr operiert werden soll, haben wir seit Jahren
   verlassen und, wie andere Autoren, in einer großen Serie keinen Patienten verloren.
   Andererseits ist der Ileus durch eine incarcerierte Hernie mit einer Sterblichkeit von
   39% belastet (Hess, 1975).
3. Alle – auch vorübergehende Subileuszustände und Obstipationen – bedürfen der
   diagnostischen Abklärung, nicht nur aus ileusprophylaktischen, sondern auch aus
   Gründen der Früherkennung eines Carcinoms.

Über die Ursachen des Ileus beim alten Menschen und seine Behandlung

von E. Schirmer

Aus den Städtischen Kliniken Dortmund, Chirurgische Abteilung

Die Ursachen des Altersileus im Krankengut unserer Klinik stimmen im wesentlichen mit den Mitteilungen des vorausgegangenen Hauptvortrages überein.

Um Wiederholungen zu vermeiden, soll in unserem Beitrag eine spezielle Form des Ileus und eine moderne Form der Behandlung besprochen werden (Abb. 15).

Nicht selten finden sich übergroße Narbenhernien bei alten Patienten, die häufig einen Begleitileus aufweisen. Immer wieder werden Incarcerationen beobachtet, die dann zur Notoperation mit manchmal kaum lösbaren Schwierigkeiten zwingen. Die unzureichende operative Versorgung der Hernien hat immer wieder ein Narbenbruchrezidiv zur Folge, das dann vielfach überhaupt nicht mehr chirurgisch angegangen wird.

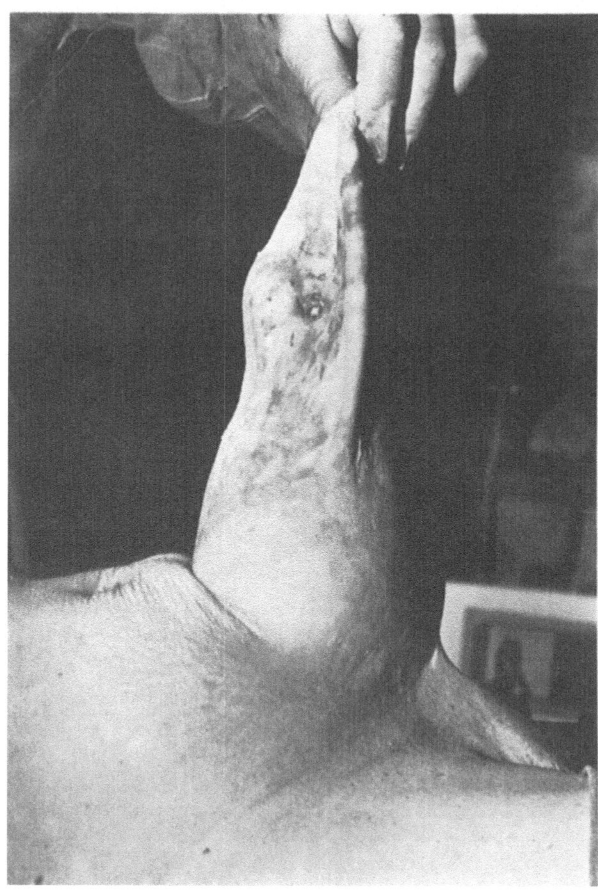

Abb. 15

195

Die Schwierigkeit einer Bruchoperation liegt in einer zuverlässigen und stabilen Vereinigung der Bauchwand. Um dies zu erreichen, sind immer wieder Versuche unternommen worden, mit Kunststoffimplantaten eine Stärkung der Bauchdecken zu erzielen. Überwiegend haben diese Versuche jedoch enttäuschende Ergebnisse gebracht, da sich die Implantate nicht selten infizierten und abgestoßen wurden. Rezidivhernien waren die häufige Folge dieser durch die Implantate verursachten Infektionen.

Gute Handlichkeit, Festigkeit, geringe Gewebsreaktionen, Induktion einer starken fibroplastischen Aktivität und gute Infektionstoleranz sind die Anforderungen, die an das Material gestellt werden müssen. Diese Anforderungen werden heute weitgehend von Metallnetzprothesen erfüllt, so daß wir in den vergangenen 2 Jahren dazu übergegangen sind, alle übergroßen Bauchnarbenbrüche mit derartigen Prothesen zu versorgen. Wir gehen dabei so vor, daß wir nach Präparation des Bruchsackes die Bauchdecken rekonstruieren und meist mit durchgreifender Naht verschließen (Abb. 16).

Anschließend wird die Stahlnetzprothese epifascial in einem Abstand von 2—4 cm neben der Naht fixiert. Bei großer Wundfläche legen wir subcutan eine Redon-Drainage ein. Danach erfolgen Subcutan- und Hautnähte (Abb. 17). Die Prothesen können auch intra- und präperitoneal gelegt werden. Eine gute Hilfe leisten die Stahlnetzprothesen auch dann, wenn ein Verschluß der Bauchdecken nicht möglich ist, also eine Dehiscenz bleibt. In diesem Fall wird eine Überbrückung mit der Prothese vorgenommen. Prothese und ihre bindegewebige Durchwachsung bilden dann häufig eine ausreichende Festigung

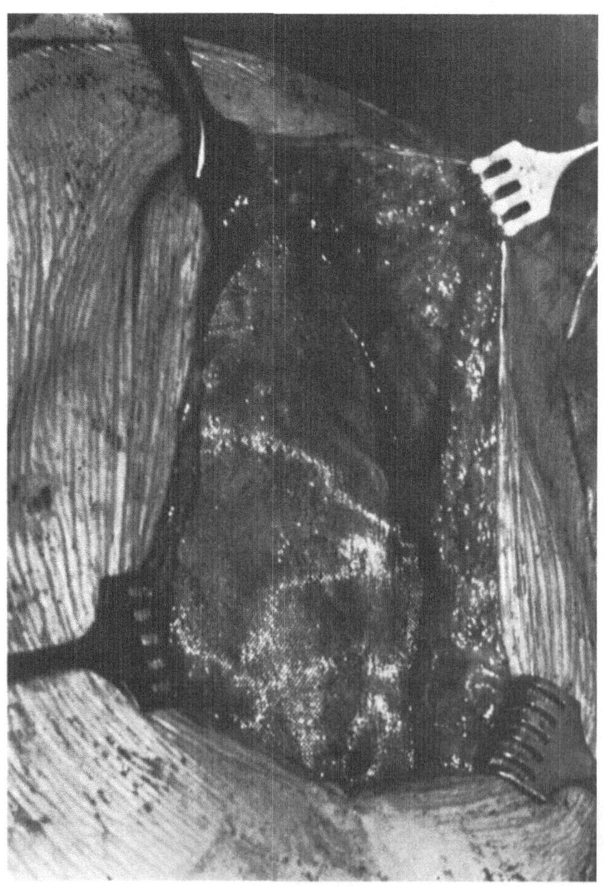

Abb. 16

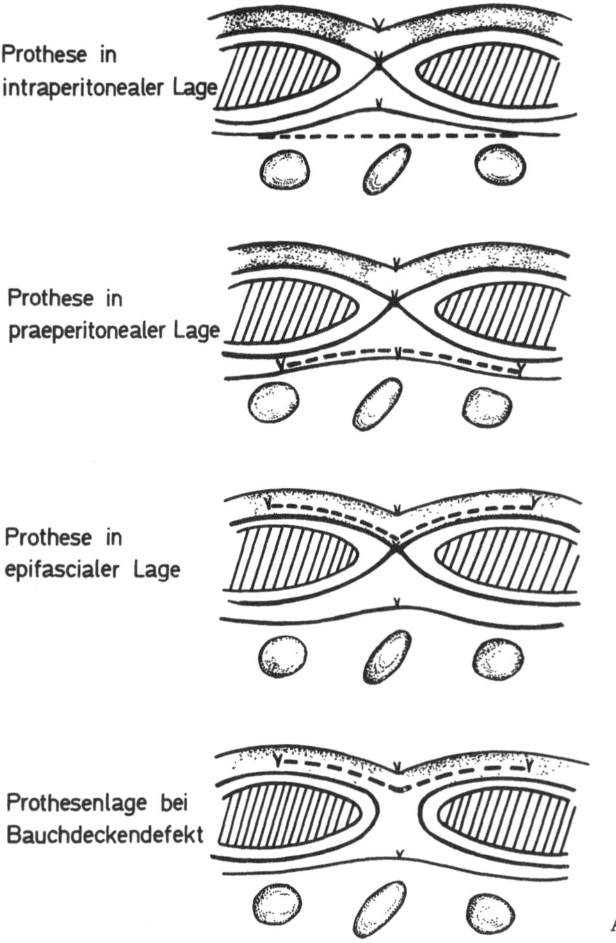

Abb. 17

im Bereiche der Dehiscenz. Die bei uns bisher durchgeführten Operationen mit Stahlnetzprothesen haben gute Ergebnisse gebracht und in allen Fällen eine bessere Festigung und Stärkung der Bauchwand bewirkt als bei Verschluß ohne Prothese. Nur einmal erlebten wir eine Infektion des Implantates, die ohne Entfernung der Prothese zur Ausheilung kam. Auch in diesem Fall wurde eine ausreichende Festigung der Bauchdecke erzielt. In diesem Zusammenhang weisen wir darauf hin, daß infizierte Prothesen nicht primär entfernt werden sollten. Es kommt auch bei ihnen häufig noch zu einer bindegewebigen Durchwachsung und Überziehung mit Granulationsgewebe und Abheilung der Prothese.

Wir glauben, daß mit den heute verfügbaren Metallnetzprothesen eine Möglichkeit gefunden wurde, bessere Ergebnisse in der Narbenbruchbehandlung zu erzielen, die dazu berechtigen, auch bei älteren Patienten die Narbenbruchoperation häufiger vorzunehmen, um so die Gefahr eines komplizierten Ileus herabzusetzen. Langzeitergebnisse liegen uns noch nicht vor. Über sie soll zu einem späterem Zeitpunkt berichtet werden.

Geriatrische Krebschirurgie des Intestinaltraktes – Radikal oder Pallativ?

von R. Winkler

Aus der Chirurgischen Universitätsklinik Hamburg, Abteilung für Allgemeinchirurgie

Carcinome des Intestinaltraktes sind in besonderer Ausprägung Erkrankungen des fortgeschrittenen Lebensalters. Die – wie auch die folgenden – auf der Grundlage des Hamburger Krebsregisters ermittelten Werte weisen aus, daß bei allen Eingeweidekrebsen der Anteil der über 70jährigen über 50% liegt (Tabelle 43). Aufgrund der anhaltenden Überalterung der Bevölkerung wird bei exponentieller Zunahme der Krebshäufigkeit mit dem Lebensalter die Altersverteilung immer ungünstiger. Darüber hinaus ist bei einigen Krebsarten, vorrangig beim Coloncarcinom, geringer auch beim Rectum- und Pankreascarcinom, eine echte und zahlenmäßig bedeutende Zunahme zu verzeichnen, die praktisch ausschließlich die Altersklassen über 60 Jahre betrifft. Teilweise allerdings wird diese Vermehrung durch rückläufige Häufigkeit des Magencarcinoms kompensiert.

Cervix uteri	15,5
Melanom	23,0
lymphat. System	27,5
Corpus uteri	30,0
Adnexe	30,8
Mamma	31,7
Niere	34,3
Struma maligna	40,8
Bronchien	43,5
Haut	44,1
alle Malignome	*45,4*
Oesophagus	52,6
Rectum	53,0
Pankreas	53,2
Harnblase	56,7
Colon	59,6
Magen	59,8
Leber/Galle	61,3
Prostata	67,1

Tabelle 43. Anteil der über 70jährigen in Prozent (nach Hamburger Krebsregister, 1972–1974)

Zu dieser nachteiligen Altersstruktur, auch durch sie begründet, gesellt sich eine überproportinonal ungünstige Tumorstadienverteilung, die für die wichtigsten Organe Magen, Colon und Rectum 55–41% prognostisch inkurable Stadien aufweist (Tabelle 44). Andererseits bedürfen die intestinalen Carcinome aufgrund obstruktiven Wachstums, Blutungsbereitschaft, Penetration oder Perforation fast regelmäßig therapeutischer Intervention. Diese ist nach dem Stand der Dinge derzeit praktisch ausschließlich chirurgisch (Tabelle 45). Angesichts ihrer Nebenwirkungen, der geringen Ansprechquoten und günstigstenfalls mehrmonatigen Remissionen ist die Chemotherapie im hohen Alter z.Z.

		Tabelle 44. Prognostisch ungünstige Tumorstadien (Summe aus Stadium III und IV nach Hamburger Krebsregister, 1972–1974)
Haut	4,9%	
Corpus uteri	15,5%	
Mamma	19,7%	
Oesophagus	24,6%	
Harnblase	25,8%	
Cervix uteri	26,7%	
Prostata	30,9%	
Struma maligna	31,3%	
Melanom	34,3%	
lymphat. System	36,4%	
alle Malignome	*37,0%*	
Rectum	40,7%	
Niere	41,0%	
Colon	43,3%	
Magen	54,5%	
Bronchien	55,4%	
Adnexe	66,3%	
Pankreas	66,9%	
Leber/Galle	69,6%	

prognostisch nicht kurativ operabel:
Stadium III = Einbruch in Nachbarorgane und/oder ausgedehnte Lymphknotenansiedlungen (= $T_4 N_x M_O$)
Stadium IV = Fernmetastasen (= $T_x N_x M_1$)

		Tabelle 45. Therapeutische Alternative (Nicht-operative Behandlungsverfahren in Prozent)
Leber/Galle	1,5%	
Colon	1,5%	
Magen	1,8%	
Rectum	3,4%	
Pankreas	3,5%	
Bronchien	16,5%	
Haut	18,2%	
Harnblase	29,6%	
alle Malignome	*34,4%*	
Niere	36,7%	
Cervix uteri	44,6%	
Mamma	45,3%	
Corpus uteri	47,5%	
Struma maligna	48,9%	
Adnexe	51,4%	
Melanom	52,0%	
Lymphat. System	60,6%	
Prostata	72,3%	

Erstbehandlungsmaßnahmen gemäß Hamburger Krebsregister

indiskutabel. Als therapeutische Alternative verbleibt für einige Carcinomlokalisationen allein die Strahlentherapie. Hier allerdings eröffnen sich in Verbindung mit palliativ-chirurgischen Maßnahmen beachtenwerte Lösungen.

Wenn also die Notwendigkeit operativer Intervention zwingend ist, so stellt sich die taktische Alternative zwischen radikalem oder palliativem Vorgehen. Eine Radikaloperation ist aber nur dann vertretbar, wenn bei tolerablem Operationsrisiko die Prognose in größerem Umfang kurative Dimensionen erreichen kann. Dies ist mit Wahrscheinlichkeit jedoch nur beim Colon- und Rectumcarcinom, mit Einschränkung beim distalen Magencarcinom, der Fall. Für alle übrigen Lokalisationen steht das Operationsrisiko beim alten Menschen in einem so krassen Mißverhältnis zu dem Erreichbaren, daß von vornherein alternative Lösungen gesucht werden müssen. Diese vielleicht überspitzt klingende Forderung soll durch die tatsächlichen Verhältnisse in der Praxis *ohne* Berücksichtigung des Altersfaktors unterstrichen werden. Setzt man die Zahl der Radikaloperationen zu palliativen und explorierenden Eingriffen sowie der Operationsquote in Beziehung, so ergeben sich allein für das Colon und Rectum Werte, die eine Übertragung radikaler Forderungen auf die Alterschirurgie rechtfertigen (Tabelle 46). Doch auch für das Rectum-

Tabelle 46. Operativ-therapeutischer Index (I_{Op})

$$I_{Op} = \left[\frac{N_{Rad}}{N} + \frac{N_{Rad}}{N_{Pall} + N_{Expl}} \right] \cdot X_{Op}\%$$

Mamma	717,2	(65,5)[a]
Haut	491,0	
Corpus uteri	294,5	(37,0)[a]
Corpus uteri	294,5	(37,0)[a]
Niere	267,9	
Adnexe	188,5	(14,4)[a]
Rectum	187,3	(45,5)[a]
Colon	174,6	(38,1)[a]
Struma maligna	164,8	
Cervix uteri	154,3	(38,7)[a]
alle Malignome	*129,8*	
Melanom	111,8	
Harnblase	108,9	(11,6)[a]
Magen	107,3	(16,3)[a]
Prostata	61,6	
Oesophagus	57,5	
Leber/Galle	50,1	
lymphat. System	24,9	
Bronchien	13,7	(3,0)[a]
Pankreas	9,7	(22,3)[a]

N_{Rad} = Zahl der Radikaloperationen,
N = Gesamtzahl der Carcinompatienten,
N_{Pall} = Zahl der Palliativoperationen,
N_{Expl} = Zahl explorativer Operationen,
$X_{Op}\%$ = Gesamtoperationsquote in Prozent

[a] Index beim Wiederholungseingriff

carcinom wollen wir bei über 80jährigen Einschränkungen machen, wenn eine Amputation erforderlich werden sollte. Die verstümmelnden Auswirkungen dieses vergleichsweise risikoreichen Eingriffs lassen sich durch transanale Tumorreduktion und Nachbestrahlung in der Regel umgehen. Die vor Jahresfrist hier vorgestellten Ergebnisse dieses risikolosen Procedere mit zufriedenstellender Lebensqualität, guter bis sehr guter Tumorpalliation, regelhafter Vermeidung der Kunstafteranlage und deutlicher Lebensverlängerung haben sich in der Folge so bestätigt, daß wir nunmehr hierin das Wahlverfahren für das Rectumcarcinom der Greise erblicken.

Für das Oesophaguscarcinom zeichnet sich mit der endoskopischen Plazierung eines
Clestin-Tubus und anschließender Nachbestrahlung eine risikoarme, qualitativ befriedigende Lösung ab, die konkurrierenden Verfahren überlegen scheint und die deprimieren-
de Anlage einer gastralen Ernährungsfistel entbehrlich macht. Auch für Krebse mit Obstruktion der Duodenalpapille kann die endoskopische Papillotomie eine einfache und
schnelle Hilfe werden.

Für die übrigen Situationen verbleiben die klassischen Umgehungsoperationen. Hier
ist angesichts des langsamen Wachstums der Alterskrebse besonderes Gewicht auf die
Wahl des Interventionszeitpunktes zu legen, da vielfach unverkennbar der operative Eingriff zu einer Wachstumsacceleration führt.

Welche große praktische Bedeutung derartige Überlegungen haben, sollen einige
letzte Zahlen belegen. Allein in Hamburg wurden von 1956 bis 1974 22176 intestinale
Carcinome bei über 70jährigen erfaßt, 7424 bei über 80jährigen; das sind im Jahresmittel
1167 bzw. 391 Kranke. Ohne eines weiteren Kommentars zu bedürfen, sagen allein diese
Zahlen, wie sehr wir einfacher und zumutbarer Therapieangebote bedürfen, wie dringend
aber auch derartige im Ansatz erkennbare Anstrengungen zu fördern sind (Tabelle 46).

Früh- und Spätdiagnose der Darminfarzierung in der geriatrischen Bauchchirurgie

von R. Bohnsack, C. Pelzer und F. Gerlach

Aus der Chirurgischen Klinik und der Radiologischen Klinik des Knappschafts-Krankenhauses, Universitätsklinik der Ruhr-Universität Bochum

Trotz der großen Erfolge der Gefäßchirurgie in der Behandlung der aktuen und chronischen Verschlüsse der peripheren Arterien stellt der akute arterielle Verschluß der Eingeweidegefäße, besonders der Arteria mesenterica superior, ein noch nicht gelöstes Problem dar, meist mit fatalem Ausgang.

Wird der akute Verschluß der übrigen Baucharterien, bedingt durch den guten Kollateralreislauf, meist ohne Folgen toleriert, so führt die Verlegung des Hauptstammes der Arteria mesenterica superior oder der Randarkade mit den Vasa recta immer zu Ischämie, wie schon Litten (1875) nachwies.

Die Letalität liegt nach Angaben in der Literatur (Ottinger u. Husten, 1967; Giessler u. Mitarb., 1973; Bergan u. Mitarb., 1975) auch heute noch bei über 80%. In unserem Krankengut, das im Zeitraum von 1975 bis zum 31. 8. 1978 16 Fälle umfaßt, beträgt sie 81,3%.

Die hohe Letalität erklärt sich einmal durch das Alter der Patienten, das bei uns 69,7 Jahre im Durchschnitt betrug, durch die bestehenden, als Ursache anzusehenden Vorerkrankungen, zum anderen durch das zu lange Intervall zwischen Krankheitsbeginn und der Operation.

Da der embolische Arterienverschluß am häufigsten vorkommt, muß in der Anamnese z. B. nach durchgemachten Herzinfarkten, Herzrhythmusstörungen, Herzfehlern, Endokarditiden und schon früher abgelaufenen Embolien gesucht werden. Erhebliche Adipositas, cerebro-vasculäre Insuffizienz, Diabetes mellitus sind andere häufige Grundkrankheiten. In unseren Fällen fanden wir 12mal Herzerkrankungen und erhebliche allgemeine Arteriosklerose, 3mal einen insulinpflichtigen Diabetes mellitus und 1mal ein operiertes Magencarcinom in der Vorgeschichte.

Über das klassische Symptom, den krampfartig auftretenden abdominellen Schmerz, begleitet von einer mehr oder weniger stark ausgeprägten Hypotension, wurde von 93,7% der Patienten geklagt (Slater u. Elliott, 1972). Der Schmerz wurde diffus empfunden oder in den rechten Unterbauch lokalisiert. Als Tastbefund fand sich bei allen Patienten ein Druckschmerz, bei über der Hälfte mit Abwehrspannung. Diese Befunde werden am häufigsten im Frühstadium gefunden und können als Symptome einer akuten Cholecystitis, als penetrierendes Ulcus ventriculi oder duodeni wie Pankreatitis u.a. fehlgedeutet werden.

Zum späteren Zeitpunkt werden die abdominellen Schmerzen geringer und dumpfer, die Peritaltik spärlicher. Zeichen eines paralytischen Ileus lagen bei 2/3 der Patienten vor.

Weitere Symptome wie Übelkeit und Erbrechen hatten 48,8%, Durchfälle 43,8%, blutige Stühle 25% der Patienten. Die Leucocytose wird als wichtiger Hinweis angesehen (Ottinger u. Husten, 1967; Pierce u. Brockenbourgh, 1970; Richter u. Hain, 1976). Sie bestand mit Werten von über 12000 in 81,3%, das Hämatokrit von 50 und mehr, bedingt durch Flüssigkeitssequestrierung in 68,8%.

Zu erwähnen ist, daß Jamieson u. Mitarbeiter (1975) wie Brooks u. Carey (1973) tierexperimentell im Frühstadium des Mesenterialinfarktes eine metabolische Acidose

mit einem pH zwischen 7,27 und 7,34 und einem Base-Exceß von über 10 feststellten,
ebenso ein um das Doppelte erhöhten Serumphosphat-Spiegel, Befunde wie sie normalerweise nicht bei anderen akuten Ereignissen im Abdomen gefunden werden.

Röntgenologisch boten 11 Patienten bei der Abdomenübersicht das Bild des Ileus; das
Bild des sog. leeren Darmes, also das Fehlen von Darmgasen, konnten wir nicht finden,
ebenso nicht wie die in der Literatur von Stewart (1963) beschriebenen Gasansammlun-
gen in der Vena porta im späteren Stadium. 6mal wurde unser Verdacht auf akuten Mesenterialverschluß durch die hohe lumbale oder retrograde Katheteraortographie erhärtet
(Abb. 18 u. 19).

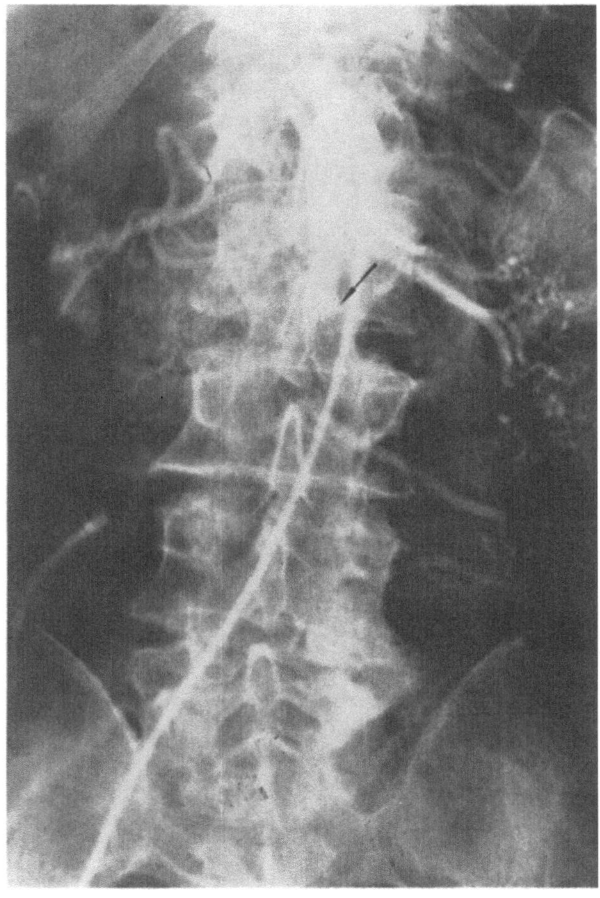

Abb. 18. Embolischer Verschluß des Hauptstammes
der A. mesenterica superior

Man sollte zur Klärung der Diagnose diese Methode großzügiger anwenden, zumal sie
eine sichere Unterscheidung erlaubt zur Mesenterialvenenthrombose, was klinisch häufig
sehr schwierig sein kann (Slater u. Elliott, 1972; Giessler u. Mitarb., 1973; Richter u.
Hain, 1976).

Steht diese diagnostische Methode nicht zur Verfügung, sollte in jedem Falle bei Verdacht laparotomiert werden, da auch noch erfolgreiche Revascularisierungen mit oder
ohne Darmresektion beschrieben wurden, noch nach über 16 Std lang bestehenden Darm-
ischämien (Bergan u. Mitarb., 1975).

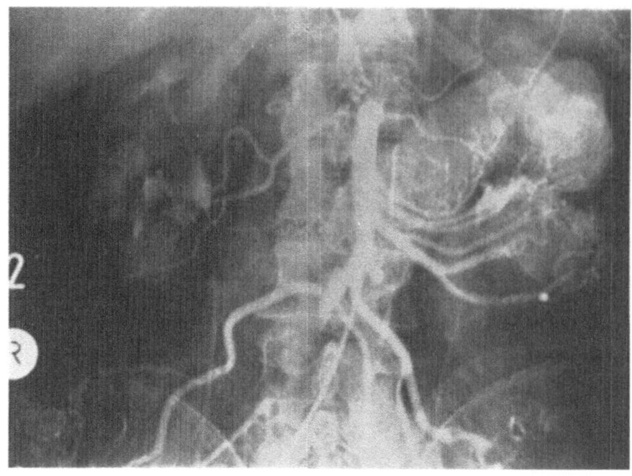

Abb. 19. Tiefer embolischer Verschluß der A. mesenterica superior

Vom Auftreten der ersten Symptome bis zur Operation wurden in den ersten 12 Std 2 Patienten laparotomiert, im Intervall von 13−14 Std 5 Patienten, nach über 24 Std 9 Patienten (Tabelle 47).

7mal mußte die Operation als Probelaparotomie beendet werden, da die akute Ischämie zu einer Gangrän mit schwerer Peritonitis geführt hatte. Bei 4 Patienten wurde der

Tabelle 47. Akuter Mesenterialinfarkt (n = 16)

	Zeitintervall		
	1−12 Std	13−24 Std	über 24 Std
Anzahl (n = 16)	2	5	9
Exitus		4	9
Überlebt	2	1	
Probelaparotomie			7
Darmresektion	2		2
Embolektomie + Darmresektion		5	
Re-Laparotomie		2	

gangränöse Darm reseziert, 2 davon verstarben, 2 überlebten. 5 Patienten wurden embolektomiert oder thrombektomiert und der minder durchblutete Darm reseziert, 4 verstarben, 1 überlebte.

Bei den Laparotomien fanden wir 9mal eine Embolie und 6mal eine Thrombose, aufgrund einer Arteriosklerose als Ursache des Verschlusses, 1mal eine Kompression durch einen Tumor. In 43,8% waren Dünn- und Dickdarm ischämisch, in 56,2% nur der Dünndarm (Abb. 20).

Insgesamt verstarben von den 16 Patienten 13.

Der postoperative Verlauf bei den 3 Patienten, die überlebten, war völlig komplikationslos, bei den anderen Patienten waren die Todesursachen Reinfarkt, carcio-pulmonale Insuffizienz sowie schwere toxische Peritonitis.

Zur Relaparotomie waren wir in 2 Fällen gezwungen.

Ob die großzügig gehandhabte Relaparotomie als Kontrolle der Durchblutung wirklich die Letalität senken kann, wie z.B. Bergan u. Mitarb. (1975) und Ottinger und Husten

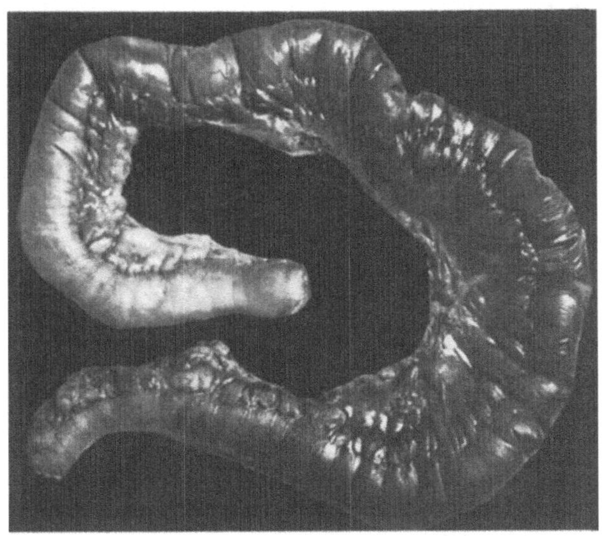

Abb. 20. Gangränöses Dünndarmsegment, Resektionspräparat

(1967) glauben, wagen wir zu bezweifeln. Zum einen halten wir es nicht für verantwortlich, nicht sicher durchblutete Darmsegmente zu belassen, zum anderen sollte man das Trauma des Zweiteingriffes nicht unterschätzen.

Die Letalität kann nur durch das rechtzeitige Operieren in den ersten 6–8 Std gesenkt werden.

Problematik des Leisten- und Schenkelbruches im fortgeschrittenen Lebensalter — Komplikationen und Operationsindikation

von G. Florack, D. Moschinski und H.R. Mahmud

Aus der Chirurgischen Universitätsklinik A Düsseldorf

Leistenbruchoperationen gehören zu den häufigsten Eingriffen einer chirurgischen Klinik und zum Standardrepertoire eines jeden Chirurgen. Daß im höheren Lebensalter die Problemstellung zunimmt, soll unser Erfahrungsbericht über Patienten mit Brüchen der Leistenregion aufzeigen, die während eines 18jährigen Beobachtungszeitraumes (1960–1977) an der Chirurgischen Universitätsklinik Düsseldorf stationär behandelt wurden.

Das Krankengut umfaßt 797 operierte Patienten jenseits des 60. Lebensjahres, die teilweise doppelseitige Hernien aufwiesen oder wegen Rezidivbrüchen operiert werden mußten, so daß insgesamt 955 operative Eingriffe resultieren.

Hernien traten bei männlichen Patienten mit 761 Fällen gegenüber 194 bei weiblichen Patienten deutlich vermehrt auf. Allerdings zeigt deren Altersverteilung in den höheren Lebensabschnitten ein Absinken, während Hernien beim weiblichen Geschlecht nahezu konstant häufig vorkommen; ebenso ist eine Verschiebung der Relation von Leisten- und Schenkelhernien zu registrieren (Tabelle 48).

Tabelle 48. Altersverteilung

	60–64	65–69	70–74	75–79	80–84	85–89	> 90
Leistenhernie, indirekt	178	117	82	33	18	9	1
Leistenhernie, direkt	144	90	43	24	9	5	–
Leistenhernie, kombiniert	26	12	8	3	–	–	1
	348	219	133	60	27	14	2
Schenkelhernie	39	29	3	27	19	3	2
Summe	387	248	166	87	46	17	4 = 955

Hinsichtlich der Seitenlokalisation fanden wir ein Überwiegen der rechten gegenüber der linken Seite sowohl bei Männern wie bei Frauen, unabhängig von den Bruchformen, in einem Verhältnis von 3:2. 438 (= 45,9%) der Patienten hatten eine indirekte Leistenhernie, diese war damit die häufigste Bruchart überhaupt (Tabelle 49). Direkte Leisten-

Tabelle 49. Brucharten und Häufigkeit

	♂	♀	N	% der Gesamtzahl	Rezidiv Hernien
LH indirekt	395	43	438	45,9	49
LH direkt	278	37	315	33,0	64
LH kombiniert	48	2	50	5,2	–
Schenkelhernie	40	112	152	15,9	11
	761	194	955	100	124

hernien traten 315mal auf, entsprechend 33%, und waren im Alter deutlich erhöht, verglichen mit einem knapp 20% betragenden Anteil dieser Hernienform bei einem Kollektiv jüngerer Patienten aus unserem Krankengut. Leistenbrüche lagen überwiegend bei männlichen Patienten vor (721 m : 82 w), während bei weiblichen Patienten die Schenkelhernie dominierend war (40 m : 112 w).

Incarcerationen traten bei Schenkelbrüchen, verglichen mit ihrem Anteil am Gesamtkollektiv, weitaus am häufigsten auf (Tabelle 50). Ihr Anteil an der Gesamtzahl der incarcerzierten Hernien beträgt 47,8%.

Tabelle 50. Inkarceration

	Hernien-Gesamt-zahl	♂	♀	N	Bruchart %	Inkarce-ration %	alle Hernien %
LH indirekt	438	63	18	81	18,5	35,5	8,5
LH direkt	315	20	14	34	10,8	14,9	3,6
LH kombiniert	50	4	–	4	8,0	1,8	0,4
Schenkelhernie	152	31	78	109	71,7	47,8	11,4
	955	118	110	228		100,0	23,9

Bei der Analyse unseres Krankengutes mußten wir feststellen, daß 71,7% der operierten Schenkelbrüche incarceriert waren. Trotz raschen operativen Vorgehens mußte eine Dünndarmschlinge bei 20 eingeklemmten Brüchen wegen irreversibler Schädigung reseziert werden; 34mal war die Übernähung eines Defektes ausreichend. In 16 Fällen gelang die Operation über den inguinalen Zugang, als sog. Herniolaparotomie; 21mal war eine zusätzliche meist mediane Unterbauchlaparotomie notwendig. 8mal wurde ausschließlich laparotomiert. Unübersichtliche Verhältnisse beim Vorgehen von inguinal zwingen zwecks exakter Inspektion des Darmes zur zusätzlichen Laparotomie.

Nicht-eingeklemmte Leistenbrüche versorgen wir nach Bassini. Bei schwach ausgebildeten Fascien- und Muskelverhältnissen sowie bei Rezidivhernien erscheint uns die Modifikation nach Hackenbruch sicherer. Die Schenkelhernien wurden in unserem Krankengut sowohl von crural wie auch nach Inguinalisierung verschlossen. Letzteres bietet den Vorteil, daß auch die Leistenbruchpforten eingesehen werden können.

An postoperativen Allgemeinkomplikationen stehen pulmonale Erkrankungen – Bronchitiden, Pleuritiden, Bronchopneumonien und Lungenembolie – und Thrombophlebitiden im Vordergrund. Wundheilungsstörungen zeigen keine eindeutige Alterskorrelation. Sie waren mit 4,6% bei einem Vergleichskollektiv jüngerer Patienten fast genau so häufig wie bei der hier diskutierten Gruppe. Die postoperative Letalität betrug nach unkomplizierten Eingriffen im Alter 0,7% = 5 Patienten. Mit 14% = 32 Patienten war die Letalität bei incarcerierten Hernien demgegenüber wesentlich erhöht (Tabelle 51). Todes-

Tabelle 51. Letalität

Bruchart	nicht eingeklemmt	eingeklemmt
indirekte Leistenhernie	4	13
direkte Leistenhernie	1	5
Schenkelhernie	–	14
Gesamtletalität	5 = 0,7%	32 = 14%

ursachen waren Herz-Kreislauf-Versagen, Bronchopneumonien, Nierenversagen. 11 Patienten verstarben an massiver Lungenarterienembolie.

20mal größere Letalität bei incarcerierten Hernien gegenüber nichteingeklemmten Brüchen — das bedeutet für uns als Schlußfolgerung: Die Indikation zur operativen Versorgung der Leistenhernie sollte großzügig und so früh wie möglich gestellt werden, insbesondere, wenn schon einmal Einklemmungserscheinungen vorgelegen haben oder die Reposition des Bruches sich zunehmend schwieriger gestaltet. Für Schenkelhernien ergibt sich die absolute Operationsindikation, da diese im höheren Lebensalter an Häufigkeit zunehmen und unverhältnismäßig oft incarcerieren.

Gallenchirurgie im höheren und hohen Lebensalter

von A. Rosenthal, D. Stracke und J. Narro

Aus der Chirurgischen Klinik des St. Josef Hospitals, Universitätsklinik der Ruhr-Universität Bochum (Direktor: Prof. D. A. Rosenthal)

Die Zunahme des Gallensteinleidens in den Wohlstandsländern und die Steigerung der durchschnittlichen Lebenserwartung bei Männern auf 68 Jahre und bei Frauen auf 73 Jahre haben den Anteil der Gallenwegschirurgie unter allen Bauchoperationen beträchtlich ansteigen lassen. Er liegt bei 20–30% (Spohn u. Mitarb., 1977).

Bekannt ist die *Häufung von Gallensteinen mit zunehmendem Alter.* Während vom 30.–39. Lebensjahr in 16,5% bei Sektionen Gallensteine angetroffen werden, findet sich in der Altersgruppe von 60–69 Jahren eine Häufigkeit von 52,1% (Güthert, 1958). Bis zu 40% der Gallensteinträger erkranken an Komplikationen ihres Leidens (Grill, 1975). In 10–15% liegen neben Gallenblasensteinen auch Gallengangssteine vor. So erklärt es sich, wenn Patienten im hohen Lebensalter am häufigsten wegen eines Gallenblasenempyems oder eines Verschlußikterus infolge Steineinklemmung im Choledochus operiert werden müssen. Hinzu kommt die Gefahr, im hohen Alter infolge eines Steinleidens an einem Gallenblasencarcinom zu erkranken. Bei 3/4 bis 4/5 der Fälle von Gallenblasencarcinom werden Gallensteine registriert. Bei Frauen tritt der Gallenblasenkrebs 3–4mal häufiger auf (Eder, 1977).

Der hohe Anteil von Gallenpatienten im fortgeschrittenen Lebensalter wird auch in unserem Krankengut sichtbar. *Von den insgesamt 2448 Gallenwegseingriffen in den letzten 20 Jahren entfallen 1720 auf Patienten unter 60 Jahre und 728 auf über 60 Jahre* (Tabelle 52). In beiden Altersstufen überwiegt der Anteil der Frauen ziemlich übereinstimmend mit fast 79% gegenüber 21% bei den Männern. Grundsätzlich stellt sich bei Eingriffen an den Gallenwegen sowohl bei jüngeren als auch bei älteren und alten Patienten das *gleiche Operationsziel mit Entfernung der Gallenblase und der Gallenwegssanierung unter gleichartiger intraoperativer Gallengangsdiagnostik,* wobei jedoch Unterschiede in der Wahl, dem Ausmaß und Zeitpunkt diagnostischer und therapeutischer Maßnahmen im Hinblick auf den Allgemeinzustand und den örtlichen Befund zu treffen sind.

Unter 60 Jahre		Über 60 Jahre
n_1 = 1720 = 70,3%		n_2 = 728 = 29,7%
		60–69 J.: 542
		70–79 J.: 167
		80–86 J.: 19
1356 = 78,8%	Frauen	569 = 78,2%
364 = 21,2%	Männer	159 = 21,8%

Tabelle 52. Gallenchirurgie im höheren und hohen Lebensalter (Chirurgische Klinik, St. Josef-Hospital, Bochum, Universitätsklinik) Eingriffe gesamt 1958–1977, n = 2448

Hohes Alter an sich bedeutet keine Kontraindikation für eine operative Behandlung. Eine starre, festgelegte Altersgrenze sollte nicht maßgebend sein. Die Frage der Operabilität hängt nicht von der Anzahl der Lebensjahre, sondern vom Allgemeinzustand und der geistigen Verfassung des Kranken ab (Geisthövel, 1957). *Dringend* und *unaufschiebbar* ist die *Laparotomie* bei einer *Gallenblasenperforation* mit galliger Peritonitis. Unter Berücksichtigung des erhöhten Operationsrisikos sollte bei einer akuten Gallenwegserkrankung im hohen Alter die Gallensteinkolik und der cholecystische Anfall differentialdiagnostisch von der Gallenblasenperforation abgegrenzt werden, um eine fehlindizierte Laparotomie zu vermeiden. Ebenso wichtig ist die Unterscheidung der „akuten Galle" von weiteren akuten Krankheitszuständen, wie der Altersappendicitis, dem Mesenterialinfarkt, der rechtsseitigen Nierenkolik, der Bronchopneumonie, dem penetrierenden und penetrierten Ulcus sowie der akuten Pankreatitis.

Grundsätzlich *warten wir bei der „akuten Galle" ab* und operieren, wenn die heftigsten Entzündungszeichen abgeklungen sind und der Patient gründlich durchuntersucht und zielstrebig vorbehandelt ist. Die durchschnittliche Vorbereitungszeit bei allen unseren Gallenpatienten betrug für die unter 60jährigen 7,5 Tage und für die über 60jährigen 10,1 Tage. Den Wert einer genügend langen Operationsvorbereitung bei alten Patienten haben Kraas u. Mitarb. (1978) hervorgehoben. Bei Patienten, die im Verlauf von 24 Std nach Klinikaufnahme operiert wurden, war die Letalität doppelt so hoch, wie bei Patienten mit längerer Vorbereitungszeit. Sie lag am niedrigsten bei mindestens 6tägiger Vorbereitung. Wir sind keine Anhänger der Frühoperation ohne Aufschub und praktizieren seit einem Zeitraum von 20 Jahren das Verfahren der *verzögerten Frühoperation*, wobei noch unter der gleichen stationären Behandlung nach Abklingen der akuten Phase der Eingriff erfolgt (Encke u. Seufert, 1978). Dies setzt eine sorgfältige Verlaufsbeobachtung mit täglich mehreren klinischen Kontrollen voraus. Tritt unter der gleichzeitigen intensiven Allgemeintherapie keine rasche Besserung ein, so laparotomieren wir umgehend.

Bewährt hat sich bei uns die Eröffnung der Bauchhöhle durch einen Transrectalschnitt oder eine Schrägincision (Kausch, 1911) im rechten Oberbauch. Bei unübersichtlichen Verhältnissen erfolgt die Auslösung der Gallenblase grundsätzlich in orthograder Richtung. Die anschließende Cholangiographie vom Cysticus aus ist eine der wichtigsten intraoperativen diagnostischen Maßnahmen (Tabelle 53). Eine generelle Manometrie wird

Tabelle 53. Intraoperative Maßnahmen

	Unter 60 J. (n = 1720)	Über 60 J. (n = 728)
Cholecystektomie Prograd	1088 = 63,3%	452 = 62,1%
Cholecystektomie Retrograd	579 = 33,7%	179 = 24,6%
Cholangiographie	936 = 54,4%	370 = 50,8%
Choledochoskopie	295 = 17,1%	265 = 36,4%
Choledochotomie	326 = 19,0%	280 = 38,5%
Bougierung der Papille	264 = 15,4%	205 = 28,2%
Transduod. Sphincterotomie	51 = 3,0%	27 = 3,7%
T-Drain	306 = 17,9%	235 = 32,3%
Biliodigestive Anastomose	25 = 1,5%	53 = 7,3%
Biliobiliäre Anastomose	2 = 0,1%	0 = 0

nicht durchgeführt. Die endoskopische Kontrolle des Choledochus ist in vielen Fällen unentbehrlich geworden. Dies erweist sich im höheren Alter in vermehrtem Maße als erforderlich, da bei zunehmendem Alter ein Steinbefall des Choledochus und eine distale Abflußbehinderung durch Papillenstenose oder Tumorocclusion häufiger auftritt. In unserem Krankengut mußte der Choledochus bei den unter 60jährigen in 19% und bei den über 60jährigen in 38,5% eröffnet werden. Zwingt ein eingeklemmter Papillenstein oder eine Papillenstenose zu einer transduodenalen Sphincterotomie, so entschließen wir uns auch im höheren Lebensalter zu einer solchen Erweiterung des Eingriffs, die Häufigkeit betrug 3,7%. Prinzipiell wird nach der Choledochotomie eine T-Drain eingelegt; es schützt vor Nahtinsuffizienz, Fistelbildung und Relaparotomien. Das T-Drain gibt uns zudem die

Möglichkeit zur postoperativen Kontrollcholangiographie. Jede Laparotomie beenden wir mit der Naht des Gallenblasenbetts und dem Einlegen eines Bauchhöhlendrains. Größere Choledochusdefekte und Gallenabflußbehinderungen durch langstreckige, gutartige Stenosen versorgen wir mit einer Choledocho-Jejunostomie und Rouxscher Anastomose. Eine Choledocho-Duodenostomie zur Umgehung einer gutartigen Stenose sollte nur auf Ausnahmefälle beschränkt bleiben. Sie ist aber nach wie vor beim tumorbedingten Verschlußikterus ein wirkungsvolles und risikoarmes Ableitungsverfahren.

Mit zunehmendem Alter steigt die Komplikationsrate beim Gallensteinleiden und damit die Zahl der erweiterten Eingriffe, wodurch das Operationsrisiko beträchtlich zunimmt. Der prozentuale Anteil der erweiterten Eingriffe liegt bei den unter 60jährigen bei 18% und beträgt bei den über 60jährigen 43,7%. Intraoperativ konnte das Vorliegen einer Cholecystolithiasis bei der jüngeren Altersgruppe in 92,3% und bei den Patienten im höheren und hohen Alter in 82,7% bestätigt werden (Tabelle 54). Das Vorkommen einer Choledocholithiasis erhöhte sich bei den genannten Altersgruppen von 11,6% auf 25,9%. Besonders hervorzuheben ist analog der Altersgruppierung der Anstieg des Tumorbefalls der Gallenwege von 2% auf 11,3%. Hinsichtlich der Häufigkeit des Empyems und des Hydrops lassen sich bei beiden Gruppen keine wesentlichen Unterschiede feststellen. Die Operationen wurden von 41 Operateuren durchgeführt.

Tabelle 54. Intraoperative Befunde

	Unter 60 J. (n = 1720)	Über 60 J. (n = 728)
Cholecystolithiasis	1588 = 92,3%	602 = 82,7%
Choledocholithiasis	199 = *11,6%*	184 = *25,9%*
Empyem	179 = 10,4%	94 = 12,9%
Hydrops	115 = 6,7%	42 = 5,8%
Perforationen/Fisteln	30 = 1,7%	27 = 3,7%
Peritonitis (eitrig/gallig)	34 = 2,0%	82 = *11,3%*

Bei 2448 Eingriffen an den Gallenwegen verstarben 76 Patienten, das entspricht einer Gesamtletalität von 3,1% (Tabelle 55). Unter 60 Jahren verstarben 22, das sind 1,3%. Von den über 60jährigen verstarben 54, das sind 7,4%. Der prozentuale Anteil der verstorbenen Männer liegt gegenüber den Frauen in beiden Altersgruppen beträchtlich höher, besonders bei den über 60jährigen. Während im 6. Dezennium die Letalität allgemein noch 3,9% beträgt, steigt sie im 7. und 8. Dezennium auf 15% bzw. 42,1% an (Fux u. Mitarb., 1978). Die alleinige Cholecystektomie weist bei den unter 60jährigen eine Letalität von 0,6% auf und bei der höheren Altersgruppe von 1,8% (Tabelle 56). Die zusätzliche Choledochotomie bei der Gallenblasenentfernung läßt die Letalität in beiden Gruppen auf jeweils das Doppelte ansteigen und zwar auf 1,2% bzw. 3,6%.

Dem Bemühen, die Letalität bei der Gallenchirurgie im höheren und hohen Lebensalter weiter zu senken, sind durch die infolge des Steinleidens im Laufe der Jahre entstandenen Schäden Grenzen gesetzt. Eine entscheidende Wende zum unkomplizierten Verlauf des Gallensteinleidens wird erst dann eintreten, wenn sich die frühzeitige Cholecystektomie der Steingallenblase aus prophylaktischen Gründen durchgesetzt hat.

Tabelle 55. Letalität; Gesamt: (n = 2448) 76 = 3,1%

	Unter 60 J. (n = 1720)	Über 60 J. (n = 728)
	22 = 1,3%	54 = 7,4%
Frauen	13 = 1,0% (n = 1356)	31 = 5,5% (n = 569)
Männer	9 = 2,5% (n = 364)	23 = 14,5% (n = 159)

Tabelle 56. Letalität

	Unter 60 Jahre	Über 60 Jahre
Cholecystektomie allein	8 = 0,6% (n = 1394)	7 = 1,8% (n = 388)
Cholecystektomie und Choledochotomie	3 = 1,2% (n = 251)	7 = 3,6% (n = 197)
Cholecystektomie und Empyem	1 = 0,6% (n = 179)	2 = 2,1% (n = 94)
Cholecystektomie und Perforation/Penetration	0 = 0% (n = 30)	2 = 7,4% (n = 27)
Cholecystektomie und Peritonitis	0 = 0% (n = 9)	1 = 6,7% (n = 15)
Tumoren	10 = 29,5% (n = 34)	35 = 42,7% (n = 82)

Probleme der Gallenchirurgie im höheren Lebensalter

von F. Kottmann und G. Dostal

Aus der Abteilung für Allgemeine Chirurgie der Chirurgischen Universitätsklinik und Poliklinik, Klinikum der Gesamthochschule Essen

Vom 1. 9. 71 bis 31. 8. 78 wurden in der Chirurgischen Klinik des Universitätsklinikums Essen 674 Eingriffe bei gutartigen Erkrankungen des Gallensystems durchgeführt. Tabelle 57 zeigt, daß bei 212 von 674 Patienten ein erweiterter Eingriff am Choledochus oder an

Tabelle 57. Eingriffe bei gutartigen Erkrankungen der Gallenblase und Gallenwege (1. 9. 1971–31. 8. 1978)

Eingriff	Anzahl	männl. P. weibl. P.	Rezidiveingriffe	Durchschnittsalter	Letalität
Cholecystektomien	462	101 ♂ 361 ♀	–	45,3 Jahre	1 (0,2%)
erweiterte Gallenwegseingriffe	212	55 ♂ 157 ♀	56 (26%)	62,8 Jahre	12 (5,7%)
	674	156 ♂ 518 ♀	56	50,7 Jahre	13 (1,9%)

der Papille erforderlich war. Das Durchschnittsalter der Patienten mit Komplikationen des Steinleidens lag mit 63 Jahren erheblich über dem der Patienten mit einer einfachen Cholecystektomie (45 J.). Ähnliche Angaben hat Reifferscheid (1975) gemacht. Die einfache Cholecystektomie hatte im Gesamtkrankengut eine ausgesprochen geringe Operationsletalität, 1 Patient von 462 verstarb. Es handelte sich dabei um einen über 65 Jahre alten Patienten mit einem Gallenblasenempyem. Dagegen waren die erweiterten Eingriffe mit 12 Todesfällen bei 212 Patienten (5,7%) belastet. In Tabelle 58 sind die Patienten nach dem

Tabelle 58. Vergleich der Operationsletalität nach Alter und Operation

	Patienten unter 65 J.		Patienten über 65 J.	
	n	Letalität	n	Letalität
Cholecystektomien	398	0 (0%)	64	1 (1,6%)
Erweiterte Gallenwegseingriffe	151	5 (3,3%)	61	7 (12%)
gesamt	549	5 (0,9%)	125	8 (6,4%)

Lebensalter in eine Gruppe unter 65 Jahren und eine Gruppe über 65 Jahren geteilt. Es zeigt sich, daß das Zahlenverhältnis von der einfachen Cholecystektomie zur Anzahl der komplizierten Steinerkrankungen, ausgedrückt in der Zahl der erweiterten Eingriffe, sich von 398 zu 151 (annähernd 3:1) in 64 zu 61 verändert. Waren also in der jüngeren Patientengruppe in gut 1/4 der Fälle erweiterte Eingriffe erforderlich, so ist dies bei den älteren Patienten in 50% der Fall.

Die Operationsletalität ist in beiden Altersgruppen bei der alleinigen Cholecystektomie gering (0 bzw. 1 Todesfall). Bei den erweiterten Gallenwegseingriffen verstarben in
der jüngeren Patientengruppe 5 von 151 Patienten (ca. 3,3%), in der Gruppe der älteren
Patienten waren es dagegen 7 von 61 (12%).

Tabelle 59. Todesfälle nach Galleneingriffen (1. 9. 1971—31. 8. 1978)

	Operationstyp. Todesursache	Andere Todesursachen	Gesamtletalität
Patienten unter 65 J.	5 von 549	kein Patient	5 von 549 (0,8%)
Patienten über 65 J.	3 von 125	5 von 125	8 von 125 (6,4%)

Die Auswertung der Todesursachen der 13 verstorbenen Patienten (Tabelle 59) ergibt,
daß in der Gruppe der jüngeren Patienten alle Todesursachen direkt in Komplikationen
der Operation zu finden sind. In der älteren Patientengruppe verstarben von 8 Patienten
nur 3 an operationstypischen Komplikationen, 5 Patienten kamen infolge anderer Ursachen, die in dem altersbedingten schlechten Allgemeinzustand begründet waren, ad exitum. Es handelte sich bei 2 Patienten um einen Mesenterialgefäßverschluß, bei einem Patienten um einen apoplektischen Insult, einmal um einen Herzinfarkt und einmal um eine
massive Streßulcusblutung.

Im gleichen Zeitraum wurden in unserer Klinik neben den gutartigen Erkrankungen
38 Carcinome der Gallenwege operiert. Tabelle 60 zeigt, daß 26 dieser Patienten über 65

Carcinomsitz	Ges.-Zahl	P. über 65 J.	P. unter 65 J.
Gallenblase[a]	13	10	3
Choledochus	10	7	3
Papille und Pankreaskopf	15	9	6
	38	26	12

Tabelle 60. Carcinome der Gallenwege, Altersverteilung und Lokalisation (1. 9. 1971— 31. 8. 1978)

[a] Bei allen Patienten mit einem Carcinom der Gallenblase
bestand eine langjährige Steinanamnese

Jahre alt waren. Es ist auffällig, daß in der jüngeren Patientengruppe die Carcinome der
Papille und des distalen Choledochus, in der Gruppe der älteren Patienten die Carcinome
der Gallenblase überwiegen. Bei allen Patienten mit Gallenblasencarcinomen fand sich
eine langjährige Steinanamnese.

Diskussion: Die kritische Betrachtung der oben dargestellten Ergebnisse läßt deutlich
werden, daß im höheren Lebensalter die Patienten oft der Operation zugeführt werden,
wenn bereits Komplikationen des Steinleidens im Sinne einer Choledochusbeteiligung auf-
getreten sind. Grözinger und Scharf (1972) weisen darauf hin, daß durch diese Erweiterung des Krankheitsbildes und durch die altersbedingte Beeinträchtigung des Allgemeinzustandes sich das Risiko der Operation bei diesen Patienten beträchtlich erhöht. Wir fanden das in unserem Patientengut bestätigt, wohingegen die einfache Cholecystektomie
auch im höheren Lebensalter nur mit einer relativ geringen Letalität belastet war. Der
hohe Anteil der Carcinompatienten in der höheren Altersgruppe mit einer bevorzugten
Lokalisation des Carcinoms an der Gallenblase verstärkt die u.a. von Hess (1961) geäußer-
te Vermutung, daß die langjährig vorhandene Steinerkrankung eine ursächliche Bedeutung
in der Carcinogenese hat.

Wir möchten deshalb mit unseren Ergebnissen die Bedeutung der Frühoperation des Steinleidens unterstreichen. Das sollte vor allem auch für ältere Patienten Gültigkeit haben, die mit geringem Risiko operiert werden können, solange eine einfache Cholecystektomie die ausreichende operative Maßnahme darstellt. In der Behandlung der Choledocholithiasis beim älteren Risikopatienten scheint sich nach den jüngsten Ergebnissen (Seifert, 1977) eine Möglichkeit der Senkung der Operationsletalität durch die endoskopische Papillotomie anzudeuten.

Frühoperation der akuten Cholecystitis im Greisenalter

von B. Maske

Aus der Chirurgischen Abteilung des Evangelischen Krankenhauses in Oberhausen

Auch heute noch wird von chirurgischer Seite der Operationszeitpunkt der akuten Cholecystitis unterschiedlich beurteilt. Während die einen, aus Gründen eines erhöhten Operationsrisikos, zur Intervalloperation raten (Bartelheimer, 1963; Zukschwerdt, 1963; Ungeheuer, 1976), empfehlen die anderen die Frühoperation in der Anfangsphase der Erkrankung (Essenhigh, 1966; van der Linden u. Sunzel, 1970), mit der man das Auftreten weiterer Komplikationen verhindern könne.

Um die Ergebnisse der Frühoperation beim alten Menschen aufzuzeigen, wurden 37
über 70jährige Patienten untersucht, die in unserem Hause seit 1959 wegen einer akuten
Cholecystitis frühoperiert wurden. Bei 9 Patienten zwang die akute Symptomatik zur So-
fortoperation innerhalb der ersten 24 Std. Bei 13 Patienten wurde die Operation wegen
der Progredienz der Symptome innerhalb der ersten 3 Tage und bei den restlichen 15 Patienten innerhalb der ersten Woche durchgeführt.

Bei der Operation wurden in allen 37 Fällen deutliche akute Entzündungszeichen angetroffen, die von frischen entzündlichen Verklebungen der Gallenblase mit den Nachbar-
organen über gangränös-nekrotisierende Veränderungen bis zur freien Perforation reich-
ten. In jedem Fall lag eine Cholelithiasis und als begleitende Komplikation 11mal ein Hydrops, 10mal ein Empyem, 8mal eine Choledocholithiasis und 2mal eine gallige Perfora-
tionsperitonitis vor. Die Gallenblase wurde bei allen Patienten entfernt, ebenso wurde
immer eine intraoperative Cholangiographie durchgeführt und im Bedarfsfall eine Choledochusrevision. In den letzten Jahren bevorzugen wir die prograde Exstirpation der Gallenblase nach vorherigem Absaugen des Hydrops oder Empyems mit dem Troikartsauger.

Die pathologisch-anatomischen Befunde zeigten in 26 Fällen akute Entzündungsmu-
ster im Sinne der ulcerierenden, phlegmonösen, hämorrhagischen aber auch nekrotisierenden Formen. Bei den restlichen 11 Fällen fanden sich vorwiegend chronisch-rezidivie-
rende und fibrosierende Entzündungszeichen.

5 Patienten verstarben postoperativ. 2 Patienten mit einer galligen Perforationsperi-
tonitis kamen am 1. bzw. 2. Tag, ein weiterer Patient am 27. an einer galligen Peritonitis
bei Papillenstenose ad exitum. An eigentlichen Operationsfolgen starben die übrigen beiden Patienten, der eine im kardiogenen Schock am ersten Tag, der letzte an einer Lungenembolie am 25. Tag.

Unsere Untersuchungen zeigen, daß bei der akuten Cholecystitis auch im Greisenalter
ein aktives Vorgehen gerechtfertigt erscheint. Lebensbedrohende Komplikationen, wie die
Gallenblasenperforation mit nachfolgender galliger Peritonitis, können sich in wenigen
Tagen oder Stunden aus einer akuten ulcerös-nekrotisierenden Cholecystitis entwickeln,
ohne daß deutliche klinische Symptome ein solches Ereignis ankündigen. Bei 2 unserer
verstorbenen Patienten kam selbst die Frühoperation, 2 Tage nach Auftreten der Krank-
heitssymptome, zu spät, die Perforation war bereits erfolgt. Für einen weiteren Vorteil
der Frühoperation halten wir die technisch leichter durchführbare Entfernung der Gallenblase, bevor es zur Ausbildung schwerer Narben und Adhäsionen, Schrumpfungen, peri-
cholecystitischen Abscedierungen und Fistelbildungen in die Nachbarorgane gekommen

ist. Auch die in etwa 20%–40% der Fälle notwendige Choledochusrevision (Hess, 1967;
Mallet-Guy, 1976) läßt sich nach unserer Erfahrung ohne Schwierigkeiten durchführen.
Im Hinblick auf den volkswirtschaftlich wichtigen Gesichtspunkt der Krankenhausver-
weildauer ergibt sich abschließend noch die Feststellung, daß durch die Frühoperation
die stationäre Behandlungszeit wesentlich verkürzt werden kann. Während unsere Früh-
operierten durchschnittlich 29 Tage stationär behandelt wurden, betrug die Liegezeit
bei 63 Patienten, die mit einer akuten Cholecystitis aufgenommen, aber erst 2–6 Wochen
später im Intervall operiert wurden, durchschnittlich 49 Tage.

Die Wahl der bilio-digestiven Anastomose bei benigner Gallenabflußbehinderung in Abhängigkeit vom Lebensalter

von W. Stock und G. Jegust

Aus der Chirurgischen Universitätsklinik Köln-Lindenthal

Im Gegensatz zum Verschlußikterus maligner Genese muß bei gutartiger Verschlußursache die Wahl der bilio-digestiven Anastomose unter Berücksichtigung des Spätergebnisses erfolgen. Als Standardverfahren gelten die Anastomosen zwischen Hepatocholedochus mit dem Duodenum bzw. Jejunum (Zenker u. Hamelmann, 1958). In einer retrospektiven Studie sollte die Wertigkeit der Anastomosenverfahren unter besonderer Berücksichtigung des hohen Lebensalters analysiert werden.

I. Krankengut

An der Chirurgischen Universitätsklinik Köln-Lindenthal wurden vom Mai 1963 bis Juli 1976 bei 1701 Patienten Eingriffe an den Gallenwegen wegen benigner Erkrankungen durchgeführt. Bei 103 Patienten wurden wegen benigner Abflußstörungen bilio-digestive Anastomosen angelegt bzw. Desanastomosierungen durchgeführt.

Die Indikation, die bei 92 Patienten zur Anlage von Anastomosen führten, sind in Tabelle 61 dargestellt. In 50% der Fälle waren entweder Gallengangsverletzungen oder

Tabelle 61. Indikationen zur Anlage einer bilio-digestiven Anastomose wegen benigner Gallenabflußbehinderung (Chirurgische Universitätsklinik Köln-Lindenthal, 1963–1976)

		n
Iatrogene Choledochusverletzung		46
Verletzung des D. Choledochus	26	
Narbige Stenose nach Cholecystektomie	20	
Andere Indikationen		46
Langestreckige Struktur	26	
„Sicherheitsanastomose"	14	
Incarcerierte Konkremente	6	
		92

narbige Stenosen nach Voroperationen die Ursache des Verschlußikterus. Bei den übrigen Patienten lagen langstreckige Stenosen, wie beispielsweise bei Pankreatitis vor, oder es wurde intraoperativ ein gestörter Kontrastmittelabfluß, ein unklarer Papillenbefund bzw. incarcerierte Konkremente diagnostiziert, wodurch bei 14 Patienten eine sog. Sicherheitsanastomose angelegt wurde.

Von den Patienten waren 66% weiblichen und 34% männlichen Geschlechts. Das Alter lag zwischen 31 und 78 Jahren. Das Durchschnittsalter betrug zum Zeitpunkt der Operation 52 Jahre. Problematisch wird die Beherrschung des Gallestaus nach mehreren Voroperationen. Nur bei 18 unserer Patienten wurde die Anastomose als Ersteingriff angelegt.

218

	n
Keine Voroperation	28
an Gallenwegen voroperiert	64
1 mal 31	
2 mal 21	
3 mal 9	
4 mal 2	
5 mal 1	
	92

Tabelle 62. Anzahl der Operationen vor der endgültigen bilio-digestiven Anastomose

31 Patienten waren bereits 1 mal, 21 Patienten 2 mal und 9 Patienten 3 mal an den Gallenwegen operiert (Tabelle 62).

II. Postoperative Komplikationen

Bei 33 Patienten, bei denen in unserer Klinik eine Choledocho-Duodenostomie angelegt wurde, war 25 mal der postoperative Verlauf glatt, in 7 Fällen traten lokale, beherrschbare Komplikationen auf, 1 Patient verstarb (Tabelle 63). Nach Choledocho-Jejunostomie mit

Tabelle 63. Postoperative Komplikationen bei 75 Patienten mit bilio-digestiven Anastomosen

	n	glatter p.-op. Verlauf	beherrschte Komplikationen	verstorben
Choledochoduodenostomie	33	25	7	1
Choledochojejunostomie (Braun)	22	15	4	3
Choledochojejunostomie (Roux)	23	15	5	3

Braunscher Fußpunktanastomose war in 15 von 22 Fällen der postoperative Verlauf ungestört, 4 mal traten Komplikationen auf, 3 Patienten verstarben.

Die Todesursache stand nicht in direktem Zusammenhang mit einer Anastomosenkomplikation. Bei 23 Patienten mit Choledocho-Jejunostomie nach Roux war 15 mal der postoperative Verlauf glatt, in 5 Fällen traten Komplikationen auf. 3 Patienten verstarben postoperativ, wobei 1 Patient als Folge der Anastomoseninsuffizienz an galliger Peritonitis verstarb.

III. Überprüfung der Spätergebnisse

Zum Zeitpunkt der Nachuntersuchung lebten von 94 Patienten noch 67. 41 Patienten wurden klinisch nachuntersucht, die restlichen durch Fragebogen bzw. Hausarztberichte überprüft. Das Schicksal der Verstorbenen wurde über die Hausärzte, Verwandte bzw. Obduktionsprotokolle überprüft, so daß ein Teil dieser Patienten ausgewertet werden konnte. Zur Beurteilung wurden ausführliche Zwischenanamnese, Laborwerte, klinische Untersuchung, eigenes Urteil der Patienten und bei Bedarf invasive Untersuchungsmethoden berücksichtigt. Die Auswertung aller Parameter wurde in die Kategorien gut, gebessert und schlecht eingestuft. Die Fälle, die nicht einzuordnen waren, mußten als nicht beurteilbar registriert werden. Die Ergebnisse sind in Tabelle 64 dargestellt.

Tabelle 64. Spätergebnisse nach bilio-digestiven Anastomosen wegen benigner
Gallenabflußbehinderung

	Choledocho-duodenostomie n = 46	Choledocho-jejunostomie (Braun) n = 23	Choledocho-jejunostomie (Roux) n = 23
gut	15	7	11
gebessert	4	3	4
schlecht	25	9	2
nicht beurteilbar	2	4	6

IV. Diskussion

Die Indikation zur Anlage einer bilio-digestiven Anastomose ist bei benigner Gallenabflußstörung nur dann zu stellen, wenn diese sich nicht durch andere Maßnahmen beseitigen
läßt. Zur Lokalisation der Verschlußursache hat sich die von Peiper u. Mitarb. (1967) beschriebene percutane, transhepatische Cholangiographie bewährt.

Bei 25 von 46 Patienten wurde ein schlechtes postoperatives Ergebnis nach Choledocho-Duodenostomie gefunden. 16 dieser Patienten mußten erneut operiert werden, wobei
immer eine Desanastomosierung bzw. Anastomosenumwandlung notwendig war. Das
Spätergebnis nach Choledocho-Duodenostomie wird durch chronische Cholangitis auf
dem Boden eines Refluxes von Spreisebrei in die Gallenwege bzw. durch das Blindsack-
syndrom des ausgeschalteten retroduodenalen Choledochus bzw. Anastomosenschrumpf-
fung eingeschränkt. Die latero-laterale Choledocho-Duodenostomie ist die einfachste und
deshalb häufigste Form der bilio-digestiven Anastomose. Sie ist leicht durchzuführen, hat
eine geringe Rate postoperativer Komplikationen und wird deshalb für Risikopatienten im
höheren Lebensalter empfohlen. Jedoch muß die Indikation zu dieser Anastomose unter
dem Gesichtspunkt der schlechten Spätergebnisse bei gutartiger Erkrankung gesehen werden. Wir sind zusammen mit Böhmig u. Mitarb. (1923), Grill, (1973), Jacobs u. Mitarb.
(1973) und Rückert und Trede (1974) der Meinung, daß diese Anastomose bei benigner
Gallenabflußstörung grundsätzlich nicht angewandt werden sollte. Auch im hohen Lebensalter mit erhöhtem Risiko (Glenn u. Hays, 1955) sollte entgegen den Empfehlungen
von Scholz u. Mitarb. (1972) der Choledocho-Jejunostomie nach Roux der Vorzug gegeben werden.

Nach Choledocho-Jejunostomie mit Braunscher Fußpunktanastomose wurden in unserem Krankengut in 9 von 23 Fällen ein schlechtes Ergebnis gefunden. Bei 3 Patienten
mußte eine Korrekturoperation durchgeführt werden, da trotz Braunscher Fußpunktanastomose ein erheblicher Reflux von Darminhalt in die Gallenwege stattfand. Bei diesen
Patienten war es im Laufe der Zeit zur chronischen Cholangitis mit beginnender Leberfi-
brose gekommen. Dieser Nachteil wurde bereits von Gütgemann (1965) bei der von ihm
bevorzugten Anastomose beschrieben. Die Gefahr des intestino-biliären Refluxes läßt sich
auch durch bewußt tiefe Anlage der Braunschen Anastomose nicht mit Sicherheit vermeiden, so daß bei der Wahl der Anastomosenverfahren in jedem Fall der ausgeschalteten
Schlinge nach Roux der Vorzug gegeben werden sollte. Bei keinem dieser Patienten wurde
ein Reflux nachgewiesen. Bei unseren 2 Patienten mit schlechten Ergebnissen waren mehrere Voroperationen vorausgegangen, so daß durch die Hepatico-Jejunostomie nach Roux
der progrediente Verlauf des schweren Leberleidens nicht mehr aufzuhalten war.

Die Choledochoduodenostomie im höheren Lebensalter

von L. Braun

Aus der Chirurgischen Klinik des Krankenhauses Detmold

Seit Jahrzehnten gilt die Choledochoduodenostomie als eine umstrittene Operationsmethode, deren Vor- und Nachteile von verschiedenen Autoren in erstaunlich differieren-
der Weise beurteilt werden. Wir haben 1974—1978 mit dieser Methode bei insgesamt 93
Patienten folgende Erfahrungen gesammelt. In Tabelle 65 werden Indikation und post-

Tabelle 65. Indikation

	n	Todesfälle	
		n	%
benigne Erkrankungen der Gallenwege	67	2	3,0
maligne Erkrankungen der Gallenwege	6	1	16,7
Pankreascarcinome	16	3	18,8
Pankreasabszesse	3	2	66,7
Magencarcinom	1	0	0
insgesamt	93	8	8,6

operative Todesfälle innerhalb der ersten 30 postoperativen Tage dargestellt. Erwartungsgemäß fanden sich die häufigsten Todesfälle bei Patienten mit malignem Grundleiden.
Als Todesursachen ermittelten wir in 3 Fällen ein Leberkoma, in je 2 Fällen eine Lungenembolie bzw. eine Herzinsuffizienz und in einem Fall Hirnmetastasen bei metastasierendem Pankreascarcinom.

Von 93 Patienten, bei denen eine Choledochoduodenostomie angelegt wurde, waren
50 Patienten 71 Jahre oder älter. Dies ist ein sehr hoher Prozentsatz. In 32 Fällen handelt
es sich um ein gutartiges, in 4 Fällen um ein bösartiges Leiden der Gallenwege, 12mal bestanden Pankreascarcinome, einmal ein Pankreasabsceß und einmal ein Magencarcinom
(Tabelle 66).

Tabelle 66. Lebensalter über 71 Jahre

	n	Todesfälle	
		n	%
benigne Erkrankungen der Gallenwege	32	0	0
maligne Erkrankungen der Gallenwege	4	0	0
Pankreascarcinome	12	2	16,7
Pankreasabszeß	1	1	100
Magencarcinom	1	0	0
insgesamt	50	3	6,0

Von 50 Patienten, welche das 71. Lebensjahr überschritten hatten, sind 3 innerhalb von 30 Tagen verstorben, das sind 6%. Bei 32 Operationen wegen eines gutartigen Leidens trat kein Todesfall auf.

Diese Zahlen zeigen, daß die Choledochoduodenostomie ein Eingriff mit geringem Risiko insbesondere auch bei sehr alten und erheblich vorgeschädigten Patienten darstellt. Die allseits bekannten Nachteile der Operation — wie Fettunverträglichkeit, gelegentliche Übelkeit, kolikartige Beschwerden und temporäre Fieberschübe oder Diarrhoen —, welche auf gestörte Abflußverhältnisse der Galle bzw. eine retrograde Ascension von Duodenalsaft in die Gallenwege hindeuten, haben wir bei 31 Patienten, welche 2 bis 30 Monate nach dem Eingriff nachuntersucht wurden, in 6% beobachtet. Ein gutes Operationsergebnis fand sich in 84% (Tabelle 67).

	n	%
sehr gut	17	55
gut	9	29
Beschwerden unverändert	3	10
Zunahme der Beschwerden	2	6
insgesamt	31	100

Tabelle 67. Spätresultate

Unseres Erachtens ist die Häufigkeit postoperativer Beschwerden nach Choledochoduodenostomie nicht so groß, daß dieser kurzdauernde und relativ ungefährliche Eingriff aus diesem Grunde nicht durchgeführt werden sollte. Die Operationsdauer beträgt bei der von uns angewandten einreihigen allschichtigen Naht 45—60 min. Dieser Faktor ist insbesondere bei sehr alten Patienten und bei Patienten mit präoperativer Gerinnungsstörung bei Stauungsikterus von Bedeutung.

Eine Nachoperation wegen der oben angegebenen postoperativen Beschwerden war bislang nicht erforderlich.

Magenchirurgie im Alter

von H. Peters

Aus der Abteilung Chirurgie der Med. Fakultät der Rheinisch-Westfälischen Technischen Hochschule Aachen

„Alterschirurgie" beginnt jenseits des 60. Lebensjahres. Daran ändert auch die steigende Lebenserwartung nichts. Wir sind uns der Gefahren der Schematisierung durchaus bewußt, wohl wissend, daß im Einzelfall die Folgen früher durchgemachter Erkrankungen, der Lebensweise, der sozialen Verhältnisse, psychische und physische Aktivität etc. mit zu berücksichtigen sind. Doch darf der Begriff des sog. „biologischen" Alters nicht zu euphorischer Fehleinschätzung der Situation und zu fehlindiziertem Handeln verleiten.

Der Altersorganismus befindet sich in einem labilen Gleichgewicht. Altersbedingte Organveränderungen verursachen unter Ruhebedingungen keine Symptome.

Der physiologische Alterungsprozeß schlägt sich nicht grundsätzlich in meß- bzw. apparativ oder laborchemisch objektivierbaren Daten nieder.

Physiologisch sind: Abnahme der Nierenfunktion, insbesondere der Konzentrationsfähigkeit, Einschränkung der Stoffwechselleistungen der Leber, Abnahme der Lungenfunktion sowie der Leistungsfähigkeit des Herz-Kreislauf-Apparates, langsamere Regeneration der Wechselgewebe, Eiweiß- und Vitaminmangel, Änderung des Hormonmusters.

Das bedeutet: Herabgesetzte Reserven und geringere Belastbarkeit der einzelnen Organsysteme. Verlangsamte und abgeschwächte Reaktion auf ein Trauma. Das gilt in gleicher Weise sowohl für die Antwort auf den operativen Eingriff selbst als auch auf einen postoperativ evtl. auftretenden Infekt.

Für die Praxis heißt das: Im Alter grundsätzlich langsamere Wundheilung, erhöhte lokale und allgemeine Infektionsgefahr, schleichender − zunächst nicht erkennbarer − Komplikationsbeginn, Gefahr renaler, kardiovasculärer und pulmonaler Störungen. Ständig drohende irreparable Dekompensation bei wesentlich geringerer Toleranzbreite einerseits und qualitativ und quantitativ andersartig verlaufender Reaktionsweise andererseits.

Auch aus geringem Anlaß kann es zu für den Gesamtorganismus katastrophalen Folgen kommen, die sich beim alten Menschen in Komplikations- und Letalitätsfrequenz niederschlagen (Tabelle 68 u. 69).

	subtotale Resektion n = 208	Gastrektomie n = 96
< 60 Jahre	6,2%	19,8%
> 60 Jahre	15,4%	37,5%

Tabelle 68. Postoperative Komplikationen bei Magencarcinom, in Abhängigkeit vom Patientenalter

	subtotale Resektion n = 208	Gastrektomie n = 96
< 60 Jahre	3,4%	9,5%
> 60 Jahre	7,7%	12,5%

Tabelle 69. Operationsletalität bei Magencarcinom in Abhängigkeit vom Patientenalter

Daneben kommt der psychischen Persönlichkeit entscheidende Bedeutung zu. Auch hier ist die Belastbarkeitsgrenze wesentlich niedriger anzusetzen als in anderen Altersgruppen. Herausnahme aus der gewohnten Umgebung, Operationstrauma, Temperaturerhöhung, kurzfristiger Blutdruckabfall, Störungen des Säurebasen- und Elektrolythaushaltes sowie Medikamentenwirkung potenzieren sich. Es resultiert das pathophysiologisch und pathomorphologisch nicht faßbare sog. psychoorganische Durchgangssyndrom. Ein Bild unterschiedlich intensiv gestörter Bewußtseinslage, das geordnete Mitarbeit von seiten des Patienten unmöglich und den Operationserfolg unkalkulierbar macht. Die psychischen Reserven des Patienten sind ebensowenig abschätzbar, wie es eine wirkungsvolle psychische Operationsvorbereitung gibt.

Daraus folgert: Bestmögliche physische, d.h. pulmonale, kardiale und Stoffwechselvorbereitung des Patienten für den *Wahleingriff.* Die Vorbereitungsdauer spielt dabei keine Rolle.

Vornahme des kleinstmöglichen Eingriffs, der den lebensbedrohlichen Zustand gerade eben beseitigt, in der *Notfallchirurgie.*

Schnellstmögliches Operieren in beiden Gruppen. Keinesfalls dürfen moderne Anaesthesieverfahren zu gemächlichem Operieren verleiten. „Die gefährlichste und am leichtesten zu vermeidende Form von Trauma ist die Zeit" (Ogilvie, 1950).

Nach eingehenden Untersuchungen von McNeer und Pack (1954), Nissen (1958, 1964) sowie Schreiber u. Mitarb. (1965) besteht ein gesicherter Zusammenhang zwischen Operationsdauer und Komplikationsfrequenz bzw. Letalität. Hier gilt uneingeschränkt die Feststellung von Nissen (1953): „Ein erfahrener und geschickter Allgemeinchirurg ist immer noch der beste „Spezialist" der gerontologischen Chirurgie."

Welche Schlüsse lassen sich für die Magenchirurgie des alten Menschen im Speziellen daraus ziehen? Sofern die Refluxoesophagitis — ein im Alter nicht seltenes Leiden — auf Grund der Symptomschwere bzw. ihrer Resistenz gegenüber konservativen Maßnahmen eine Operation erforderlich macht, sind Fundoplicatio oder posteriore Hiatoplastik mit Hemiplikation (Peters u. Reifferscheid, 1975) Verfahren der Wahl. Diese abdominalen Eingriffe werden vom alten Patienten gut toleriert und sind aufwendigeren Methoden in ihren Resultaten überlegen.

Das Ulcus duodeni ist jenseits des 60. Lebensjahres selten (Tabelle 70).

Tabelle 70. Methodenwahl bei Ulcus duodeni und präpylorischem Ulcus ventriculi

unkompliziert	konservativ
Stenose	SPV bzw. STV (Pyloroplastik)
Perforation	Übernähung bzw. SPV oder STV, Excision, Naht bzw. Pyloroplastik
Blutung	SPV bzw. STV, Duodenotomie, Umstechung

Das unkomplizierte Geschwür wird konservativ behandelt.

Bei Stenose selektive proximale Vagotomie bzw. selektive trunculäre Vagotomie mit oder ohne Pyloroplastik.

Bei Perforation Übernähung oder selektive proximale Vagotomie bzw. selektive trunculäre Vagotomie, Excision, Naht bzw. Pyloroplastik.

Bei der Blutung selektive proximale Vagotomie bzw. selektive trunculäre Vagotomie und Umstechung nach Duodenotomie.

Grundsätzlich geht nach jeder Blutung aus dem oberen Verdauungstrakt die diagnostische Endoskopie voraus.

In Anlehnung an Schreiber u. Mitarb. (1978) wird operiert, wenn die Blutung über 4 Std andauert, oder eine anhaltende Kreislaufstabilisierung trotz Transfusion von 1500 ml Blut nicht zu erreichen ist, sowie bei der Rezidivblutung.

Häufiger in dieser Altersgruppe ist das Magengeschwür.

Das präpylorische Ulcus ventriculi wird entsprechend der Pathogenese wie das Zwölf-fingerdarmgeschwür behandelt.

Die konservative Therapie dominiert nach endoskopisch-bioptischer Klärung beim un-komplizierten Ulcus ventriculi (Tabelle 71).

Tabelle 71. Methodenwahl bei Ulcus ventriculi

unkompliziert	konservativ
Perforation	Excision, Naht
Blutung	SPV bzw. STV, Gastrotomie, Umstechung oder Resektion
Verdacht auf	
Malignität	Resektion

Das perforierte Geschwür wird excidiert und übernäht. Bei der Blutung Umstechung und Vagotomie bzw. Resektion. Das Magencarcinom wird ohne Einschränkung nach den Prinzipien der Tumorchirurgie behandelt.

Als Altersgrenze für den abdomino-thoracalen Eingriff gilt das 70., für die abdominale Gastrektomie das 75. Lebensjahr.

Warnen muß man vor einer Überradikalität im Alter, zumal das Tumorwachstum langsamer verläuft als in früheren Lebensabschnitten.

Das Risiko des Eingriffs steht dann in keinem ärztlich vertretbaren Verhältnis zu der erzielbaren Heilungsquote.

Notfallindikation beim komplizierten gastroduodenalen Ulcus im Alter

von J. Tösmann, R. Bohnsack, P. Schlichting und W. Kozuschek

Aus der Chirurgischen Klinik des Knappschafts-Krankenhauses, Universitäts-Klinik der Ruhr-Universität Bochum

Sieht man vom Streßulcus ab, so entsteht die komplizierte gastro-duodenale Ulcussituation stets auf dem Boden eines unkomplizierten Ulcus. Dieses hat eine dem Patienten seit Jahren oder gar Jahrzehnten vertraute Symptomatik.

Verpassen Patient und Arzt bei Ulcuspersistenz die elektive Indikation zum bestmöglichen Zeitpunkt, so können die Ulcuskomplikationen Blutung, Perforation oder Penetration zur Notfallsituation und -indikation führen. Dies bedeutet neben Unvorhersehbarkeiten vor allem die vertane Möglichkeit einer optimalen präoperativen Vorbereitung.

Dieser Nachteil trifft besonders den alten Patienten, der in den meisten Fällen nur auf verminderte körperliche Reserven zurückgreifen kann. Besonders kardiopulmonal ist die Anpassungsfähigkeit an die erhöhten Anforderungen eines bauchchirurgischen Eingriffs oft insuffizient.

Weiter bestehen im Alter häufiger Vor- oder Begleiterkrankungen, die sowohl das technische Vorgehen beim operativen Eingriff als auch die postoperative Nachsorge erschweren. Denken wir an Verwachsungen nach vorangegangenen Operationen oder an Bauchwandnarbenbrüche (Abb. 21). Bei einer Patientin z.B. lag der blutende Ulcusmagen

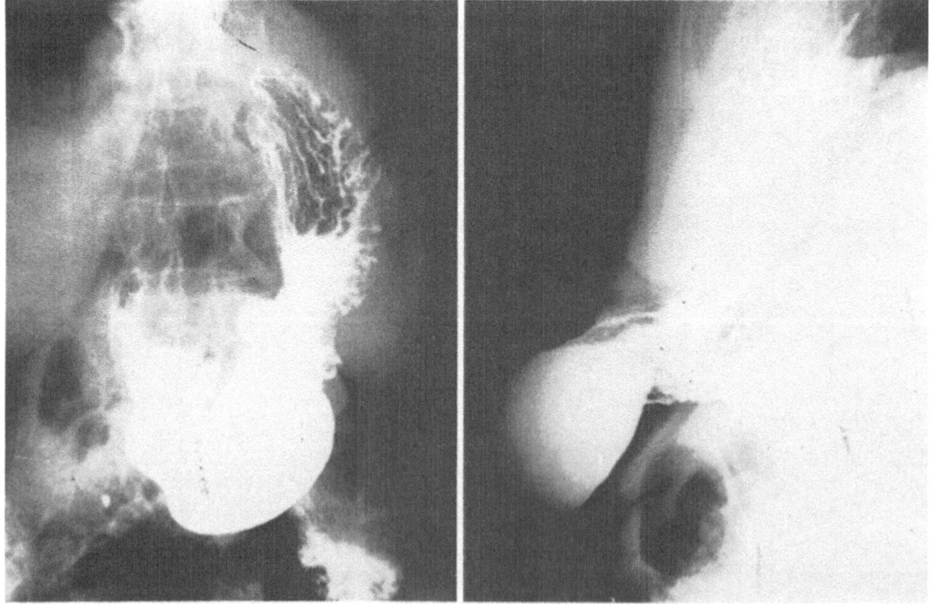

Abb. 21. Blutender Ulcusmagen in einem Narbenbruch nach Cholecystektomie

in einem großen Narbenbruch nach Gallenoperation. Oder denken wir an Einschränkungen der Nierenfunktion, Leberparenchymschäden mit Störungen der Blutgerinnung, Diabetes mellitus, um nur einige zu nennen.

Die bei der Ulcuskrankheit so gefürchtete Andauung von Gefäßen mit daraus resultierender Blutung ist beim alten Menschen noch gefährlicher; sklerotische Veränderungen von Blutgefäßen im Geschwürsbereich mögen dafür verantwortlich sein, daß solche Blutungen nicht spontan sistieren.

Unserem chirurgischen Krankengut von Mai 1975 bis September 1978 haben wir entnehmen können, daß bei Patienten jenseits des 65. Lebensjahres deutlich mehr notfallmäßige Indikationen bei komplizierten Ulcussituationen als bei jüngeren Patienten auftraten.

Patienten-alter ab 65 J.	35
Blutung	13 (37%)
Perforation	10 (29%)
Penetration	8 (23%)
Andere	4 (11%)
Letalität	11 (31%)

Tabelle 72. Häufigkeit der vorgefundenen Komplikationen beim komplizierten gastroduodenalen Ulcus jenseits des 65. Lebensjahres

Tabelle 72 zeigt die Häufigkeit der vorgefundenen Komplikationen. Es wurden die Verläufe bei 35 Patienten im Alter von mindestens 65 Jahren ausgewertet. Unter den Komplikationen des gastro-duodenalen Ulcus steht die Blutung mit ca. 38% der Patienten an erster Stelle. Es folgen in der Häufigkeit die Perforation und die Penetration mit 29% bzw. 23%.

Bedeutet bei einem blutenden Ulcus ein starker Blutverlust eine schlechte Ausgangssituation für einen bauchchirurgischen Eingriff, so beeinflussen Perforation und Penetration als Komplikation darüber hinaus auch das Vorgehen bei der operativen Versorgung des Ulcus. So ergaben sich z.B. bei in das Pankreas oder in das Ligamentum hepato-duodenale penetrierenden Geschwüren Probleme bei der Versorgung des Duodenalstumpfes, sowie mehr B-II-Resektionen bzw. B-I-Resektionen in der Modifikation nach Winkelbauer-Spath als bei jüngeren Patienten und bei elektiver Indikation. Die Häufigkeit der postoperativen Komplikationen und vor allem die Gesamtletalität der Patienten über 65 Jahre lag deutlich höher als bei jüngeren Patienten.

Bei allen notfallmäßig ulcusoperierten Patienten unserer Klinik von Mai 1975 bis September 1978 betrug die Gesamtletalität bis zum 65. Lebensjahr 7%.

In der Altersgruppe von 65 bis 70 Jahren verstarben 20% der Patienten, in der Altersgruppe von 71 bis 75 Jahren 37% und in der Altersgruppe ab 76 Jahren 57% (Tabelle 73). Hierbei ist die Art der Ulcuskomplikation nicht berücksichtigt.

Altersgruppen	Anzahl d. Pat.	verstorben	Letalität
65–70 J.	20	4	20%
71–75 J.	8	3	37%
76 J. u. mehr	7	4	57%

Tabelle 73. Letalität in verschiedenen Altersgruppen beim komplizierten gastroduodenalen Ulcus (Mai 1975 bis September 1978

Ähnliche Feststellungen haben auch Jensen (1972) und Cohen (1971) gemacht. Jensen fand bei blutenden Ulcera in der Altersgruppe bis 50 Jahre keine, bis 70 Jahre 3% und darüber 33% Todesfälle. Cohen untersuchte in einer großen Studie die Gesamtmortalität bei perforierten gastro-duodenalen Ulcera. Sie betrug 7% in der Altersgruppe bis 50 Jahre, 15% bis 70 Jahre und 35% bei den über 70jährigen.

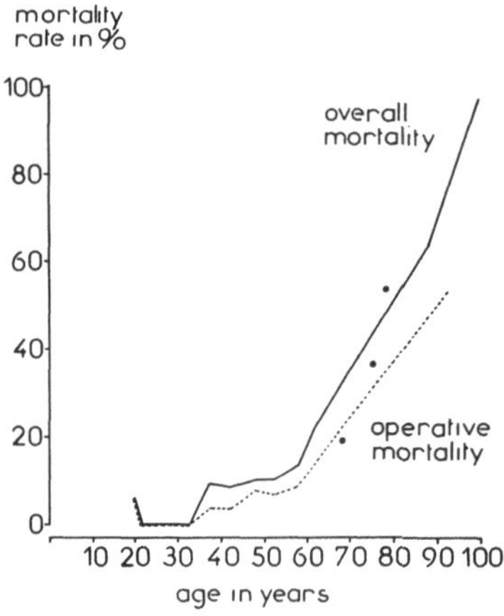

Abb. 22. Letalitätsrate beim komplizierten gastro-duodenalen Ulcus (o) im Vergleich zu einer Studie von M.M. Cohen (1971)

Die von Cohen stammende Abb. 22 zeigt den Anstieg der Operations- und Gesamtmortalität in den höheren Altersstufen nach perforierten Ulcera. Die bei unseren Untersuchungen in den drei aufgeführten Altersgruppen festgestellten Letalitätsraten sind als Punkte eingezeichnet.

Jede Notfallsituation – hervorgerufen durch ein kompliziertes gastro-duodenales Ulcus – bedeutet besonders für den alten Menschen ein erhöhtes Risiko.

Die relativ hohe Letalitätsrate bei der Altersgruppe über 65 Jahren sollte Anlaß sein, die elektive Indikationsstellung zum magenchirurgischen Eingriff als Prophylaxe einer prognostisch wesentlich ungünstigeren Notfallsituation anzustreben.

Die Magen- und Duodenalgeschwürsperforation beim alten Menschen

von M. v. Bülow, H. Brünner und H.-D. Schmidt

Aus der Chirurgischen Universitätsklinik Mainz

In der Zeit zwischen 1950 und 1977 wurden an der Chirurgischen Universitätsklinik Mainz 427 Patienten mit einem Magen- oder Duodenalgeschwürsdurchbruch operiert. Die Anzahl der über 60jährigen betrug 111 und somit 26% (Abb. 23).

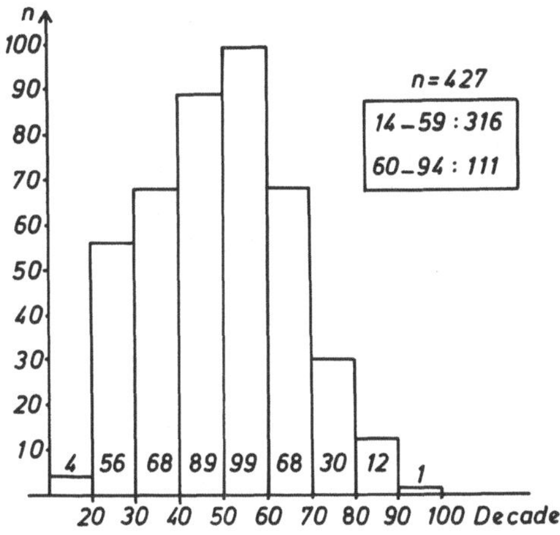

Abb. 23. Freie Magen-Duodenalperforation, Altersverteilung (Chirurg. Univ.-Klinik Mainz, 1950–1977)

Bemerkenswert ist die Zunahme von 16% in den 50er Jahren auf 33% heute. Typische Ulcusbeschwerden bis zu 1 Jahr vor der Perforation waren bei 50% festzustellen. 7% hatten eine Magenanamnese bis zu 5 Jahren, 28% bis zu 10 Jahren und länger. Bei 12% fehlte eine spezielle Anamnese.

57% konnten innerhalb der ersten 6 Std operiert werden, wogegen bei den unter 60 jährigen Patienten 72% zur Operation kamen. Aus dieser Aufstellung wird deutlich, daß alte Patienten später operiert werden, ein Grund für die ungünstigere Prognose.

Während unter dem 60. Lebensjahr die Letalität 6,8% betrug, war sie über dem 60. Lebensjahr mit 34% deutlich höher.

Innerhalb der ersten 6 Std betrug die Letalität bei den über 60jährigen schon 29%. Bei zunehmenden Zeitabständen bei Operation und Perforation steigt die Letalität deutlich an.

Ein weiterer Faktor, der offenbar die Letalität beeinflußt, scheint die Geschwürslokalisation zu sein. So haben die Magenperforationen die ungünstigste Prognose mit einer Letalitätsrate von 29%, gefolgt von Perforationen am Pylorus mit 19% und am Duodenum mit 14%. Des weiteren hatten eine ungünstige Prognose Patienten, bei denen infolge Streß bzw. Behandlung mit Cortison oder Antiphlogistica eine Perforation auftrat. So verstarben 4 von 8 Patienten über 60 Jahren, die mit Antirheumatica bzw. Cortison behandelt wurden. Bei 7 Patienten, bei denen eine Streßsituation vor der Perforation bestand, wie Apoplex, Polytrauma, Hyperthyreose, verstarben 2.

Während bei jüngeren Patienten mit einer Perforation die Peritonitis als Todesursache an 1. Stelle rangiert, liegt das Verteilungsmuster bei den über 60jährigen anders; bei 1/3 der Verstorbenen war die diffuse Peritonitis bzw. der septische Schock die Todesursache, während bei 2/3 der Patienten altersbedingte kardio-vasculäre, pulmonale Begleiterkrankungen oder Komplikationen eine wesentliche Rolle spielten (Tabelle 74).

Tabelle 74. Todesursache

Peritonitis	14	37%
Herzversagen	10	27%
Pneumonie	7	18%
Embolie	3	8%
Leberversagen	2	5%
Nierenversagen	2	5%
n = 38		

Während in den früheren Jahren die alleinige Übernähung bevorzugt wurde, wie aus dieser Aufstellung hervorgeht, wird in jüngerer Zeit auch bei älteren Patienten versucht, nicht nur die Komplikation des Ulcus, sondern auch die Ursache des Leidens gleichzeitig zu beheben. So soll die Übernähung bei den Patienten erfolgen, die keine oder nur eine kurzfristige Anamnese haben, ferner bei Patienten in reduziertem Zustand oder bei bereits ausgebildeter Peritonitis. Die Übernähung mit SPV erstreben wir auch bei älteren Patienten mit einer entsprechenden Ulcusanamnese bei Ulcus duodeni und parapylorischem Ulcus an, sofern es Allgemeinzustand und der Bauchfellzustand gestatten. Resezierende Verfahren kommen bei gleichzeitiger Blutung oder Magenausgangsstenose, ferner beim Riesenulcus zur Anwendung (Tabelle 75).

Tabelle 75. Magen-Duodenalgeschwürsperforation, Patienten über 60 J. (Chirurgische Universitätsklinik Mainz)

Übernähung	91	34†	37%
Resektion	18	4†	22%
Übernähung und SPV	2	0†	
n = 111	38		

Endoskopische Kriterien bei der Polypektomie im Alter

von H. Mahmud, A. Jünemann und P. Rumpf

Aus der Chirurgischen Universitätsklinik A. Düsseldorf

Die endoskopische Polypektomie kann als eine der größten therapeutischen Fortschritte der letzten Jahre bezeichnet werden. Man kann mit dieser Methode mehrere Ziele verfolgen:
1. Die Entfernung des Polypen in toto. Nur so ist nämlich eine verläßliche Aussage über die Dignität möglich.
2. Die genaue Klassifizierung und Differenzierung der polypoiden Läsion nach ihrer biologischen Wertigkeit. Bekannt ist, daß die einzelnen partiellen Probeexcisionen mit der Biopsiezange oft nicht repräsentativ für den ganzen Polypen sind.
3. Die Schmerzlosigkeit des Verfahrens. Betrachtet man die Methode aus dem Gesichtswinkel der geriatrischen Medizin, so ist sie von großem Wert. Wegen ihrer Risikoarmut kann sie beim alten und gefährdeten Patienten als Methode der Wahl bezeichnet werden. Wenn man bedenkt, daß ein primär benigner Polyp im Laufe der Zeit maligne entarten kann, so ist die Polypektomie auch als eine prophylaktische Maßnahme anzusehen. Die endoskopische Polypektomie stellt somit eine diagnostische, therapeutische und prophylaktische Methode dar.

Die Zahl der operativ zu versorgenden greisen Patienten steigt ständig: Im Jahre 1920 betrug der Anteil der stationären Behandlungen der über 70jährigen Patienten nur 1,9%, heute dagegen 19%.

Neben der Risikoarmut bringt die endoskopische Polypektomie auch einen erheblichen ökonomischen Vorteil. Vergleichende Berechnungen zur Kostenfrage in der Bundesrepublik ergeben, daß eine Laparotomie mit Polypektomie mit DM 5000,– anzusetzen ist, während die endoskopische Polypektomie lediglich ca. DM 500,– kostet. Die Komplikationsrate der endoskopischen Polypektomie beträgt zwischen 1,6% und 2,8%, je nach Häufigkeit ihres Vorkommens.

Blutungen. Mechanisch ausgelöst infolge ungenügender Koagulation.

Perforation. 1. Direkt bei Polypenabtragung oder 2. indirekt durch Luftinsufflation bei einzeitiger Mehrfachpolypektomie.

Unsere Erfahrungen basieren auf unserer Tätigkeit als Chirurgen und als Endoskopiker.

Als Chirurgen hatten wir die Möglichkeit, zwei Patienten zu operieren, die uns als Notfall wegen einer Blutung nach Polypektomie überwiesen wurden. Dabei konnten wir nachweisen, daß diese Blutungen durch eine nicht ausreichende Koagulation verursacht wurden.

Deswegen empfehlen wir, daß bei der Polypektomie des Magens und des Colons folgende Kriterien beachtet werden:
a) *Diagnostische Kriterien.* Die Polypektomie darf nur bei echten Polypen und nicht bei intramuralen Tumoren durchgeführt werden. Diese haben ein bestimmtes maskroskopisches Merkmal, nämlich die Brückenfalte.
b) *Technische Kriterien zur Verbesserung der Koagulation.* Vor der Abtragung mit der elektrischen Schlinge wird die Basis des Polypen gequetscht und dann erst koaguliert.

c) Zur Vermeidung der Perforation sollte eine Polypektomie nur durchgeführt werden, wenn die Basis des Polypen nicht größer als 3 cm ist.
d) Bei multiplen Polypen dürfen nicht mehr als drei entfernt werden.
e) Bei kleinen Polypen empfehlen wir, den Kriterien nach Blackwood folgend, den Polypen zu biopsieren und anschließend dessen Basis zu koagulieren.

Das Magenstumpfcarcinom beim alten Menschen

von H. Bittscheidt, K.H. Nowak und W. Kozuschek

Aus der Chirurgischen Klinik des Knappschaftskrankenhauses, Universitätsklinik der Ruhr-Universität Bochum

Unter den Spätkomplikationen nach einer Resektionsbehandlung des Magenduodenalulcus steht das Carcinom im Magenrest an entscheidender Stelle. Wir sehen hier gleichsam ein Ergebnis des biologischen Experiments an der operativ neu geschaffenen Schleimhautgrenze zwischen Magen bzw. Duodenum und Dünndarm. Wenn der 70jährige heute in der BRD eine Lebenserwartung von 10 Jahren besitzt, so erscheint auch beim Magenstumpf-Ca das Bemühen um eine kurative Therapie gerechtfertigt.

Unter allen für die Krebsentstehung im resezierten Magen genannten Ursachen kommt dem duodenogastrischen Reflux die größte Bedeutung zu. Dahm u. Mitarb. (1976) konnten bereits 1976 die Incidenzquote von 9 : 1 für die Häufung des Magenstumpf-Ca im retrocolischen B II-Magen ohne Fußpunktanastomose, also mit obligatem duodenogastrischen Reflux nachweisen (Tabelle 76). Die Hamburger Arbeitsgruppe zeigte zudem 1978 eine Signifikanz für die Häufung von Frühcarcinomen (Abb. 24) im operierten Magen.

Tabelle 76. Magenstumpf-Ca (Chirurgische Universitätsklinik Knappschaftskrankenhaus, Bochum-Langendreer)

	nach Billroth II		nach Billroth I	zus.
	ohne	mit		
	Fußpunktanastomose			
Hamburg				
– Eppendorf				
– Marienkrhs.				
– Krhs. Heidberg				
1964–1975	62	7	3	72
Bonn				
1965–1973		30	1	31
Bochum-Langendreer				
05. 75–09.78	12	2		14
	74	30	9	4	117

Hinsichtlich der Ausgangssituation können wir uns bei der Betrachtung von 14 Patienten, die von Mai 1975 bis September 1978 in unserer Klinik operiert wurden, zumindest trendmäßig dieser Beobachtung anschließen. Duodenogastrischer Reflux löst im Magen vielfältige morphologische Veränderungen aus, die von Zelldysplasien bis zur atrophischen Gastritis reichen. Die Schleimhaut des operierten Magens altert mehr als doppelt so schnell (Werner u. Mitarb., 1975) wie im nicht-operierten Magen. Die immunologische Wachsamkeit des Organismus läßt nach.

Angesichts des Krankheitsbeginns, oft nahe der Anastomose, tritt die Röntgenuntersuchung hinsichtlich ihrer Treffsicherheit hinter die Endoskopie zurück. Die Endoskopie

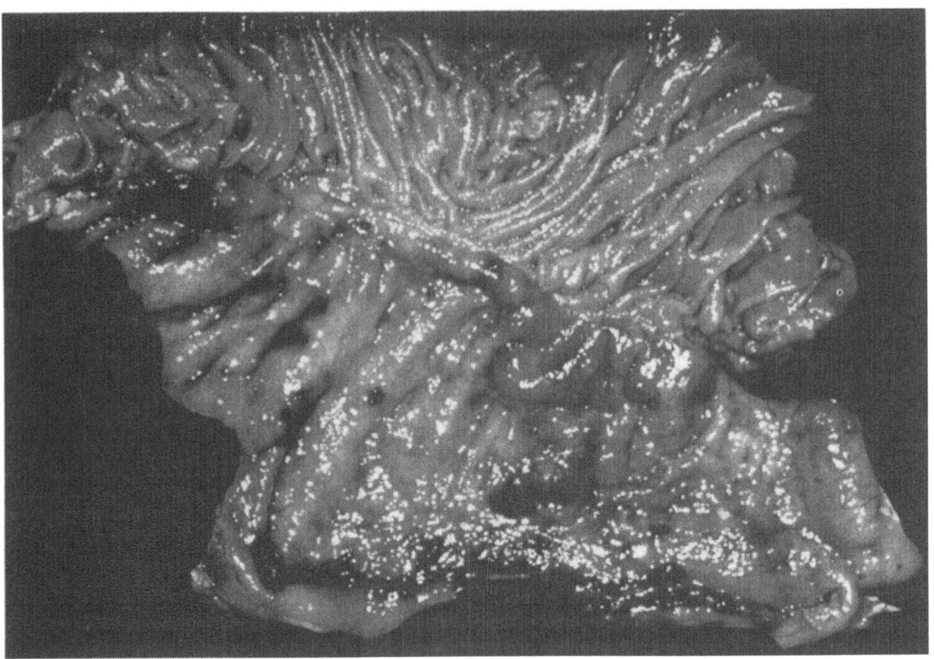

Abb. 24. Magenfrühcarcinom an der im makroskopischen Präparat gut erkennbaren
Schleimhautgrenze zwischen Magen und Dünndarm

läßt uns besser Frühcarcinome erkennen und erlaubt manchmal die zeitgerechte Operation.

Aus dem durchschnittlichen Alter bei der Ulcusresektion und einer Latenzzeit von
20–25 Jahren ergibt sich für das Magenstumpf-Ca ein Maximum im 7. Lebensjahrzehnt,
und unsere Bochumer Patienten verschieben den Altersdurchschnitt ein wenig über zwei
Vergleichskollektive hinaus auf mehr als 65 Jahre (Tabelle 77).

	Patientenalter	Geschlecht m/w
Hamburg 1964–1975	63	62/10
Bonn 1965–1973	61,4	29/2
Bochum-Langendreer 05.75–09.78	65,4 ± 5	11/3

Tabelle 77. Magenstumpf-Ca (Chirurgische Universitätsklinik Knappschaftskrankenhaus, Bochum-Langendreer)

Nach Gütgemann und Schreiber (1964) resultiert für die Praxis der chirurgischen Behandlung des Magencarcinoms, den noch lokal begrenzten Tumor zu erfassen und ihn
einer der Geschwulstausdehnung adäquat radikalen Resektion zuzuführen.

Bei einem Krebs, der auf die Anastomose beschränkt ist, erlauben die Richtlinien des
„Onkologischen Arbeitskreises der Deutschen Gesellschaft für Chirurgie" die Entfernung
des tumortragenden Abschnittes samt entsprechendem Sicherheitsabstand, den benachbarten Lymphknoten und großem und kleinem Netz. Der häufig große Restmagen läßt

manchmal wie auch beim Anastomosenulcus die Wiederherstellung der gastroduodenalen Kontinuität, ggf. sogar ohne Interponat, zu (Tabelle 78).

Operative Therapie	Patienten Bochum-Langendreer n = 14	Bonn n = 31
Gastrektomie + Oesophago-jejunostomie und -plicatio	8	9
Gastrektomie + term. lat. Oesophagojejunostomie + Fußpunktanastomose	2	
subtotale Carcinomresektion B II → B II		5
B II → B I Umwandl. res.	2	
palliative Anastomose	1	2
Probelaparotomie	1	6

Tabelle 78. Magenstumpf-Ca (Chirurgische Universitäts-klinik Knappschaftskranken-haus, Bochum-Langendreer)

Ist das Tumorleiden fortgeschritten, bleibt, wenn noch Operabilität besteht, die Restgastrektomie mit Ersatzmagenbildung, beim alten Menschen mit kardiopulmonalen Restriktionen, oft ein risikoreicher Eingriff. Gegebenenfalls ist nurmehr die palliative Umgehung oder Pertubation des Tumors möglich. Die Prognose steht und fällt mit zeitgerechter Diagnostik.

Wir müssen über den chirurgischen Wirkungskreis hinaus immer wieder sagen, daß vergleichbar der Colitis ulcerosa oder der Dickdarmpolypose auch der resezierte Magen 10–15 Jahre postoperativ als Praecancerose anzusehen ist und regelmäßiger, insbesondere endoskopischer Kontrolle bedarf. Der Befund eines Frühcarcinoms erlaubt die elektive Indikation und ist Prophylaxe der Inkurabilität.

Zum Magenstumpf-Carcinom im höheren Lebensalter

von P. Langhans, K. Schönleben, J. Hauss und H. Bünte

Aus der Chirurgischen Klinik, Abt. Allgemeinchirurgie, der Universität Münster

Die erste Mitteilung über Magenstumpf-Carcinome stammt von Donald C. Balfour aus dem Jahre 1922. Er hielt sie schon damals für eine Spätkomplikation und somit für einen wesentlichen, die Lebenserwartung beeinflussenden Faktor der Ulcuschirurgie.

Weder durch zahlreiche gedankliche Modelle noch durch tierexperimentelle Untersuchungen konnte letztlich die Ätiopathogenese vollkommen geklärt werden, und es wird noch Jahre dauern, das Magenstumpf-Carcinom durch entsprechende Maßnahmen zu verhindern.

Augenblicklich stellt sich uns mit zunehmender Häufigkeit das Problem, Patienten, die bereits an einem sog. *„Operations-Folge-Carcinom des Magens"* erkrankten, zu behandeln.

Übereinstimmend mit der Literatur fanden wir im eigenen Krankengut der letzten 5 Jahre bei 36 Patienten einen Altersgipfel zwischen dem 6. und 7. Lebensdezennium, mit einem Gesamtdurchschnittsalter von über 60 Jahren. Damit wird das Magenstumpf-Carcinom zu einem alterschirurgischen Problem mit allen Faktoren, die das Operationsrisiko erhöhen.

Nach Hegemann (1968) „liegen die Gefahren in der Alterschirurgie nun besonders darin, daß die *Leistungsreserven* nahezu aller Organe bei Greisen erheblich *eingeschränkt* sind. Das Schicksal des Patienten hängt davon ab, ob seine Kraftreserven genügen, die besonderen Belastungen im postoperativen Verlauf aufzufangen."

Versucht man dem Grundprinzip der Tumorchirurgie des Magen-Darm-Traktes gerecht zu werden — nämlich Resektion von erkranktem Gewebe mit anschließend möglichst anatomischer und funktionsgerechter Rekonstruktion — fällt die Beurteilung der Operabilität des Magenstumpf-Carcinoms im höheren Lebensalter wegen des möglichen großen Eingriffes nicht leicht. Oft wird man sich gezwungen sehen, schonendere Eingriffe zuungunsten der Radikalität aber zugunsten des verbleibenden Lebenskomforts durchzuführen.

Wenn es auch wenig sinnvoll erscheint, bezüglich der Operabilität eine schematische Altersgrenze zu ziehen, sollten bei der Indikationsstellung
1. Tumorstadium,
2. biologisches Alter und
3. psychischer Zustand
der Patienten individuell kalkuliert werden.

In der Reihe der Dringlichkeitsstufen kann besonders beim alten Menschen stets durch den *„elektiven Eingriff"* das Operationsrisiko vermindert werden.

Neben schnellem, sorgfältigen Operieren können durch ein Höchstmaß an Aufwand für die präoperative Vorbereitung und postoperative Nachsorge die Ergebnisse in der Alterschirurgie entscheidend verbessert werden. Das bedeutet sinnvollen Einsatz von diagnostischen Verfahren, Medikamenten und Geräten, die Konsultation anderer Fachspezialisten und eine kontinuierliche Überwachung und Pflege des Patienten in der postoperativen Phase.

Obwohl der statistische Gewinn des eigenen Krankengutes mit 36 Fällen im Vergleich zu größeren Kollektiven gering ist, seien aus unserer tabellarischen Auswertung einige Merkmale aufgezeigt (Tabelle 79):

Tabelle 79. Therapie bei 36 Magenstumpf-Carcinomen (1973–1978)

Voroperation	n	Operabilität		Operation
		inop.	operab.	
GE (o. Resektion)	1	1	–	1 L
B I-Resektion	1	–	1	1 N
B II-Resektion (retrocol. GE)	31	16	15	13 L, 9 G, 6 N, 2 P, 1 K
B II-Resektion	3	2	1	1 L, 1 G, 1 P
Gesamt	36 = 100%	19 = 52,8%	17 = 47,2%	

L = Laparotomie 41,7%, G = Gastrektomie 27,8%, N = Nachresektion 19,4%, P = Palliativ Op. 8,3%, I = Prim. inop. 2,8%

a) 31 von 36 Magenstumpf-Carcinomen traten bei B II-Resektionen mit retrocolischer Gastroenterostomie auf.

b) Das Intervall zur Erstoperation beträgt im Mittel 24,4 Jahre.

c) Nur zu 47,2% waren resezierende Eingriffe möglich, wovon aber nur 18% als kurativ gelten können.

d) 4 der 36 Patienten konnten im Stadium des Frühcarcinoms nachoperiert werden.

e) 72% aller Patienten sind bereits verstorben, wobei die 5-Jahresheilungsgrenze noch nicht zu übersehen ist.

Das unterstreicht die bekannt schlechte Prognose des Magenstumpf-Carcinoms und veranlaßte zu überlegen, ob durch *gezielte Vorsorge seine Früherkennung verbessert oder ob durch operative Maßnahmen dem Entstehungsmechanismus vorgebeugt werden kann.* Die möglichen ätiophatogenetischen Faktoren sind auch in der Tabelle 80 stichpunktartig zusammengefaßt.

1. Adenomatöse Polypen und polypoide od. hyperplast. Schleimhautveränderungen	gezielte Vorsorge	**Tabelle 80.** Mögliche pathogenetische Faktoren des Magenstumpf-Carcinoms
2. Chron. atrophisierende Gastritis		
3. Intestinale Metaplasie und Dysplasien der Schleimhaut		
4. Chemische Schädigung durch duodenogastrischen Reflux	chirurgische Prophylaxe	
5. Lokale Mechanismen am gastroenteralen Übergang		

Wie daraus ersichtlich, müssen die Punkte 1–3 bei der postoperativen Nachsorge bzw. gezielten Vorsorge Beachtung finden. Zielsetzung muß es sein, morphologische Veränderungen mit Entartungstendenz oder frühe Carcinome zu erkennen.

In der gastroenterologischen Sprechstunde unserer Klinik sind deshalb alle magenresezierten Patienten karteimäßig erfaßt. Sie werden spätestens 10 Jahre nach der Erstoperation zu einer röntgenologischen und gastroskopischen Routineuntersuchung einbestellt.

Dabei gehen wir bei der endoskopischen Untersuchung nach einem einheitlichen Untersuchungsschema vor, wobei im Normalfall 12 Einzelbiopsien aus den verschiedenen Magenabschnitten entnommen werden (Abb. 25). Bei makroskopischen Besonderheiten wird die Biopsiezahl erhöht.

Ergibt die Untersuchung röntgenologisch und gastroskopisch-bioptisch einen unauffälligen Befund, so braucht vor Ablauf von 2 Jahren nicht nachuntersucht werden. Wie-

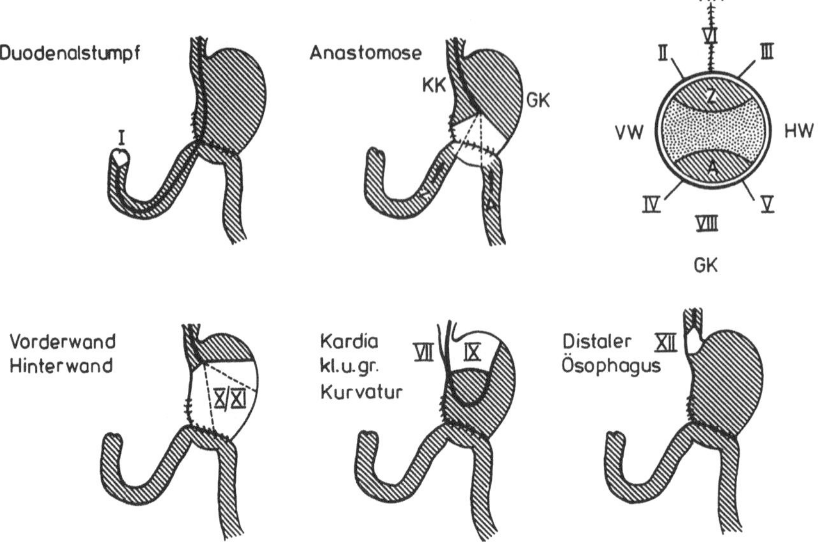

Abb. 25. Endoskopische Entnahmestellen B II-operierter Mägen

derholte Untersuchungen in kürzeren Abständen müssen dagegen bei Vorliegen von Risikofaktoren durchgeführt werden.

Was die chirurgische Prophylaxe angeht, so erscheinen die Punkte 4–5 der Tabelle 79 operativ beeinflußbar.

Die beste chirurgische Prophylaxe ist vielleicht, die resezierenden Operationsverfahren zugunsten nicht-resezierender Verfahren — also der Vagotomie — zu vernachlässigen. Muß man sich aber zur Resektion entschließen, sollten *refluxverhütende Operationsverfahren* angewandt werden. Die Intensität des duodeno-gastrischen Refluxes bei den einzelnen Resektionsverfahren wird in Abb. 26 dargestellt.

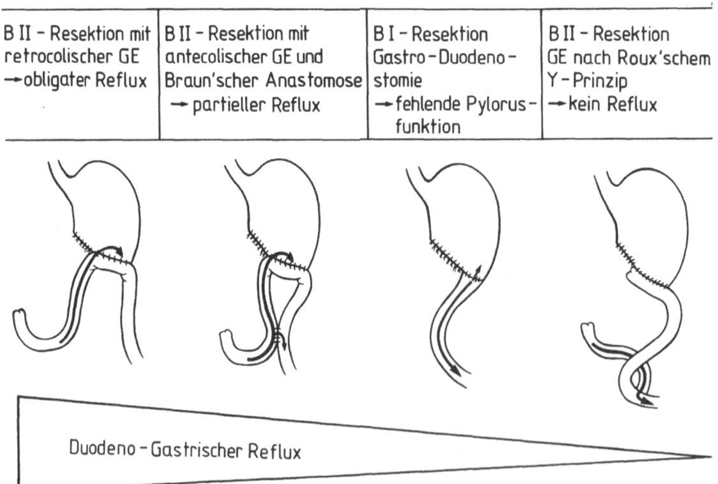

Abb. 26. Intensität des duodeno-gastrischen Refluxes bei den einzelnen Resektionsverfahren

Klinische und eigene tierexperimentelle Untersuchungen beweisen die Beziehung zwischen Stumpfcarcinom-Häufigkeit und Intensität des unerwünschten Refluxes.

Deshalb führen wir zur Refluxverhütung an der Chirurgischen Universitätsklinik Münster seit 2 Jahren bei der *B II-Resektion vorwiegend die retrokolische GE nach dem Roux'schen Y-Prinzip* durch. Bei unseren bisherigen Nachuntersuchungen haben wir nach Durchführung dieser Modifikation keinen Reflux mehr beobachtet.

Eine geeignete Refluxkontrolle bietet die endoskopische Kontrolluntersuchung. Während bei allen anderen Modifikationen durch den reflektorischen Würgereiz bei der Endoskopie galliger Dünndarminhalt in den Magen gelangt, kann bei unserem Verfahren ein Reflux nicht provoziert werden.

Inwieweit die chirurgische Prophylaxe präventiv für das Magenstumpf-Carcinom wirken kann, werden erst unsere Spätergebnisse in 20–25 Jahren zeigen.

Literatur zum Abschnitt C

Allgöwer, M., Hasse, J., Herzog, B.: Colonresektion. Chirurg *42*, 1 (1971)

Ammann, R., Hollender, L.F., Kümmerle, F., Mangold, G., Schmidt, H.: Chronische Pankreatitis. Standpunkte. Dtsch. med. Wschr. *102*, 543 (1977)

Arnold, W.: Die akute Appendizitis im vorgerückten Lebensalter. Bruns Beitr. klin. Chir. *158*, 187 (1933)

Bärlehner, E., Fischer, R.: Rehabilitation alter Patienten aus chirurgischer Sicht. Z. Altenforsch. *30/3*, 255 (1975)

Balfour, D.C.: Factors influencing the life expectancy of patients operated on for gastric-ulcer. Ann. Surg. *76*, 405 (1922)

Bartelheimer, H.: Gallenblase und Gallenwege. Stuttgart: Thieme 1963

Baumgartl, F., Kremer, K., Schreiber, H.W.: Spezielle Chirurgie für die Praxis, Bd II. Stuttgart: Thieme 1972

Baumgartner, W.: Probleme der Allgemeinchirurgie im hohen Alter. Chirurg *43*, 148 (1972)

Becker, H., Donhöffner, A., Ungeheuer, E.: Ergebnisse nach Leistenbruchoperationen. Chirurg *43*, 58 (1972)

Bergan, J.J., Dean, R.H., Conn, J., Yao, J.S.T.: Revascularisation in Treatment of Mesenteric Infarction. Am. Surg. *1975*, 430

Bittner, R., Beger, H.G., Kraas, E., Gögler, H.: Magencarcinomchirurgie auch bei über 70-jährigen? Langenbecks Arch. Chir. *344*, 293 (1978)

Blum, E.: Probleme der Alterschirurgie und der postoperativen Überwachung. Z. Allgemeinmed. *52*, (4), 172 (1976)

Böhmig, H.J., Fritsch, A., Lechner, G.: Rezidivoperationen nach Choledochoduoden-ostomie, Langenbecks Arch. Chir. *126*, 233 (1923)

Brooks, D.H., Carey, L.C.: Base Deficit in Superior Mesenteric Artery Occlusion, an Aid to Early Diagnosis. Am. Surg. *1973*, 352

Bünte, H.: Ileus. In: Indikation zur Operation. G. Heberer, G. Hegemann (Hrsg.) S. 269, Berlin, Heidelberg, New York: Springer 1974

Cohen, M.M.: Treatment and mortality of perforated peptic ulcer: A survey of 852 cases. Can. Med. Ass. J. *105*, 263 (1971)

Cox, A.G., Alexander-Williams, J.: Vagotomy on Trial. London: Heinemann 1973

Dahm, K., Eichen, R., Werner, B., Kozuschek, W.: Gastroenterale Anastomosen und Carcinom im operierten Magen. Chirurg *47*, 494 (1976)

Deucher, F., Blessing, H.: Resultate der abdominalen und transanalen sphinktererhalten-den Eingriffe beim Rektosigmoidkarzinom. Schweiz. med. Wschr. *103*, 769 (1973)

Deucher, F., Munz, W.: Palliativmassnahmen beim inkurablen Colon-Rectum-Carcinom. Langenbecks Arch. klin. Chir. *329*, 328 (1971)

Deucher, F., Nöthiger, F.: Der transanale Eingriff beim Rektumkarzinom. Chirurg *49*, 260 (1978)

Dohrmann, R., Hoeppener, H.J.: Chirurgische Pathophysiologie des hohen Lebensalter. Chirurg *43*, 145 (1972)

Duke, C.E.: Classification of cancer of the rectum. Path. and Bact. *35*, 323 (1932)

Duthie, H.L., Kwong, N.K.: Vagotomy or Gastrektomy for Gastric ulcer. Brit. med. J. *1973, IV*, 79

Eder, M.: In: Klinisch-radiologisches Seminar. Bd. 7: Erkrankungen der Organe des rechten Oberbauches. Stuttgart: Thieme 1977

Elzenbaum, von H.: Letalität bei akutem operiert. Ileus. Zbl. Chir. *100*, 146 (1975)

Encke, A., Seufert, R.: Die Operationsindikation bei akuter Cholecystitis Therapiewoche *28*, 1393 (1978)

Essenhigh, D.M.: Management of acute cholecystitis. Brit. J. Surg. *53*, 1032 (1966)

Fartab, M. et al: Komplikationen der Rektumamputation. Helv. Chir. Acta *39*, 285 (1972)

Fry, H.J.: Mortality in emergency surgical admissions over the age of 70 years. Brit. J. Surg. *51*, 837 (1964)

Fux, H.D., Hammann, H.J., Hahn, K.: Die „akute Galle": Operationsindikation, Operationstaktik und -technik sowie Ergebnisse bei 1620 Fällen. Therapiewoche *28*, 1406 (1978)

Geisthövel, W.: Die Chirurgie der Krankheiten des höheren Lebensalters und des Greisenalters. Stuttgart: Enke 1957

Geisthövel, W.: Über die konservative Behandlung der akuten Appendizitis im Greisenalter. Chirurg *37*, 209 (1966)

Giehl, H.-J.: Zur Statistik d. operativ lokalis. Ileus. Zbl. Chir. *32*, 1092 (1971)

Giessler, R., Hoffmann, R., Heberer, G.: Akute und chronische Verschlüsse der Viszeralarterien. Dtsch. med. Wschr. *22*, 1112 (1973)

Glenn, F., Hays, F.: The Age Factor in the Mortality Rate of Patients undergoing Surgery of the Biliary Tract. Surg. Gynec. Obstet. *100*, 10 (1955)

Goligher, J.C.: Surgery of the anus, rectum and colon. London: Bailliere Tindall 1975

Grewe, H.E., Jazra, S.: Palliativoperationen beim inoperablen Rectumcarcinom Chir. Praxis *20*, 571 (1975/76)

Grill, W.: Komplikationen der Choledocho-Duodenostomie bei benignen Erkrankungen. Langenbecks Arch. Chir. *334*, 305 (1973)

Grill, W.: Die Eingriffe an der Gallenblase und an den Gallenwegen. In: Allgemeine und spezielle chirurgische Operationslehre, Berlin, Heidelberg, New York: Springer 1975

Grözinger, K.H., Scharf, I.: Altersgefährdung bei Cholelithiasis, Med. Welt *23*, 25 (1972)

Günter, R., Rückert, K., Mangold, G.: Perkutane Gallenwegsdrainage (PTCD) in Feinnadeltechnik. Dtsch. med. Wschr. (im Druck)

Gütgemann, A., Schreiber, H.W.: Das Magen- und Kardia-Carcinom. Stuttgart: Enke 1964

Gütgemann, A., Schriefers, K.H., Philipp, R., Wülfing, D.: Zur rekonstruktiven Chirurgie des verletzten und strikturierten großen Gallengangs Bruns Beitr. klin. Chir. *210*, 129 (1965)

Güthert, H.: Gallenwege. In: Lehrbuch der speziellen pathologischen Anatomie. M. Staemmler (Hrsg.), Bd. II/2 Berlin: de Gruyter 1958

Haenel, H.: Über die Mikroökologie alter Menschen. Zbl. Bakt. *188*, 219 (1963)

Hamburger Krebsdokumentation 1956–1974. Hrsg.: Statist. Landesamt und Gesundheitsbehörde Hamburg, Hamburg 1973/1977

Hamelmann, H., Rohde, H.: Vorgehen bei akuten Komplikationen des Ulcus ventriculi. Chirurg.-Gastroenterolog. Symposion Göttingen. Stuttgart: Thieme 1976

Harvey Jacobs, W., Dale Bruns, M.: Endoscopic Electrosurgical Polypectomies of the upper Gastrointestinalract. Am J. Gastroenterol *68*, 241 (1977)

Heberer, G., Peiper, H.J.: Die Hepatocholangiojejunostomie bei Verlust der extrahepatischen Gallenwege. Chirurg *33*, 29 (1962)

Hecker, W.Ch., Ruef, J., Dudeck, J., Rüter, E., Noky, A.: Untersuchungen zur Charakteristik der Appendizitis in den vier verschiedenen Lebensabschnitten. Erg. Chir. Orth. *48*, 37 (1966)

Heer, de K., Rauchenberger, B., Eggert, A.: Eine Analyse beeinflußbare Faktoren in der Alterschirurgie. Langenbecks Arch. klin. Chir. *344*, 7 (1977)

Hegemann, G., Bünte, H.: Allgemeine Faktoren, die das Operationsrisiko im Alter erhöhen. 23ᵉᵐᵉ Congres de la societe internationale de Chirurgie, Buenos Aires 1969. Imprimerie medicale et scientifique, Bruxelles, p. 67 (1968)

Heinrich, G.: Zur Appendizitis im höheren Lebensalter. Chirurg *33*, 343 (1963)

Hell, K., Allgöwer, M.: Die Colonresektion. Berlin, Heidelberg, New York: Springer 1976

Herrmann, G., Brünner, H., Schick, G.: Die Altersappendizitis, ein Problem der geriatrischen Chirurgie. Therapiewoche 27, 3356 (1977)

Hess, W.: Die Erkrankungen der Gallenwege und des Pankreas. Stuttgart: Thieme 1961

Hess, W.: Gallenchirurgie — Probleme der Operationswahl in der Gallenchirurgie. Chirurg 38, 197 (1967)

Howie, J.G.R.: Unnecessary appendectomy versus missed appendicitis in the elderly. Geriatrics 25, 136 (1970)

Ileus: Symposion Marburg, Nov. 1976. Herausgeg. v. H. Richter u. P. Eckert (INA-Reihe). Stuttgart: Thieme 1978

Jacobs, G., Borggrefe, K., Betzner, J., Mannfeld, U.: Spätergebnisse nach Choledocho-duodenostomie. Bruns Beitr. klin. Chir. 220, 577 (1973)

Jake, R.J.: Analysis of Geriatric Surgical Experience in a Veterans Home. J. Am. Geriatr. Soc. 24 (8), 374 (1976)

Jamieson, W.G., Lozon, H., Durand, A., Woll, W.: Changes in Serum Phosphate Levels, Associated with untestinal Infarction and Necrosis. Surg. Gynecol. Obstet. 1975, 19

Jenny, M., Linder, E.: Die transanale Resektion in ausgewählten Fällen von Rektumkarzinom. Helv. Chir. Acta 39, 279 (1972)

Jensen, H.-E. et al.: Bleeding gastric ulcer. Surgical and non-surgical treatment of 225 patients. Scand. J. Gastroenterol 7, 535 (1972)

Junghanns, A.: Schmerzen im rechten Unterbauch. Vortr. aus der prakt. Chir., Heft 50. Stuttgart: Enke 1958

Kalligiannis, O.: Diff. diagnost. Probleme b. mechan. Ileus. Zbl. Chir. 92, 692 (1967)

Kausch, W.: Mein schräger Gallenblasenschnitt. Bruns Beitr. klin. Chir. 71, 691 (1911)

Kim, S.K., Smith, E.B.: Acute appendicitis in patients over age 65. J. Natl. med. Assoc. 68, 57 (1976)

Kirchmair, W.: Ein Beitrag zur Behandlung der Altersappendizitis. Chirurg 32, 543 (1962)

Kirschner, M.: Die Behandlung der akuten, eitrigen, freien Bauchfellentzündung. Arch. klin. Chir. 142, 253 (1926)

Koslowski, L., Geisbe, H., Weber, V., Domres, B.: Zur Behandlung und Beurteilung von Leistenbrüchen im Erwachsenenalter. Chirurg 43, 54 (1972)

Koslowski, L., Schmolke, M.: Kann man aus Anamnese und klinischem Befund auf das Stadium der Appendicitis schließen? Langenbecks Arch. klin. Chir. 334, 851 (1973)

Kothe, R.: Über die Leukocytose bei der Appendizitis. Dtsch. Z. Chir. 88, 387 (1907)

Kraas, E., Schwermann, R., Gögler, H., Beger, H.G., Bittner, R.: Risiko und Verlauf von abdominalen Operationen im Alter. Zbl. Chir. 102, 297 (1977)

Kraas, E., Athanasiadis, S., Berger, H.G., Schwermann, R.: Operation im hohen Alter. Med. Trib. 21, 26 (1978)

Kratochvil, P., Brandstätter, G.: Die endoskopische Polypektomie im Magen. Wien. med. Wschr. Nr. 37, 126 (1976)

Kümmerle, F.: Bauchchirurgie (Magen und Darm). Langenbecks Arch. Chir. 332, 61 (1972)

Kümmerle, F.: Defining the limits for subtotal gastric resection. 4. Weltkongreß CICD, Davos 1976

Kümmerle, F., Brünner, H.: Die Appendizitis im fortgeschrittenen Lebensalter. Diagnose, Therapie, Komplikationen. Chir. Praxis 12, 419 (1968)

Kümmerle, F., Grönniger, J.: Refluxösophagitis. Operations-Taktik beim Erwachsenen: Pexieverfahren. Langenbecks Arch. klin. Chir. 347, 305 (1978)

Kunz, H., Kühlmayer, R.: Das akute Abdomen im Senium. In: Handbuch der praktischen Geriatrie. W. Doberauer, A. Rittmair, R. Nissen, F.H. Schulz (Hrsg.). Stuttgart: Enke 1969

Langer, S., Reifferscheid, M.: Möglichkeiten und Grenzen der Kryotherapie in der Chirurgie. Akt. Chir. 10, 307 (1975)

Laver, M.B.: Kardiorespiratorische Probleme in der Intensivpflege. Langenbecks Arch. Chir. 342, 331 (1976)

Linden, van der W., Sunzel, H.: Early versus delayed operation for acute cholecystitis. A controlled clinical trial. Am. J. Surg. 120, 8 (1970)

242

Litten, M.: Über die Folgen des Verschlusses der Arteria mesaraica superior. Arch. Pathol. Anat. *1875*, 63

Mallet-Guy, P.: Chirurgie der akuten Cholecystitis. Langenbecks Arch. klin. Chir. *341*, 151 (1976)

Maurer, G.: Leistungen und Grenzen chirurgischer Krebsbehandlung. Langenbecks Arch. Chir. *339*, 65 (1975)

Maurer, W., Enderlin, F., Krupp, S.: Ileus, Aetiologie u. Ergebnisse. Chir. Praxis *6*, 477 (1962)

McDonough, J.M.: Factors influencing Prognosis in Perforated Peptic Ulcer. Am. J. Surg. *123*, 411 (1972)

Mc Neer, G., Pack, G.T.: Postoperative mortality after total Gastrektomie. Cancer *7*, 1010 (1954)

Mengel, W., Hecker, C.W., Dudeck, J., Fritsche, R., Nusselt, S.: Untersuchungen z. Charakteristik d. mechan. Ileus in den versch. Altersgruppen. Ergebn. Chir. u. Orthop. *55*, 195 (1971)

Mörl, F.K., Stelzner, F.: Appendizitis. In: L. Demling (Hrsg.). Klinische Gastroenterologie Stuttgart: Thieme 1973

Nissen, R.: Chirurgie im Alter. Dtsch. med. Wschr. *78*, 1651 (1953)

Nissen, R.: Operationsdauer. Dtsch. med. Wschr. *83*, 1765 (1958)

Nissen, R.: Die Chirurgie des alternden Menschen. Indikation und Kontraindikation. In: Gsell, O., Huber, H., (Hrsg.), Krankheiten des über 70jährigen. S. 57–70, Berlin 1964

Novis, G.H., Bank, S.: Gastro-intestinal Fibre-endoskopic Polypectomy. Sa Mediese Tydskrif, *1975*, 2118

Ogilvie, H.: Men of to worlds. Arch. Surg. *61*, 7 (1950)

Oltmanns, D., Krautheim, J.: Polypen im oberen Gastrointestinaltrakt. Med. Klin. *69*, Nr. 43, (1974)

Ottinger, L.W., Husten, W.G.: A Study of 136 Patients with mesenteric Infarction. Surg. Gynecol. Obstet. *1967*, 251

Parks, A.G., Allen, C.L.O., Frank, J.D., McPartlin, J.F.: A Method of Treating post-irradiation. Recto Vaginal Fistulas, Br. J. Surg. *65*, 317 (1978)

Peiper, H.J., Kallenberg, A., Giersberg, O.: Die percutane transhepatische Cholangiographie. Langenbecks Arch. Chir. *317*, 239 (1967)

Peltokallio, P., Jauhiainen, K.: Acute appendicitis in the aged patient Arch. Surg. *100*, 140 (1970)

Peter, K., Lutz, H.: Präoperative Befunderhebung. Langenbecks Arch. Chir. *334*, 681 (1973)

Peters, H., Reifferscheid, M.: Die Problematik in der Behandlung der axialen Hiatushenie. Langenbecks Arch. Chir. *338*, 243 (1975)

Pfeiffer, G.: Leukozytenzahl bei Appendizitis. Med. Klin. *56*, 2120 (1961)

Pichlmayer, R., Büttner, D.: Reintervention bei Carcinomen von Oesophagus, Cardia und Magen. Langenbecks Arch. Chir. *342*, 227 (1976)

Pichlmayer, R., Grotelüschen, B.: Chirurgische Therapie, Kap. 14: Appendix. Berlin, Heidelberg, New York: Springer 1978

Pichlmayr, R., Wiegrefe, K., Coburg, A.J.: Indikationsprobleme der Appendizitis (kritische Betrachtung der Statistik), Langenbecks Arch. Chir. *334*, 859 (1973)

Pierce, G.E., Brockenbourgh, E.D.: The Spectrum of mesenteric Infarction. Am. J. Surg. *1970*, 233

Ponka, J.L., Brush, B.E.: Experiences with the Repair of Groin Hernia in 200 Patients Aged 70 or Older. J. Am. Geriatr. Soc. *22* (1), 18 (1974)

Rachail, M., Corallo, J., Pellet, D.: Electro resesection des Polypes du tractus digestif sous controle fibroscopique. Nouv. Presse Med. *1974* (21)

Reifferscheid, M.: Darmchirurgie. Stuttgart: Thieme 1962

Reifferscheid, M.: Der heutige Stand der Gallenwegs-Chirurgie, Klinikarzt *4*, 376 (1975)

Reifferscheid, M., Weisshaupt, S.: Die Chirurgie des Mastdarmkrebses in heutiger Sicht. Chirurg *45*, 444 (1974)

Richter, H., Hain, B.: Klinik und Diagnostik des akuten Verschlusses der oberen Mesenterialarterie. Chirurg *47*, 276 (1976)

Rothmund, M., Stüwe, W., Kümmerle, F.: Operative Behandlung des Ulcus duodeni.
    Dtsch. med. Wschr. *102*, 1409 (1977)
Rückert, K., Kümmerle, F.: Totale Duodenopankreatektomie als Regeloperation beim
    Pankreaskarzinom. Chirurg *49*, 162 (1978)
Rückert, U., Trede, M.: Zur Reoperation an den Gallenwegen. Bruns Beitr. klin. Chir.
    221, 281 (1974)
Sawyers, J.L.: Perforated peptic ulcer. 61. Clin. Congr. Amer. Coll. Surg., San Francisco
    1975
Schönleben, K.: Fortschritte der Krebschirurgie im hohen Lebensalter. Mkurse ärztl.
    Fortbild. *24*, 350 (1974)
Scholz, O., Scholz, E., Muschter, K.: Erfahrungen mit der Choledochoduodenostomie.
    Zbl. Chir. *97*, 1167 (1972)
Schreiber, H.W. et al.: Operationsdauer und Operationsrisiko. Langenbecks Arch. klin.
    Chir. *310*, 53 (1965)
Schubert, K., Goldberg, W., Müller, G.: Die Perforationsrate der Appendizitis in den
    einzelnen Lebensabschnitten und in Abhängigkeit von der Anamnese. Zbl. Chir. *98*,
    1629 (1973)
Schwamberger, K., Reissigl, H.: Indikation und Ergebnisse der Endoskopie beim greisen
    Patienten. Akt. Gastrol. Suppl. *1*, 183 (1976)
Seidel, W., Spelsberg, F., Niedring, O., Zenker, R.: Die Indikation zur operativen Versor-
    gung der Leisten- und Schenkelhernien. Dtsch. med. Wschr. *97* (25), 963 (1972)
Seifert, E.: Cholelithiasis: Indikation zur Cholezystektomie Papillotomie und Steinauf-
    lösung. Leber, Magen, Darm *7*, 324 (1977)
Sitzung über Probleme der endoskopischen Papillotomie. Frankfurt/M. 8.10.1975
Slater, H., Elliott, P.W.: Primary Mesenteric Infarction. Am. J. Surg. *1972*, 309
Spohn, K., Fux, H.D., Tewes, G.: Erkrankungen der Gallenwege – Chirurgische As-
    pekte –. Symp. Baden Baden, 2/1977
Steiner, H.: Zum Problem der Altersappendizitis. Wien. klin. Wschr. *68*, 369 (1956)
Stelzner, F., Kugler, S.: Nachuntersuchungen von Operierten mit einer abdomino-peri-
    nealen Rektumamputation und offenem Beckenbodenbauchfell. Brun's Beitr. klin.
    Chir. *219*, 694 (1972)
Stelzner, F., Lierse, W.: Über die Ursache der Appendizitis. Langenbecks Arch. klin.
    Chir. *330*, 273 (1972)
Stelzner, I.: In: Alterskrankheiten. 2. Aufl. Stuttgart: Thieme 1975
Stewart, J.O.R.: Portal gasembolism; a prognostic sign in mesenteric vascular occlusion.
    Brit. Med. J. *1963*, 1301
Stucke, K.: Chirurgie des rechten Unterbauches. Langenbecks Arch. klin. Chir. *298*, 491
    (1961)
Thies, H.A.: Die Appendizitis jenseits des 60. Lebensjahres. Zbl. Chir. *80*, 643 (1955)
Ungeheuer, E.: Chirurgie der akuten Cholezystitis. Langenbecks Arch. klin. Chir. *341*,
    151 (1976)
Waldron, G.W., Hampton, J.M.: Intestinal Obstruction. Ann. Surg. *153*, 839 (1961)
Wangensteen, O.-H.: Einige Überlegungen zur Behandlung des Darmverschlusses. Langen-
    becks Arch. klin. Chir. *308*, 167 (1964)
Werner, B., Leppin, A., Seiler, I., Mitschke, H., Soehendra, W., Farthmann, E., Rehner,
    M., Dahm, K.: Duodenaler Reflux und Gastritis im Billroth-Magen. Dtsch. Med. Wschr.
    100, 2385 (1975)
Winkler, R., Langendorff, G., Franke, H.D.: Kombinierte radiochirurgische Therapie von
    Rektumkarzinomen alter Kranker und Karzinomrezidiven. 144. Tg. Verein. Nieder-
    rhein.-Westfäl. Chir. Essen 1977. Akt. Chir. (im Druck)
York Mason, A.: Rectoprostatic Fistula. In: Operative Surgery. London, Boston: Butter-
    worths 1977
Zekert, F., Kohn, P., Vormittag, E.: Internistische Probleme bei Operationen im hohen
    Alter. Wien. Med. Wschr. *123*, 141 (1973)
Zenker, R., Hamelmann, H.: Wiederherstellungsoperationen an den Gallengängen.
    Chirurg *29*, 25 (1958)

Zühlke, V.: Postoperative Frühkomplikationen in der chirurgischen Behandlung des Ulcus ventriculi. Chirurg.-Gastroenterolog. Symposion Göttingen. Stuttgart: Thieme 1976
Zukschwerdt, L.: Die Chirurgie der Gallenblase. In: Gallenblase und Gallenwege. Boecker, W. (Hrsg.). Stuttgart: Thieme 1963

R. Pichlmayr, B. Grotelüschen

Chirurgische Therapie

Richtlinien zur prä-, intra- und postoperativen
Behandlung in der Allgemeinchirurgie
1978. 27 Abbildungen, 45 Tabellen.
VIII, 656 Seiten.
DM 78,–; US $ 42.90
ISBN 3-540-08600-5

Postoperative Komplikationen

Prophylaxe und Therapie
Herausgeber: R. Pichlmayr
1976. 166 Abbildungen, 128 Tabellen.
XII, 407 Seiten.
Gebunden DM 96.–; US $ 52.80
ISBN 3-540-07700-6

L. Leger, M. Nagel

Chirurgische Diagnostik

Krankheitslehre und Untersuchungstechnik
Mit einer Einleitung von L. F. Hollender
und einem Vorwort von F. Kümmerle
Unter Mitarbeit von E. Stahl
Übersetzung des aus der französischen Ausgabe
verwendeten Textes U. Nagel
3., überarbeitete und erweiterte Auflage. 1978.
644 Abbildungen. XXV, 400 Seiten.
DM 58,–; US $ 31,90
ISBN 3-540-08896-2

Indikationen zur Operation

Herausgeber: G. Heberer, G. Hegemann
Mit 118 Beiträgen.
1974. 232 Abbildungen, 155 Tabellen.
XVI, 505 Seiten.
Gebunden DM 238,–; US $ 130.90
ISBN 3-540-06551-2

W. Glinz

Thoraxverletzungen

Diagnose, Beurteilung und Behandlung
1978. 133 Abbildungen, 31 Tabellen.
IX, 294 Seiten.
DM 98,–; US $ 53.90
ISBN 3-540-08597-1

K. Hell, M. Allgöwer

Die Colonresektion

1976. 50 zum Teil farbige Abbildungen,
43 Tabellen. VII, 143 Seiten.
Gebunden DM 68,–; US $ 37.40
ISBN 3-540-07777-4

M. List

Krankengymnastische Behandlungen in der Traumatologie

Mit einem Geleitwort von S. Weller
1978. 83 Abbildungen. XII, 159 Seiten.
DM 35,–; US $ 19.30
Mengenpreis ab 20 Exemplare:
DM 28,–; US $ 15.40
ISBN 3-540-08802-4

Unfallchirurgie

Mit Beiträgen zahlreicher Fachwissenschaftler
2., überarbeitete und erweiterte Auflage 1976.
144 Abbildungen, 10 Tabellen. XX, 284 Seiten.
(Heidelberger Taschenbücher, Band 145,
Basistext Medizin)
DM 19,80; US $ 10.90
ISBN 3-540-07874-6

Die Eingriffe in der Bauchhöhle

Herausgeber: R. Zenker, R. Berchtold,
H. Hamelmann
Bearbeitet von zahlreichen Fachwissenschaftlern
3. völlig neubearbeitete Auflage 1975. 573 Abbildungen, davon 99 farbig, 12 Tabellen.
XXVI, 923 Seiten.
(Allgemeine und spezielle chirurgische
Operationslehre, Band 7, Teil 1)
Gebunden DM 720,–; US $ 396.00
Subskriptionspreis: Gebunden DM 576,–;
US $ 316.80
ISBN 3-540-07380-9

G. Haldemann

Kreislaufproblematik und Anaesthesie bei geriatrischen Patienten

1978. 24 Abbildungen, 3 Tabellen.
VIII, 55 Seiten (2 Seiten in Englisch)
(Anaesthesiologie und Intensivmedizin, Band 112)
DM 28,–; US $ 15.40
ISBN 3-540-08785-0

Preisänderungen vorbehalten

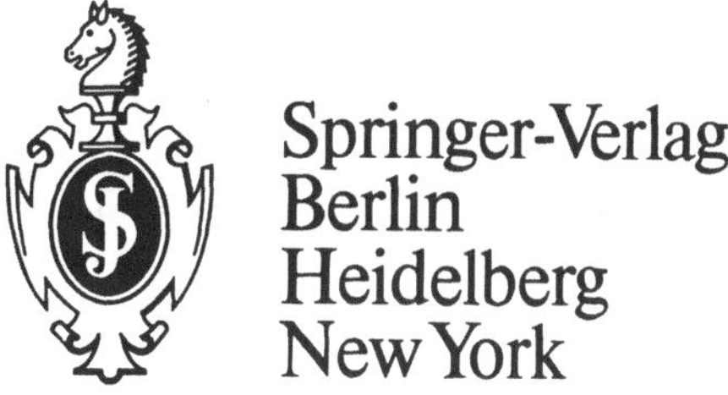

Springer-Verlag
Berlin
Heidelberg
New York

Geriatrie in der Praxis

Herausgeber: W. H. Hauss, W. Oberwittler
Mit Beiträgen zahlreicher Fachwissenschaftler

1975. 42 Abbildungen. XVI, 298 Seiten.
Gebunden DM 55,–; US $ 30.30
ISBN 3-540-07005-2
Preisänderungen vorbehalten

Inhaltsübersicht: Wesen des Alterns und der Krankheiten im Alter. – Soziologie. – Sozialversicherung. – Psychologie. – Probleme des Bauens für ältere Menschen. – Herz und Gefäße. – Venensystem. – Atmungsorgane. – Gastrointestinaltrakt. – Leber, Gallenwege und exokrines Pankreas. – Rheumatischer Formenkreis. – Stoffwechsel und endokrines System. – Hämatopoetisches System. – Chirurgie. – Urologie. – Psychiatrie. – Neurologie. – Gynäkologie. – Sexualprobleme. – HNO-Heilkunde. – Ophthalmologie. – Dermatologie. – Onkologie. – Wirbelsäule, Gelenke und Muskeln. – Zahnärztliche Prothetik. – Anaesthesiologie. – Ernährung. – Training und Sport als präventive und therapeutische Maßnahmen. – Urlaub, Reise und Kur.

Einführung: Für die ärztliche Praxis wesentliche geriatrische Fragen aus der gesamten Medizin sind abschnittweise dargestellt und die Besonderheiten der Erkrankungen im Alter und ihre Behandlungsmethoden zusammengefaßt. Das Buch enthält ferner Abschnitte über Ernährung, Sport, Kur und Reise im Alter sowie über die alterstypischen psychologischen und soziologischen Probleme. Dem Altenwohnbau ist ein besonderer Abschnitt gewidmet.

Interessiert sind Ärzte aller Fachrichtungen, insbesondere Geriater, Internisten und Allgemeinmediziner sowie Soziologen, Psychologen, Ministerien für Familie, Gesundheit und Soziales, Sozial- und Familienpfleger.

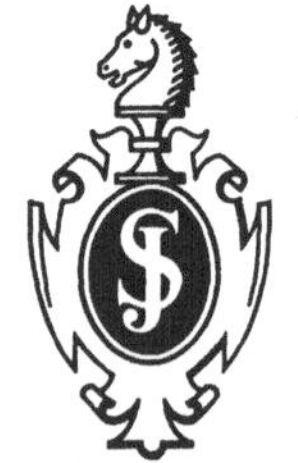

Springer-Verlag
Berlin
Heidelberg
New York